KAI MEDICAL
医療器事業本部　国内営業部

KAIは医療の安全とQOLを追究し続けます

iD® SAFETY KNIFE
セーフティーナイフ

独自の安全機構と操作性
Unique shape of safety mechanism/Operability

| ブレードがカバーで保護され
使用時はカバーを片手で簡単操作

| 特許取得のスリムなカバーで、
手元の見やすさや握りやすさを追求
（特許第6820214号、特許第5537880号）

製造販売元
カイ インダストリーズ株式会社
医療器事業本部　国内営業部

〒501-3992 岐阜県関市小屋名1110
Phone (0575)28-6600　Fax (0575)28-6611
https://www.kaimedical.jp/

詳細はこちらから

眼科手術

Japanese Journal of Ophthalmic Surgery (Jpn. J. Ophthalm. Surg.)
VOL. 38 NO. 2, 2025

4月号 目次

巻頭言
- 171 増殖糖尿病網膜症に対する硝子体手術教育──渡邉朗

特集（1）：眼科手術用薬剤の準備と使用法（永田万由美 編集）
- 173 論点──永田万由美
- 175 角膜疾患手術用薬剤（EDTA・ピオクタニン）の準備と使用法──伊藤栄
- 182 白内障手術用薬剤──森洋斉
- 190 緑内障手術：マイトマイシン C ──原岳
- 195 網膜硝子体手術用薬剤──伴紀充

特集（2）：携帯型眼科デジタルデバイスの進歩（小橋英長＋清水映輔＋林孝彦 編集）
- 201 論点──小橋英長＋清水映輔＋林孝彦
- 205 視力検査・屈折検査・斜視検査──佐々木翔
- 211 眼圧検査──小橋英長
- 218 細隙灯顕微鏡検査──西村裕樹
- 224 眼底検査──生方北斗
- 231 遠隔診療と人工知能──清水映輔
- 236 眼科におけるデジタルヘルス──猪俣武範

TOPICS
- 245 NGENUITY Ver 1.5 の威力（硝子体手術編）──坂西良仁
- 250 白内障手術教育の課題と AI 技術の応用の可能性──川崎良
- 255 島根大学前房出血スコアリングシステム（SU-RLC）──原野晃子＋谷戸正樹
- 260 感染性涙道疾患の臨床──後藤聡
- 264 眼瞼下垂手術における合併症とその予防──三村真士＋吉村彩野

手術手技のコツ
- 269 硝子体手術時のバックル併用の適応と手技──馬場隆之
- 273 低侵襲緑内障手術（MIGS）の使い分け──流出路系 vs 濾過手術系──岩﨑健太郎
- 277 高解像度涙道内視鏡による涙道疾患治療のコツ──鶴丸修士
- 281 無水晶体眼・無硝子体眼における DMEK graft 展開法──五十嵐あみ

手術相談室
- 285 眼内レンズ動揺がある唯一眼の眼圧上昇──齋藤雄太＋中元兼二＋丸山勝彦＋金森章泰＋徳田直人

エキスパートに学ぶ：眼科手術の質問箱
- 293 重症ドライアイに対する涙道系アプローチによる手術療法について教えてください──廣瀬浩士

つぶやきコーナー
- 297 よ〜く考えよう，お金は大事だよ，しかし…──町田繁樹

手術室拝見
- 298 医療法人明陽会 高崎佐藤眼科──佐藤拓
- 300 医療法人コスモス会 フジモト眼科──藤本可芳子

日本眼科手術学会：原著
- 303 トーリックカリキュレーターへの惹起乱視入力値の検討──杉田威一郎＋山内裕宣

  トーリックカリキュレーターの術後乱視予測精度は，惹起乱視入力値によって変わるため，さまざまな要素を考慮したうえで入力値を設定する必要がある．

- 308 自発性瞬目測定時の瞬目基準の設定──林憲吾＋林和歌子＋小久保健一＋水木信久

  アイドラでの瞬目の基準は，開瞼幅の中央に再設定することで，異常な瞬目回数と不完全瞬目と判定される割合が有意に減少する．

第44回日本眼科手術学会：原著
- 312 角膜移植後緑内障に対するAhmed緑内障バルブ挿入術の術後成績──岡亮太郎＋浪口孝治＋溝上志朗＋白石敦

  角膜移植後緑内障に対してAhmed緑内障バルブ（AGV）挿入術を施行した12例13眼を検討し，角膜移植後緑内障に対してAGV挿入術が有効である可能性が示唆された．

第46回日本眼科手術学会：原著
- 317 難治性黄斑円孔に対する内境界膜移動術の成績──廣田吉満＋宮原晋介＋武市有希也＋泉谷祥之＋玉垣瑛＋橋本宗典＋山川百李子＋田邉晶代

  難治性黄斑円孔に対する内境界膜移動術（ILM translocation）は手術完遂率が100％，最終閉鎖率が95％で有用な術式だった．

- 321 外傷性黄斑円孔のILM hemi-inverted法──櫻井寿也

  外傷性黄斑円孔に対してILM hemi-inverted法により円孔閉鎖と視力改善が得られた．外傷性黄斑円孔への手術選択の時期や適応は慎重に決定するべきである．

- 325 巨大黄斑円孔に対する自己網膜移植術──櫻井寿也

  ILM剥離が施行されている難治性巨大黄斑円孔に対し，自己網膜移植により円孔閉鎖が得られ術後経過が良好であった3例を報告する．

- 330 黄斑下フィブリンを摘出した両眼滲出性網膜剥離の1例──山﨑厚志＋田中崇広＋山田布沙絵＋小泉宇弘＋阿部竜三郎＋星太＋小幡博人

  広範な滲出性網膜剥離が遷延すると，黄斑網膜下に高度のフィブリンを形成し非可逆性変化を生じる可能性があり，手術的にフィブリンを摘出することが必要な場合もある．

「眼科手術」通巻号数についてのお知らせ── 302

＊　＊　＊

表紙デザイン：株式会社　イメージゲート

Japanese Journal of Ophthalmic Surgery

EDITORIAL BOARD
Toshihiko Ohta, M.D., Noriko Toyokawa, M.D., Editors

Yoshihiko Iida, M.D., Akihito Igarashi, M.D., Hisanori Imai, M.D., Toshikatsu Kaburaki, M.D.,
Yuta Saito, M.D., Masaki Tanito, M.D., Mayumi Nagata, M.D., Takahiko Hayashi, M.D.,
Hideyuki Hayashi, M.D., Hiroshi Hirose, M.D., Shigeki Machida, M.D., Kazuichi Maruyama, M.D.,
Masashi Mimura, M.D., Takefumi Yamaguchi, M.D., Akira Watanabe, M.D.

VOL. 38 NO. 2, April 2025
CONTENTS

Editorial
171 | Education on Vitrectomy for Proliferative Diabetic Retinopathy —— Akira Watanabe

Special Review (1): Preparation and Usage of Ophthalmic Surgical Medications —— Edited by Mayumi Nagata
173 | View Point —— Mayumi Nagata
175 | Preparation and Use of Drugs for Corneal Disease Surgery —— Sakae Ito
182 | Medications for Cataract Surgery —— Yosai Mori
190 | Mitomycin C for Glaucoma Surgery —— Takeshi Hara
195 | Retinal Vitreous Surgical Agents —— Norimitu Ban

Specia Review (2): Portable and Digital Ophthalmology Devices —— Edited by Hidenaga Kobashi, Eisuke Shimizu, Takahiko Hayashi
201 | View Point —— Hidenaga Kobashi, Eisuke Shimizu, Takahiko Hayashi
205 | Portable Devices for Testing Visual Acuity, Refraction and Strabismus —— Kakeru Sasaki
211 | Intraocular Pressure Examination —— Hidenaga Kobashi
218 | Slit-Lamp Microscope —— Hiroki Nishimura
224 | Fundus Examination —— Hokuto Ubukata
231 | Telemedicine and Artificial Intelligence —— Eisuke Shimizu
236 | Digital Health in Ophthalmology —— Takenori Inomata

Topics
245 | The Power of NGENUITY Ver 1.5: Vitreoretinal Surgery Edition —— Yoshihito Sakanishi
250 | Application of Artificial Intelligence in Cataract Surgery Skill Assessment and Education —— Ryo Kawasaki
255 | Shimane University Postoperative Hyphema Scoring System —— Akiko Harano, Masaki Tanito
260 | Infectious Lacrimal Duct Disorder —— Satoshi Goto
264 | Complications and Their Prevention in Ptosis Repair Surgery —— Masashi Mimura, Ayano Yoshimura

Tips for a Successful Surgery
269 | Tips for Pars Plana Vitrectomy Combined with Scleral Buckling —— Takayuki Baba
273 | Selection of MIGS: Trabeculotomy vs PRESERFLO Microshunt —— Kentaro Iwasaki
277 | Tips for the Treatment of Nasolarimal Duct Obstruction by Using High Resolution Lacrimal Endoscope —— Naoshi Tsurumaru
281 | DMEK Graft Deployment in Aphakic and Vitrectomized Eyes —— Ami Igarashi

Surgery Consultation Room

285 | Management of Elevated Intraocular Pressure with IOL Instability in a Glaucoma Patient —— Yuta Saito, Kenji Nakamoto, Katsuhiko Maruyama, Akiyasu Kanamori, Naoto Tokuda

Question Box for Ophthalmic Surgery : Learning from Experts

293 | Surgical Treatment of Severe Dry Eye by Approaching to Lacrimal Drainage System —— Hiroshi Hirose

Soliloquy

297 | Think it through! Money is important, but... —— Shigeki Machida

Let me see your operating room!

298 | Takasaki Sato Eye Clinic —— Taku Sato
300 | Fujimoto Eye Clinic —— Kahoko Fujimoto

Original Articles

303 | Examination of Input Value of Surgically Induced Astigmatism to Toric Calculator —— Iichiro Sugita, Hironobu Yamauchi
308 | Setting the Standard for Counting Spontaneous Blinks —— Kengo Hayashi, Wakako Hayashi, Kenichi Kokubo, Nobuhisa Mizuki
312 | Surgical Outcomes of Ahmed Glaucoma Valve Implantation for Glaucoma Associated with Corneal Transplantation —— Ryotaro Oka, Koji Namiguchi, Shiro Mizoue, Atsushi Shiraishi
317 | Outcome of the Inner Limiting Membrane Translocation for Refractory Macular Holes —— Yoshimichi Hirota, Shinsuke Miyahara, Yukiya Takeichi, Yoshiyuki Izutani, You Tamagaki, Munenori Hashimoto, Momoko Yamakawa, Teruyo Tanabe
321 | Two Cases of Giant Traumatic Macular Hole Treated by Vitreous Surgery with the Internal Limiting Membrane Hemi-Inverted Flap Technique —— Toshiya Sakurai
325 | Autologous Retinal Transplantation for Massive Macular Hole —— Toshiya Sakurai
330 | A Case of Bilateral Exudative Retinal Detachment with Submacular Fibrin Extraction under Vitreous Surgery —— Atsushi Yamasaki, Takahiro Tanaka, Fusae Yamada, Takahiro Koizumi, Ryuzaburo Abe, Futoshi Hosi, Hiroto Obata

* * *

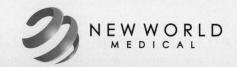

巻頭言
増殖糖尿病網膜症に対する硝子体手術教育

　私が硝子体手術を始めた25年ほど前には，硝子体手術といえば，おもには増殖糖尿病網膜症のための手術であったと思います．

　近年，硝子体手術件数が当院でも急増していますが，増加しているおもな原因疾患は網膜剝離，黄斑疾患，そして眼内レンズ脱臼，落下などです．

　東京には多くの大学附属病院や大きな病院があります．そのため大学附属病院といっても唯一無二の絶対的な存在ではなく，各病院の専門や病院自体のブランディングで患者さんや紹介元の先生が病院を選ぶことが多く見受けられます．したがって，各病院の疾患ごとの患者数の変化が，世の中全体の疾患の増減を必ずしも表しているわけではありません．私の勤務している大学附属病院は，東京の中心地にあり，周囲は虎ノ門，六本木，新橋，日比谷，銀座といった若い人たちの憧れの場所です．そのような場所にある当院では，硝子体手術件数は増加していますが，増殖糖尿病網膜症に対する硝子体手術は如実に減少しています．

　25年ほど前は，当院で行われていた硝子体手術190件のうち，増殖糖尿病網膜症によるものが40％を占めていました．2023年にはすべての硝子体手術件数が510件に増加していますが，増殖糖尿病網膜症によるものは全体の8％でした．件数ベースでみても25年間で約半数に減少しています．しかし，重症の増殖糖尿病網膜症例が消滅したわけではないので，ときどき重症の増殖糖尿病網膜症患者が受診します．

　今や，当院では網膜剝離患者は毎日のようにやってきて，その硝子体手術に熟練した術者を育成することは容易ですが，すっかりマイナー疾患となった増殖糖尿病網膜症マスターを育成することは，至難の業となっています．このような状況は都心の病院の特殊な状況かも知れませんが，当院の現実です．

　このような状況を少しでも改善するため，日本眼科手術学会学術総会では増殖糖尿病網膜症マスター育成をめざしたインストラクションコースを行っています．今回も多くの先生方に参加していただき，教育機会への要望が高いことを感じました．

　増殖糖尿病網膜症患者が減っても，硝子体手術が必要な重症の増殖糖尿病網膜症患者が消滅することは，今のところはないので，今後もさまざまな機会に増殖糖尿病網膜症の治療戦略についての教育を行っていくことは必要であると感じます．

　過去にはインストラクションコースの内容をもとに『眼科手術』誌の特集記事に増殖糖尿病網膜症手術について寄稿しております．学術雑誌も手術教育のための重要なツールです．

　本号もさまざまな眼科手術に関する良質で正確な情報を掲載しています．皆様のお役になれば幸いです．

東京慈恵会医科大学眼科学講座　渡邉　朗

論　点

　眼科手術の治療効果と安全性の向上には，病態に応じた薬剤選択が不可欠である．本特集では，角膜，白内障，緑内障，網膜硝子体の各分野で使用される主要な薬剤について，薬理学的特性から臨床応用まで，包括的に解説する．

　角膜分野では，ethylene diamine tetra-acetic acid（EDTA）の角膜内皮細胞保護効果と石灰化病変除去における役割，および2021年に医薬品での使用制限が通達されたピオクタニン（メチルロザニリン塩化物）とその代替品を含むサージカルマーカーの染色性と安全性についてとりあげた．白内障手術では，前房内麻酔薬（リドカイン）の疼痛管理，トリパンブルーやインドシアニングリーン（ICG）などの前囊染色剤，フェニレフリンやミドリンPなどの前房内散瞳薬，そして術後眼内炎予防のための前房内抗菌薬（セフロキシム，モキシフロキサシン）の使用法をとりあげた．緑内障手術ではマイトマイシンC（MMC），フルオロウラシル（5-FU）の線維芽細胞増殖抑制効果と長期予後への影響を，網膜硝子体領域ではトリアムシノロン，ICG，ブリリアントブルーG（BBG），組織プラスミノーゲンアクチベーター（t-PA），ベバシズマブなどの視認性向上や治療の特性を詳述する．

　各薬剤については，作用機序，臨床効果のエビデンス，適応と禁忌，実践的な調製・投与方法，有害事象とその管理について系統的に整理する．とくに濃度・用量の適正範囲，投与タイミングと経路の最適化など，実臨床で重要となる要点について，各分野のエキスパートによる解説を提供する．また，これらの薬剤の多くは適用外使用や未承認薬であるため，その科学的根拠と臨床的意義を明確にしたうえで，適切な使用法と安全管理について詳述する．

　本特集が若手医師の技術向上とベテラン医師の知見更新に寄与するだけでなく，薬剤部や看護部門との連携も含めたチーム医療の質の向上に貢献することを願う．あわせてエビデンスに基づいた標準的プロトコルを提示することで，眼科手術における薬剤使用の「道しるべ」となることを期待する．

獨協医科大学眼科　永田万由美

特集●眼科手術用薬剤の準備と使用法

角膜疾患手術用薬剤（EDTA・ピオクタニン）の準備と使用法

伊藤　栄[*]

　EDTA-Na_2併用の角膜切除術は，帯状角膜変性に対して有効な治療法である．とくに眼内レンズ挿入眼や角膜周辺部に病変がある患者，角膜が薄くエキシマレーザーによる治療的角膜切除術ができない場合に有用である．また近年，ピオクタニン含有のサージカルマーカーが原則禁止となった．ピオクタニンフリーのサージカルマーカーの染色性はピオクタニン含有のものより劣る印象である．今後，角膜手術に適したサージカルマーカーの検証が必要である．

はじめに

　角膜疾患手術時に使用する薬剤はあまり多くない．1952年にGrantが初めて角膜のカルシウム混濁に対してethylene diamine tetra-acetic acid（EDTA）を使用する治療を報告した[1]．その後，帯状角膜変性に対するEDTAの治療報告が数多くなされており[2〜4]，成書でも治療的レーザー角膜切除術（phototherapeutic keratectomy：PTK）と並び有効な治療法として記されている．しかし，EDTAはわが国において未承認薬であるため，市販薬以上に原理や安全性についての理解が必要である．本稿ではEDTAの特性と作用機序，獨協医科大学病院（以下，当院）での使用方法と有効性について解説する．また，最近の話題として2021年12月28日よりピオクタニン含有のサージカルマーカーが原則禁止となった．現在，さまざまなサージカルマーカーが市販されているが，各施設で使用しているものはさまざまなのではないだろうか．とくに，角膜移植では使用頻度が高いため，ピオクタニンの特性と有害事象について，当院でのピオクタニン含有とピオクタニンフリーのサージカルマーカーについて比較し解説する．

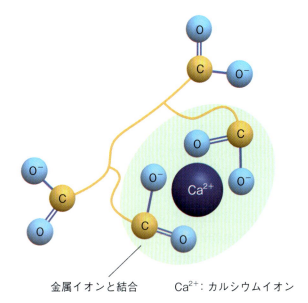

図1　EDTAのキレート剤としての働き
EDTAを代表とするキレート剤は金属イオンを挟み込むように結合する．

I　エチレンジアミン四酢酸二ナトリウム（EDTA-Na_2）

1．EDTA-Na_2の薬理学的特性と作用機序

　EDTAはエチレンジアミンとクロロ酢酸ナトリウムから作られるエチレンジアミン四酢酸であり，キレート剤として働く．キレート剤は金属イオンと結合すること

---

[*]Sakae Ito：獨協医科大学眼科学教室
〔別刷請求先〕伊藤　栄：〒321-0293　栃木県下都賀郡壬生町大字北小林880　獨協医科大学眼科学教室

- ■ EDTAの適応疾患は帯状角膜変性であり，キレート剤が挟み込むようにCaイオンと結合する．
- ■ EDTAは未承認薬であり，適応外使用のため，安全性と倫理面に留意する必要がある．
- ■ 0.37～4％の濃度で使用報告があるが，当院では2% EDTA-Na$_2$を使用している．

で錯体を形成し，金属イオンを安定化し，働きを止めることができる薬剤である．キレートの語源はラテン語の「Chela（カニのはさみ）」からきており，キレート剤が金属イオンと結合する様子がカニが物を挟むのに似ていることからつけられている（図1）．キレート剤は溶液中に沈殿物が生成することを防ぎ，溶液を安定化する役割を果たしており，生活用品や試薬の中で殺菌剤，防腐剤，酸化防止剤，安定化剤として広く使用されている．また，鉛中毒の治療にはEDTAカルシウム二ナトリウムであるブライアン錠500 mg（日新製薬）が用いられている．EDTAにはNa塩やK塩，NH$_4$塩などがあるが，とくに帯状角膜変性の治療に使われるのはEDTA-Na$_2$であり，化学式は$C_{10}H_{16}N_2Na_2O_8$で表される．経皮でのEDTA-Na$_2$の有害性は少なく，吸収されることもほぼない．遺伝毒性や発癌性の報告もなく，眼刺激性もほとんどないとされている．一方，EDTA-Na$_4$は化学品の危険有害性を表すGHS分類で区分2Aとなっており，強い眼刺激性があるとされている．

2. EDTA-Na$_2$の適応と使用方法

EDTA-Na$_2$の適応疾患は帯状角膜変性である．帯状角膜変性は1848年にDixonによって初めて報告され，角膜上皮基底膜から角膜実質浅層にCa塩が沈着する疾患である[2,3]．原因としては，特発性であることが多いが，副甲状腺機能亢進症や腎不全などの全身疾患による高Ca血症，ぶどう膜炎，慢性的な角膜浮腫，緑内障，シリコーンオイル投与眼，長期のステロイド点眼使用などがあげられる．帯状の混濁となるのは，瞼裂間領域の涙液が蒸発することでCa塩が沈着しやすいことによると考えられている．帯状角膜変性は初期では無症状のことが多く，数年をかけて徐々に中央部まで進展する．まれに，数カ月程度で急速に進行する例もある．瞳孔領にかかり羞明や霞視，視力低下を起こす場合や，Ca沈着が強く角膜上皮障害を起こし眼痛を呈する場合に治療を検討する．また，角膜混濁が広範囲の場合は，内眼手術時の視認性が非常に悪いことが多いため，混濁が瞳孔領にかからなくても内眼手術に先立って治療を行うこともある．

EDTA-Na$_2$を併用した角膜切除術の手術方法としては，点眼麻酔薬（4％キシロカイン）にて十分局所麻酔を行ったのち，ゴルフ刀を用いてCa沈着を起こしている部位の角膜上皮を実質に傷をつけないよう丁寧に剝離し，Bowman膜を露出する．その後2% EDTAに砕屑したMQAを浸し，混濁した実質部分に塗布する．5分の塗布を1サイクルとして角膜の透明性が改善するまで繰り返し施行する．混濁の程度により差はあるが，15～30分程度の時間で終了することが多い．治療後は生理食塩水を用いて十分に洗浄し，治療用コンタクトレンズ（contact lens：CL）を装用し終了とする．術後は抗菌薬点眼，ベタメタゾン0.1％点眼，ヒアレインミニ0.1％点眼を1日5回使用し，漸減している．術後10日ほどで角膜上皮障害が改善することが多いため，治療用コンタクトレンズを除去する．

EDTA-Na$_2$は医薬品としてわが国での認可はなく，未承認薬として使用することとなる．副作用が出現した場合でも医薬品副作用被害救済制度を用いることができないため，安全性について留意し，倫理委員会の承認を受けたうえで，患者に十分なインフォームド・コンセントを得て使用する必要がある．

3. EDTA-Na$_2$の調製方法

EDTA-Na$_2$は各施設で自家調剤して使用することが多い．液体や固体のEDTA-Na$_2$が研究試薬として入手可能なため，当院では白色粉末のEDTA-Na$_2$（同仁化学研究所）を用いている．EDTA-Na$_2$ 2gを生理食塩水98 mlで溶解し100 mlにメスアップし，120℃のオートクレーブで20分間処理し，0.22 μmのフィルターで濾過して2％の濃度に調整したうえで使用している．米国では0.37～4％の濃度で適応外使用している報告がある[5]．また，安価な方法として，採血管に入っている

- EDTA-Na$_2$による治療を行った98％の症例で自覚症状が改善している．
- 角膜周辺部に混濁がある症例，角膜厚が薄い症例はEDTAでしか治療することができない．

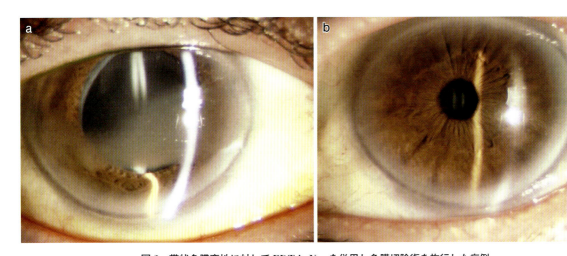

図2　帯状角膜変性に対してEDTA-Na$_2$を併用し角膜切除術を施行した症例
a：治療前．b：治療後．Ca塩による混濁が完全に除去され角膜の透明性が改善していることがわかる．この症例は眼内レンズ挿入眼であるが，術後の屈折変化がなく患者の満足度が非常に高かった．

EDTA-K$_2$やEDTA-K$_3$を用いて治療を行っている報告もある[5,6]．

4．EDTA-Na$_2$の臨床効果と有害事象

1950年代からEDTAの臨床成績が報告されているが，比較的新しいものではNajjarらが2004年に3.75％EDTA-Na$_2$を用いて65眼における長期経過について報告している[2]．平均観察期間は36.6カ月（1～335カ月）で，98％の症例で自覚症状の改善を認め，術前の視力が0.05～0.4の眼では50％に2ライン以上の視力改善を認めた．有害事象としては慢性的な角膜浮腫を原疾患にもつ1眼（2％）で遷延する角膜上皮欠損と角膜潰瘍の悪化が認められた．また，17.7年の経過観察で17.8％の症例に再発が認められた．当院での2％EDTA-Na$_2$を併用角膜切除術を施行した症例を示す（図2）．術前と比べ，術後Caによる混濁が完全に除去され，角膜の透明性が改善している．

この治療の最大のメリットは，PTKと比較し術後の屈折変化が少ないことである．眼内レンズ挿入眼に行っても，屈折変化がほぼ生じないため，非常に患者満足度

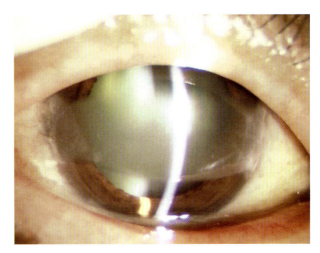

図3　EDTAが有効な帯状角膜変性の症例1
周辺部に上皮障害を伴う帯状角膜変性はPTKでは治療できないため，EDTA-Na$_2$を併用した角膜切除術が有効である．

が高い．また，角膜周辺部に混濁が存在し上皮障害を起こしている眼（図3）や，角膜厚が薄くPTKによる治療が行えない眼（図4）では，EDTAによる治療が有効である．EDTAとPTKの治療における利点，欠点を比

特集●眼科手術用薬剤の準備と使用法

■ 角膜ヘルペスの既往がある症例は，EDTAによる治療後，角膜融解や角膜穿孔の合併症に注意が必要である．

■ EDTA，PTKそれぞれの利点，欠点を鑑みて治療を選択する必要がある．

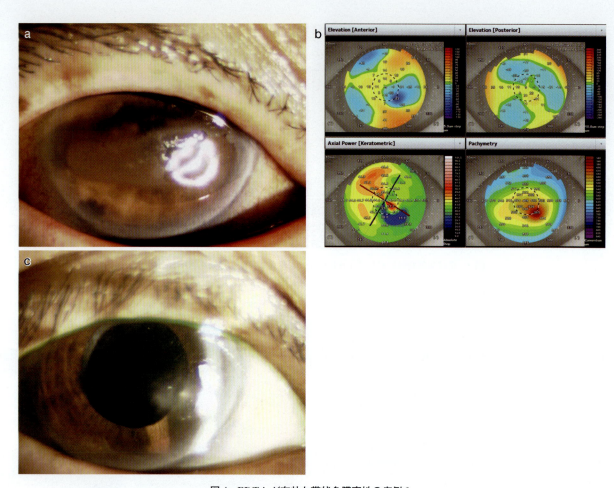

図4　EDTAが有効な帯状角膜変性の症例2
a：治療前．b：治療前の角膜形状解析．角膜潰瘍後に帯状角膜変性を併発しており，最薄部の角膜厚が360μmと薄くPTKの試行がむずかしい症例であるが，EDTA-Na₂を併用した角膜切除術であれば施行することができる．c：治療後．Ca塩による混濁は除去されているが，瘢痕による混濁は残存している．

較する（表1）．既報で無作為化比較試験はないため優劣については明確でなく，術者により治療選択が異なると考えられるが，筆者の印象としては，通常の帯状角膜変性ではEDTAを併用した角膜切除術のほうが患者満足度は高い．有害事象としては，眼部帯状疱疹に伴う帯状角膜変性の場合は，角膜融解や穿孔の割合が有意に増加すると報告されている[7]．水痘帯状疱疹ウイルスによる炎症は角膜神経を損傷し，神経麻痺性角膜炎を生じる場合がある．角膜知覚鈍麻により角膜の再上皮化や治癒が損なわれ，持続的な上皮欠損を起こすことが考えられている．また，EDTAによるアナフィラキシーショックの報告があるため[8]，術前にアレルギーの有無について確認することも必要である．

■ ピオクタニンは染色剤としてだけでなく，消毒・殺菌薬としても用いられていた．

■ ピオクタニンの発癌性が疑われたため，わが国でも2021年12月28日から原則使用が中止された．

表1 EDTAとPTKの比較

	EDTA-Na$_2$	PTK
利点	・術後の屈折変化が少ないため眼内レンズ挿入眼に有効 ・角膜周辺部のCa沈着も治療可能 ・角膜厚が薄い症例でも治療可能	・手術時間が短い ・角膜上皮の再生が早い ・表面が平滑な帯状角膜変性では，文献上はもっとも視力改善の割合が高い
欠点	・Ca沈着が非常に厚い場合や実質まで及んでいる場合，混濁を除去しきれないことがある ・未承認薬のため適応外使用となる ・手術時間がPTKより長い ・角膜上皮が再生するまでの期間がPTKより長い	・術後の屈折変化（通常遠視化が多い）が強く，眼内レンズ挿入眼では患者の満足度が低い場合がある，高次収差が増える可能性がある ・角膜周辺部のCa沈着は治療できない ・角膜厚が薄い場合では治療できない ・固視不良の眼では精度が下がる ・白内障手術時に眼内レンズの度数ずれが起こる確率が少し上がる

II メチルロザニリン塩化物（ピオクタニン）

1. ピオクタニンの薬理学的特性と作用機序

ピオクタニンとして知られているが，分子式は$C_{25}H_{30}ClN_3$で，メチルロザニリン塩化物・ゲンチアナバイオレット，クリスタルバイオレットともよばれる．ピオクタニンはトリフェニルメタン系の紫色素として1860年頃に合成され，着色および消毒などの目的で医薬品，医薬部外品および化粧品に有効成分または添加物として使用されている．クリスタルバイオレットという名称は，グラム染色でグラム陽性菌を青紫色に染色する染色液として馴染み深い．グラム染色では細菌の細胞壁にあるペプチドグリカン層を染色する．消毒作用としては，ピオクタニンがグラム陽性細菌の細胞膜に結合し，膜蛋白質を固定化することで細菌の活性を抑制すると考えられている．メチシリン耐性黄色ブドウ球菌を含むグラム陽性細菌に対して殺菌作用を示す．第3類医薬品として，口腔内の消毒・殺菌を目的に0.2%ピオクタニン液（本草製薬）が市販されていた．角膜疾患の手術としては，角膜移植や翼状片，結膜腫瘍，結膜弛緩症などの手術時におけるマーキングとして使用される[9]．

2. ピオクタニン製剤と有害事象

ピオクタニンは動物実験で経口摂取した場合に発癌性が示唆されたため[10]，2014年に国際連合の食糧農業機関（Food and Agriculture Organization：FAO）/世界保健機関（World Health Organization：WHO）合同食品添加物専門家会議が1日許容摂取量を設定できないとした[11]．症例で発癌の報告はこれまでないものの，これを受け，カナダ保健省では2019年6月に非処方箋医薬品の承認を取り消した．わが国でも2021年12月28日付で「医療用医薬品においては，有効成分であるか添加物であるかにかかわらず，メチルロザニリン塩化物の含有を認めないこととする．ただし，代替品がなく，当該医薬品によるベネフィットがリスクを上回る場合に限り，そのリスク（遺伝毒性の可能性および発癌性）を患者に説明し，同意を得たうえで投与することを前提として認めることを許容する」と通達された（厚生労働省発出の薬生薬審発1228第1号・薬生安発1228第1号通知：2021/12/28)[12]．この文書は2022年3月14日に日本眼科学会のウェブサイトにおいても公開されている[13]．ピオクタニンの臨床例での有害事象としては，硝子体内に誤投与した場合に，角膜内皮細胞と網膜内層の障害を起こし，視野欠損を生じたと報告されており，ピ

特集●眼科手術用薬剤の準備と使用法

■ ピオクタニン製剤と比較すると，ピオクタニンフリー製剤は染色性が劣る印象がある．

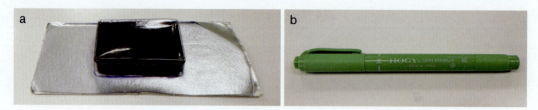

図5　ピオクタニン製剤とピオクタニンフリー製剤
a：Marking pad（BVI visitec international 社）．**b**：ピオクタニンフリーのスキンマーカー（ホギメディカル）．

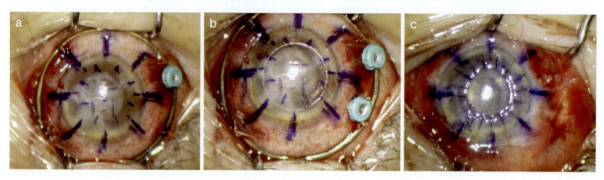

図6　ピオクタニン含有サージカルマーカーの染色性
a：塗布直後．**b**：塗布後20分．**c**：塗布後90分．表層角膜移植と硝子体手術を施行した症例であるが，ピオクタニン含有のサージカルマーカーでは塗布後20分で染色性はまったく変わらず，塗布後90分と長時間経過すると，やや色の滲みが出てくるが，染色性は良好である．

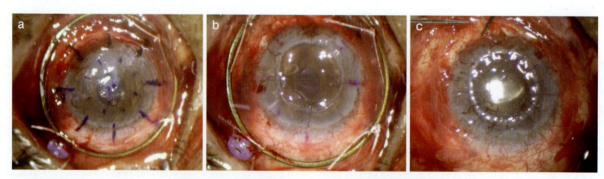

図7　ピオクタニンフリーサージカルマーカーの染色性
a：塗布直後．**b**：塗布後20分．**c**：塗布後40分．全層角膜移植を施行した症例であるが，ピオクタニンフリーのサージカルマーカーでは塗布後20分で色の滲みが強く，染色がほぼ消え掛かっており，塗布後40分では完全に染色が消失し，ピオクタニンと比較し染色性が悪い．

■ ピオクタニンは眼内組織への強い毒性が認められている.

■ 今後，染色性のよいピオクタニンフリー製剤の検証が必要である.

オクタニンには眼組織への強い毒性が認められている[14].

3. ピオクタニンフリー製剤の効果

ピオクタニンが使用中止となる前は，当院では角膜移植のマーキングに Marking pad（BVI visitec international社）を使用していた（図5a）．マーカー径全てがパッド内に収まるため，一度でマーカーに染色液を塗布することが可能で利便性が高かった．また，染色液の滲みが少なく，手術終盤まで染色が消えず耐久性も高い印象であった（図6）．現在はピオクタニンフリーのスキンマーカー（ホギメディカル）で，マーカーに一本ずつ染色液を塗布し使用している（図5b）．メーカーにより差はあるが，以前使用していたピオクタニンより染色液の滲みが多く，眼灌流液がかかることですぐに染色が消えてしまう印象である（図7）．最近，より耐久性の高いピオクタニンフリーのスキンマーカーも開発されてきており，今後どのスキンマーカーの染色性がよいか検証が必要であると考えている．

おわりに

角膜疾患手術用薬剤として，EDTA-Na$_2$とピオクタニンについて解説した．EDTA-Na$_2$併用の角膜切除術は帯状角膜変性に対して有効な治療法であるが，未承認薬であるため，使用にあたっては薬剤の十分な特性，安全性の理解が重要である．ピオクタニンフリーのサージカルマーカーについては染色性が悪いものもあるため，今後さらなる検証が必要である．

【文 献】

1) Grant WM：New treatment for calcific corneal opacities. *Arch Ophthalmol* **48**：681-685, 1952
2) Najjar DM, Cohen EJ, Rapuano CJ et al：EDTA chelation for calcific band keratopathy：results and long-term follow-up. *Am J Ophthalmol* **137**：1056-1064, 2004
3) Al-Hity A, Ramaesh K, Lockington D：EDTA chelation for symptomatic band keratopathy：results and recurrence. *Eye* (Lond) **32**：26-31, 2018
4) 藤原憲治，近藤照敏，湖崎 淳ほか：帯状角膜変性に対するエチレンジアミン四酢酸ナトリウム（EDTA-Na$_2$）塗布療法．臨眼 **49**：301-305, 1995
5) Guo Z, Henry RK, Dastjerdi MH：Comparative analysis of alternative calcium chelators for the treatment of calcific band keratopathy. *Cornea* **42**：1551-1554, 2023
6) Narvaez J, Chang M, Ing J et al：Simplified, readily available method for the treatment of band keratopathy with ethylenediaminetetraacetic acid. *Cornea* **40**：1360-1362, 2021
7) Trollip JC, Meyer JJ, McGhee CNJ et al：Ethylenediaminetetraacetic acid chelation in herpes zoster ophthalmicus is associated with a high rate of corneal melt and perforation. *Cornea* **40**：277-281, 2021
8) 諏訪 学，久保仁美：エデト酸ナトリウムによるアナフィラキシーショックの1例．皮膚臨床 **65**：497-500, 2023
9) 木下慎介，新里越史，雜喉正泰ほか：塩化メチルロザニリン（ピオクタニン（R））を用いた結膜嚢胞摘出術．あたらしい眼科 **27**：357-360, 2010
10) 動物用医薬品評価書ゲンチアナバイオレット
https://www.mhlw.go.jp/content/11120000/000701307.pdf（最終閲覧2025年1月12日）
11) JECFA, 78th meeting：Residue evaluation of certain veterinary drugs. *FAO/JECFA Monographs* **15**：39-59, 2014
12) 薬生薬審発1228第1号および薬生安発1228第1号
https://www.pmda.go.jp/files/000244221..pdf（最終閲覧2025年1月12日）
13) メチルロザニリン塩化物を含有する医療用医薬品等の取扱いについて
https://www.nichigan.or.jp/news/detail,html?itemid=496&dispmid=1050（最終閲覧2025年1月12日）
14) Kimura D, Sato T, Nemoto E et al：A case of serious eye injury caused by a mistaken injection of methylrosaniline chloride during vitreous surgery. *Ophthalmic Surg Lasers Imaging Retina* **48**：1010-1015, 2017

特集●眼科手術用薬剤の準備と使用法

白内障手術用薬剤

森　洋斉*

　白内障手術において，術中に自家調整薬剤を使用することは，手術の安全性と効率性を高めるうえで有用な選択肢となりうる．本稿では，前房内に投与する麻酔薬，散瞳薬，前嚢染色剤，抗菌薬に焦点をあて，それぞれの調整方法，臨床効果および注意点について解説する．自家調整の使用には，濃度調整ミスや薬剤取り違えのリスク，適用外使用である点に留意が必要であるが，適切に管理することで白内障手術の質の向上が期待できる．

はじめに

　白内障手術は安全性と有効性が確立されており，その背景にはデバイスの進歩，手術手技の向上，周術期管理の洗練がある．しかし，より安全で効率的な手術を追求するため，さまざまな工夫がされており，その一つに術中に使用する自家調整薬剤がある．自家調整薬剤は手術に必要な薬剤を術中に簡便に調合するもので，とくに白内障手術においては前房内へ投与する薬剤が主体となる．具体的には麻酔薬や散瞳・縮瞳薬，トリパンブルーなどの前嚢染色剤，抗菌薬などがあげられ，手術時間の短縮や合併症のリスク低減につながると考えられる．ただし，自家調整薬剤の使用に際しては以下の点に注意が必要である．①適切な濃度や量を調整する必要がある，②基本的に適用外使用となるため倫理委員会の承認を要する，③予期せぬ合併症を引き起こす可能性がある，④前房内投与薬剤の特性上，調整時の菌混入による眼内炎や異物混入による無菌性眼内炎である中毒性前眼部症候群（toxic anterior segment syndrome：TASS）のリスクがある．これらのリスクを回避するためには，薬剤の特性や使用方法を正確に把握し，厳格な管理のもとで調整・使用することが不可欠である．

　本稿では，白内障手術における自家調整薬剤の有用性について，前房内麻酔および散瞳薬，前嚢染色剤，前房内抗菌薬投与に焦点をあて，その調合方法，臨床効果，注意点などを詳しく解説する．

I　前房内麻酔薬

　眼科手術の局所麻酔は，点眼麻酔，Tenon囊下麻酔，球後麻酔などがあるが，白内障手術においては侵襲性が低く，患者の負担軽減につながる点眼麻酔が主流となっている．点眼麻酔は簡便で安全性が高い反面，眼球運動制限効果はなく，毛様痛も抑制しないので，虹彩や毛様体への侵襲が予測される場合は疼痛を生じる可能性がある．また，効果発現は十数秒と早いが，持続時間は10分程度であるため，手術時間が長引く場合や合併症リスクの高い患者では術中の疼痛管理が課題となる．点眼麻酔では不十分と考えられる場合は，局所麻酔薬を前房内に直接投与して，術中の毛様痛を抑制する前房内麻酔が，より確実な鎮痛効果を得るための有効な手段として用いられている．

1. 作用機序と適応症例

　前房内麻酔薬はリドカインを用いるのが一般的であり，虹彩や毛様体の知覚神経線維に直接作用し，神経細胞膜の電位依存性ナトリウムチャンネルを遮断し，ナトリウムイオンの細胞内への流入を抑制することで麻酔効果を発揮する．

　前房内麻酔がとくに有用な例としては，若年者など痛みに敏感な患者，手術時間が長引くと予想される症例，虹彩や毛様体に侵襲性が高い手術などがあげられる．具体的には，術中に逆瞳孔ブロックを生じやすい長眼軸眼，小瞳孔眼，虹彩緊張低下症候群（intraoperative

---

*Yosai Mori：宮田眼科病院
〔別刷請求先〕森　洋斉：〒885-0051　宮崎県都城市蔵原町6-3　宮田眼科病院

- 前房内麻酔は，点眼麻酔では不十分な症例に対する鎮痛効果を得るための有効な手段である．
- 低濃度のリドカインであれば，角膜内皮細胞への影響はほとんどないことが示されている．

floppy iris syndrome：IFIS），眼内レンズ強膜内固定術や縫着術を要する患者などがよい適応となる．

2．有効性と安全性

点眼麻酔と点眼麻酔＋リドカイン前房内麻酔で疼痛スコアを比較したさまざまなランダム化比較試験（randomized controlled trial：RCT）が報告されており，前房内麻酔の併用により疼痛が軽減されるとしている報告[1,2]もあれば，差がないとしている報告[3,4]もある．差が出なかった一因として，そもそも点眼麻酔のみで疼痛を自覚することがほとんどないため，前房内麻酔の有効性を評価するのが困難であることが指摘されている．ゆえに全症例に使用するのではなく，前述のような疼痛を自覚しやすいと予想される患者において有用であると考えられる．角膜内皮細胞への毒性が懸念されるが，角膜内皮細胞密度減少率だけでなく，変動係数や六角形細胞出現率にも差がなかったとしており，低濃度であれば影響はほとんどないことが示されている[1]．

3．実際の使用方法

防腐剤無添加リドカインをオキシグルタチオン眼灌流液（ビーエスエスプラス，BSS）で希釈し，濃度を0.5～1.0％に調整する．点眼麻酔やTenon囊下麻酔を行ったあとにサイドポートを作製して，前房内に0.1～0.2ml程度を注入する．注入時には刺激を伴うことがあるため，注入直前に患者に伝えてから行ったほうがよい．注入後は眼粘弾剤（ophthalmic viscosurgical device：OVD）で置換して連続円形切囊（continuous curvilinear capsulorhexis：CCC）を行う．

4．副作用や合併症

a．角膜内皮障害

動物実験において，2％リドカインの前房内投与により角膜内皮障害を生じるリスクあると指摘されているが，同報告では低濃度であれば問題ないことが示されている[5]．

b．アレルギー反応

頻度はまれであるが，点眼麻酔や前房内麻酔でもアレルギー反応（じんま疹，呼吸困難，アナフィラキシーショックなど）を生じることがある．その際に迅速に対応できるように準備しておく必要がある．

II　前房内散瞳薬

CCCおよび核処理の際には，十分な瞳孔径の確保が不可欠である．術前から散瞳薬を数回点眼し，縮瞳しないように準備しておくが，時間経過とともに散瞳効果が減弱するケースや，点眼薬では十分な瞳孔径が得られないケースにしばしば遭遇する．そのような場合には，術中に前房内へ散瞳薬を投与する方法が，より迅速かつ確実な散瞳効果を得るのに非常に有用である[6〜8]（図1）．

1．作用機序と適応症例

前房内投与に用いられるおもな散瞳薬はエピネフリンとフェニレフリンであり，前者は$\alpha 1$，$\beta 1$，$\beta 2$受容体に作用するのに対して，後者は選択的に$\alpha 1$受容体に作用する．前房内に投与されると虹彩瞳孔散大筋の$\alpha 1$受容体に直接作用し，収縮を促すことで迅速な散瞳効果が得られる．わが国においては0.5％フェニレフリン塩酸塩・0.5％トロピカミド配合点眼液（ミドリンP点眼液）を希釈して前房内に用いる方法も報告されている[7]．トロピカミドは抗コリン作用によって毛様体筋と瞳孔括約筋のムスカリン受容体を遮断することで散瞳させるため，フェニレフリンとの併用により，さらに強力で持続的な散瞳効果が期待できる．

適応症例としては，浅前房や狭隅角眼などで術前に散瞳困難な例や，IFISなどにより術中に縮瞳してしまう場合があげられる（表1）．さらに比較的若年者で多い時間の経過とともに術前点眼薬の散瞳効果が減弱するような症例ではとくに有用である．術前点眼による散瞳効果が不良な患者も適応となるが，散瞳不良の原因により効果が異なる．糖尿病では有効である一方，偽落屑症候

特集●眼科手術用薬剤の準備と使用法

■ 術中に前房内へ散瞳薬を投与する方法は，迅速かつ確実な散瞳効果を得るために非常に有用である．

■ 前房内散瞳薬においてフェニレフリンとトロピカミドの併用は，強力で持続的な散瞳効果が期待できる．

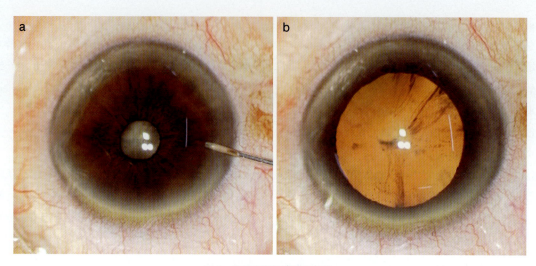

図1　前房内散瞳薬投与前後
前房眼で術前に散瞳薬を点眼していない例（a）でも投与後数十秒程度で速やかに散瞳する（b）．

表1　前房内散瞳薬の適応例

- 術前散瞳が困難である浅前房・狭隅角眼
- 術前散瞳薬点眼の効果不良例
  （糖尿病，偽落屑症候群，ぶどう膜炎，内眼手術後など）
- 術前散瞳薬点眼の効果減弱例
  （手術待機時間中に縮瞳してしまった例など）
- 虹彩緊張症候群などで術中に縮瞳する例

群，ぶどう膜炎後，内眼手術後など器質的な虹彩異常による場合は効果が弱い可能性が指摘されている[7]．

2．臨床効果と安全性

メタ解析の結果では，フェニレフリンの術前点眼と術中前房内投与は同等の散瞳効果が得られるとされている[9]．IFIS例においてはとくに有用であることが示されており，前向きのRCTにおいて，1.5％フェニレフリンの前房内投与により術中のIFIS症状を改善させたことが報告されている[10]．また，Myersらは0.025％のエピネフリンの前房内投与のほうが1.5％フェニレフリンよりも散瞳効果が大きいことを示している[11]．筆者らは術前点眼では散瞳不良であった患者に対して，希釈したミドリンPの前房内投与を行ったところ，有意に散瞳径が拡大されたことを報告した[7]．前述のようにフェニレフリンとトロピカミドの相乗効果が期待できるため，作用時間が長い可能性がある．ミドリンPには塩化ベンザルコニウムなどの添加物が含まれているため，角膜内皮細胞への影響が懸念されるが，術後3カ月，1年における角膜内皮細胞密度減少率は対照群と比較して差がなかった．また，in vitroにおいてミドリンPを培養ヒト角膜内皮細胞に暴露したところ，角膜内皮細胞密度や形態に変化がなかったことも確認されている[7]．

3．実際の使用方法

フェニレフリンは1.5％，エピネフリンは0.01～0.025％になるようにBSSで希釈する．筆者の施設では，ミドリンPは2滴をBSS 2mlで溶解したもの（フェニレフリンとトロピカミドそれぞれ0.015％程度）を使用している．既報に比較して低濃度であるが，十分に散瞳効果が得られる．手術開始時にサイドポートを作製して前房内に0.1～0.2ml程度注入し，数秒から数十秒の間に徐々に散瞳してくることが確認できる．

■ 前嚢染色剤は，成熟白内障や硝子体出血などで前嚢が見えにくい場合に可視化するために必要となる．

■ トリパンブルーは前嚢のコラーゲン線維に結合し選択的に染色する．

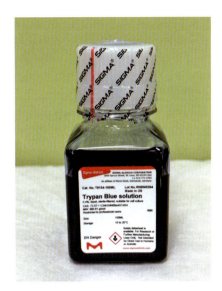

図2　トリパンブルーの原液

4．副作用と合併症
a．心血管系への影響

アドレナリン，フェニレフリンは，いずれも交感神経作動薬であり，血圧上昇，頻脈，不整脈などを引き起こす可能性がある．既報では2.5～10%フェニレフリン点眼で新血管系の合併症を生じた症例報告は多数ある[12～14]．筆者の知る限り低濃度の前房内投与例での報告はされていないが，術前に患者の全身状態（既往歴，現病歴，内服薬など）を十分に把握して，術中は心電図モニター，血圧計など全身状態をモニタリングする必要がある．

III　前嚢染色剤

白内障手術においてCCCは手術の成否にきわめて重要であることはいうまでもない．一般に成熟白内障や硝子体出血を伴う患者では徹照がないために前嚢がみえづらいため，トリパンブルーやインドシアニングリーン（indocyanine green：ICG）などの前嚢染色剤を使用して可視化することが必要となる（図2）．いずれの薬剤

表2　前嚢染色剤の適応例

- 皮質混濁が強く徹照が得られにくい例
- 成熟・過熟白内障
- 先天白内障
- 小瞳孔例
- 外傷性白内障
- Zinn小帯脆弱・断裂例
- 若手医師のトレーニング目的

も手術の安全性と効率性を向上させる上で不可欠な薬剤であると考えられるが，適用外使用であることに留意しなければならない．

1．作用機序と適応症例

トリパンブルーは，アゾ染料の一種で，分子量960.8の親水性化合物である．細胞膜を通過できないため，生体組織の露出した基底膜や細胞外マトリックスに結合して青色に染色する．白内障手術においては角膜内皮細胞が染色されずに前嚢に存在するコラーゲン線維に結合することで選択的染色が可能となる．Mellesらは成熟白内障においてトリパンブルーを用いた前嚢染色が有用であることを報告している[15]．基本的には前嚢の視認性が不良である症例が適応となるが，若手医師のトレーニングなど教育目的にも有用である（表2）．手術時間の短縮や術中合併症のリスクが低下するだけでなく，CCCの精度向上により，後発白内障や水晶体偏位などの術後合併症のリスクも低減できる可能性がある．ICGは分子量775.0のトリカルボシアニン色素で，特定の波長の光を吸収して蛍光を発する．前嚢のコラーゲン線維や細胞外マトリックスに物理的に吸着・トラップされることで染色されると考えられている．

2．臨床効果

両薬剤の染色性についてはトリパンブルーのほうが強く染色され持続時間が長いことが示されている[16,17]．使用時の安全性に関してはCCC時のみの使用であるため低濃度かつ短時間であり，両者にはほとんど差がないと

特集●眼科手術用薬剤の準備と使用法

■ トリパンブルーは ICG に比べて分子量が大きく細胞毒性が弱いと考えられ，費用対効果にも優れている．
■ 前嚢染色後は，前房内を灌流液で十分に洗浄し，網膜毒性のリスクを低減することが重要である．

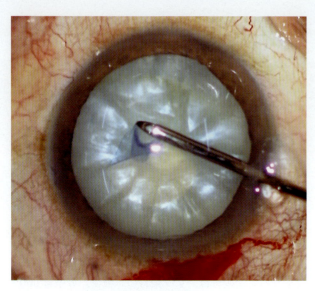

図3　前嚢染色剤を使用した CCC
成熟白内障で徹赤が得られない症例において，トリパンブルーで前嚢染色することで視認性が向上する．

されているが[18]．トリパンブルーのほうが ICG に比べて分子量が大きく，細胞膜を透過しにくいため細胞毒性が弱いと考えられている．また，一般的にトリパンブルーのほうが ICG よりも安価であるため，費用対効果に優れている．基本的には術者の好みや施設で使用可能である薬剤を選択することになると考えられる．

3. 実際の使用方法

トリパンブルー溶液は遮光された状態で常温保存が可能である．使用方法はフィルターを通したトリパンブルーを BSS で濃度 0.06〜0.1％に調整する．ICG の場合は 0.125〜0.5％の濃度で調整する．サイドポートより前房に向けてゆっくり注入し，数秒後に BSS で十分に洗浄して前房内の染色液を除去する．その後，OVD で前房を置換して CCC を行う（図3）．1回では染色されにくいこともあり，その場合は染色時間を長めするとよい．また，guttae など角膜内皮面が粗造な例では染色剤がトラップされて染まることがあり，眼内の視認性が低下

することがある．ゆえに基本的には分散型の OVD で内皮を保護してからトリパンブルーを注入したほうがよい．

4. 副作用と合併症

a. 角膜内皮障害

高濃度または長時間暴露されると角膜内皮細胞に障害が生じる可能性がある[19]．適切な濃度で使用し，十分に洗浄することが重要である．基本的には低濃度であれば角膜内皮細胞への毒性は小さいと考えられるが，角膜内皮細胞数が少ない症例では分散型の OVD で内皮保護を行う．

b. 網膜毒性

トリパンブルーや ICG は網膜毒性があることが知られている[20]．白内障手術における使用量では臨床的に問題となる網膜毒性はまれであるが，前房内に残存した染色剤が後嚢破損により硝子体に漏出した場合は注意を要する．染色後は前房内を灌流液で十分に洗浄することが重要である．

c. 中毒性前眼部症候群（TASS）

海外でトリパンブルーのジェネリック製品使用により TASS を発症した例が報告されている．

IV　前房内抗菌薬投与

わが国における白内障術後眼内炎の発症率は 0.025％ と低いものの，重篤な視力障害を引き起こす可能性があるため，確実な予防対策が必要不可欠である．これまでに術前後の抗菌薬点眼の使用法やヨード製剤による消毒など周術期滅菌化療法に関するエビデンスが数多く報告されているが，近年，手術終了時の前房内抗菌薬投与が有効であることが European Society of Cataract and Refractive Surgeons（ESCRS）の大規模研究[21]やメタ解析[22]の結果で報告されており，欧米を中心に標準的な予防法として推奨されつつある．わが国においては未承認となっているが，2024年の日本白内障屈折矯正手

■ 前房内抗菌薬のメタ解析では，セフロキシム，モキシフロキサシン，バンコマイシン間に発症率の差はなかった．

■ モキシフロキサシンはもっとも毒性が低いが，バンコマイシンは網膜に関する合併症のリスクがある．

術学会（JSCRS）clinical surveyで31.22%の術者が手術終了時に前房内抗菌薬投与を行っていることが示されている[23]．

1．作用機序と適応症例

白内障手術終了時に前房内投与される抗菌薬としては，おもにセフロキシムやモキシフロキサシンが使用されている．セフロキシムは第2世代セファロスポリン系抗菌薬であり，細菌の細胞壁合成を阻害することで殺菌的に作用する．グラム陽性球菌や一部のグラム陰性菌に抗菌活性を示す．モキシフロキサシンは第4世代ニューキノロン系抗菌薬で，広範囲な抗菌スペクトルをもつ．細菌のDNAジャイレースおよびトポイソメラーゼⅣを阻害することでDNA複製を阻害し，殺菌的に作用する．グラム陽性菌，グラム陰性菌に加え，非定型菌や嫌気性菌にも抗菌活性を示す．抗菌薬に対するアレルギー歴がなければ基本的にすべての白内障手術症例が適応となるが，とくに糖尿病や免疫抑制状態，後嚢破損例などリスクの高い症例において推奨される．

2．臨床効果と安全性

前房内抗菌薬投与の有効性と安全性について17研究の90万眼以上を分析したメタ解析[22]では，術後眼内炎の発症率が低下することが示されている（オッズ比0.20：95%信頼区間0.13〜0.32，p<0.00001）．同解析では抗菌薬別に発症率を解析しており，セフロキシム0.0332%，モキシフロキサシン0.0153%，バンコマイシン0.0106%と群間に差がなかったことを示している．安全性に関してはモキシフロキサシンがもっとも毒性が低く，セフロキシムにおいて濃度調整ミスが原因とされる合併症がもっとも多かったことが示されている．また，バンコマイシンに関してはまれに網膜に関する合併症があったことが指摘されており，閉塞性血管炎のリスクがあるため，第一選択とはなりにくい．わが国においてはMatsuuraらがモキシフロキサシンの前房内投与により眼内炎のリスクが3倍低下すること，濃度500μg/ml以下であれば角膜内皮

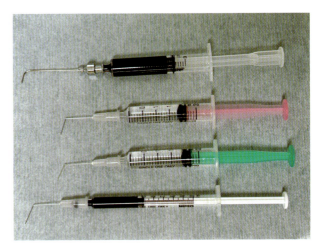

図4　自家調整薬剤
上から術中消毒薬，前房内麻酔薬，前房内散瞳薬，前嚢染色剤トリパンブルー．複数の自家調整薬剤を準備する際に，施設でシリンジの色や容量を決めたり，シールを貼るなどして混同しないように留意する．

細胞への影響が小さいことを報告している[24,25]．セフェム系薬はわが国における術後眼内炎起炎菌で多い腸球菌に感受性がないことから，モキシフロキサシンのほうが有用であると考えられる．

3．実際の使用方法

海外においては前房内投与用のセフロキシム（Aprokam，Thea社）およびモキシフロキサシン（Moxivig，Alcon社）が製品化されているが，わが国では未承認であるため輸入するか自家調整しなければならない．自家調整の場合，セフロキシムは1.0mg/0.1ml，モキシフロキサシンは0.15〜0.5mg/0.1mlの濃度に調整し，手術終了時にサイドポートから0.1〜0.2ml程度注入する．

4．副作用と合併症

まれではあるが，抗菌薬に対するアレルギー反応を生じる可能性がある．アレルギーの既往がある患者には禁忌であるため，術前に十分に問診しておく必要がある．また，細菌の混入に対しては抗菌作用があるため問題になりにくいが，真菌に関しては効果がないことに留意す

る必要がある．

おわりに

自家調整薬のデメリットとして，調整時の菌や異物混入，濃度調整ミス，シリンジの混同による取り違えなどのエラーがあげられる．ダブルチェックの徹底やシリンジの色を変えるなど予防に努める必要がある（図4）．また，適用外使用であるため倫理委員会の承認を要するなどハードルもある．しかし，厳格な品質管理体制により自家調整薬剤を使用することで，白内障手術の質を向上させることが可能である．今後，さらなる研究と臨床経験の蓄積が望まれる．

【文献】

1) Chuang LH, Yeung L, Ku WC et al：Safety and efficacy of topical anesthesia combined with a lower concentration of intracameral lidocaine in phacoemulsification：paired human eye study. *J Cataract Refract Surg* **33**：293-296, 2007
2) Tan CS, Fam HB, Heng WJ et al：Analgesic effect of supplemental intracameral lidocaine during phacoemulsification under topical anaesthesia：a randomised controlled trial. *Br J Ophthalmol* **95**：837-841, 2011
3) Boulton JE, Lopatatzidis A, Luck et al：A randomized controlled trial of intracameral lidocaine during phacoemulsification under topical anesthesia. *Ophthalmology* **107**：68-71, 2000
4) Välimäki JO：Is intracameral lidocaine really effective in cataract surgery? *Eur J Ophthalmol* **17**：332-335, 2007
5) Kadonosono K, Ito N, Yazama F et al：Effect of intracameral anesthesia on the corneal endothelium. *J Cataract Refract Surg* **24**：1377-1381, 1998
6) Lundberg B, Behndig A：Separate and additive mydriatic effects of lidocaine hydrochloride, phenylephrine, and cyclopentolate after intracameral injection. *J Cataract Refract Surg* **34**：280-283, 2008
7) Mori Y, Miyai T, Kagaya F et al：Intraoperative mydriasis by intracameral injection of mydriatic eye drops：in vivo efficacy and in vitro safety studies. *Clin Exp Ophthalmol* **39**：456-461, 2011
8) Nikeghbali A, Falavarjani KG, Kheirkhah A et al：Pupil dilation with intracameral lidocaine during phacoemulsification. *J Cataract Refract Surg* **33**：101-103, 2007
9) Vazquez-Ferreiro P, Carrera-Hueso FJ, Barreiro-Rodriguez L et al：Effectiveness of intracameral phenylephrine in achieving mydriasis and reducing complications during phacoemulsification：a systematic review and meta-analysis. *J Ocul Pharmacol Ther* **33**：735-742, 2017
10) Lorente R, de Rojas V, Vázquez de Parga P et al：Intracameral phenylephrine 1.5% for prophylaxis against intraoperative floppy iris syndrome：prospective, randomized fellow eye study. *Ophthalmology* **119**：2053-2058, 2012
11) Myers WG, Shugar JK：Optimizing the intracameral dilation regimen for cataract surgery：prospective randomized comparison of 2 solutions. *J Cataract Refract Surg* **35**：273-276, 2009
12) Lai YK：Adverse effect of intraoperative phenylephrine 10%：case report. *Br J Ophthalmol* **73**：468-469, 1989
13) Fraunfelder FW, Fraunfelder FT, Jensvold B：Adverse systemic effects from pledgets of topical ocular phenylephrine 10%. *Am J Ophthalmol* **134**：624-625, 2002
14) Ahmed N, Riad W, Altorpaq A et al：Ocular phenylephrine 2.5% continues to be dangerous. *BMJ Case Rep* **2009**：bcr06, 2009, 2012, 2009
15) Melles GR, de Waard PW, Pameyer JH et al：Trypan blue capsule staining to visualize the capsulorhexis in cataract surgery. *J Cataract Refract Surg* **25**：7-9, 1999
16) Dada VK, Sharma N, Sudan R et al：Anterior capsule staining for capsulorhexis in cases of white cataract：comparative clinical study. *J Cataract Refract Surg* **30**：326-333, 2004
17) Pandey SK, Werner L, Apple DJ：Staining the anterior capsule. *J Cataract Refract Surg* **27**：647-648, 2001
18) Chung CF, Liang CC, Lai JS et al：Safety of trypan blue 1% and indocyanine green 0.5% in assisting visualization of anterior capsule during phacoemulsification in mature cataract. *J Cataract Refract Surg* **31**：938-942, 2005
19) Thaler S, Hofmann J, Bartz-Schmidt K-U et al：Methyl blue and aniline blue versus patent blue and trypan blue as vital dyes in cataract surgery：Capsule staining properties and cytotoxicity to human cultured corneal endothelial cells. *J Cataract Refract Surg* **37**：1147-1153, 2011
20) Veckeneer M, van Overdam K, Monzer J et al：Ocular toxicity study of trypan blue injected into the vitreous cavity of rabbit eyes. *Graefe's Arch Clin Exp Ophthalmol* **239**：698-704, 2001
21) ESCRS Endophthalmitis Study Group：Prophylaxis of postoperative endophthalmitis following cataract surgery：results of the ESCRS multicenter study and identification of risk factors. *J Cataract Refract Surg* **33**：978-988, 2007

22) Bowen RC, Zhou AX, Bondalapati S et al：Comparative analysis of the safety and efficacy of intracameral cefuroxime, moxifloxacin and vancomycin at the end of cataract surgery：a meta-analysis. *Br J Ophthalmol* **102**：1268-1276, 2018

23) 田淵仁志, 佐藤正樹, 神谷和孝ほか：2024 JSCRS Clinical Survey. *IOL&RS* **38**：382-401, 2024

24) Matsuura K, Miyoshi T, Suto C et al：Efficacy and safety of prophylactic intracameral moxifloxacin injection in Japan. *J Cataract Refract Surg* **39**：1702-1706, 2013

25) Haruki T, Miyazaki D, Matsuura K et al：Comparison of toxicities of moxifloxacin, cefuroxime, and levofloxacin to corneal endothelial cells in vitro. *J Cataract Refract Surg* **40**：1872-1878, 2014

特集●眼科手術用薬剤の準備と使用法

緑内障手術：マイトマイシンC

原　岳*

　マイトマイシンCはDNAの複製を阻害する代謝拮抗薬であり，線維柱帯切除術およびチューブシャント手術（プレートのないもの）の術後の瘢痕抑制を目的として使用される．翼状片の再発予防に使用されていた時代のような重篤な眼合併症を生じさせないように，緑内障手術においては0.04％希釈，3分の術中1回留置，洗浄を基本投与条件とする．投与後は強膜弁上の瘢痕抑制が生じるとともに結膜の無血管化，菲薄化が生じて脆弱となり，濾過胞感染を生じることがあるので，長期にわたる経過観察が重要である．

I　マイトマイシンCとは

　マイトマイシンC（Mitomycin C：MMC）は，細菌 *Streptomyces caespitosus* から抽出された抗腫瘍性抗生物質である．強力なアルキル化特性があり，二重鎖DNAへの架橋形成を介してDNAの複製を阻害することにより，細胞増殖抑制作用を示す[1]と考えられている．

II　応用までの時代背景

1. MMCはヤバイ

　MMCは，わが国では1963年に抗悪性腫瘍剤として承認を受け，胃癌，膵臓癌，膀胱癌などの治療に用いられてきた．眼科領域では，翼状片手術後の再発予防に有効であることが，1963年に国友によって報告[2]された．その使用法はマイトマイシンの点眼（以下，MMC点眼）であり，表1のように紹介されている[3]．

　1950〜1960年代，翼状片は切除しても再発することが多かったが，強膜を露出し，MMCを点眼することにより，劇的に再発が少なくなったことでMMC点眼は普及し，多くの施設で採用されていく．しかし，1970年以降，翼状片手術後にMMCを行った症例で強膜の石灰化，虹彩毛様体炎，強膜軟化症，強膜壊死，強膜穿孔など重篤な合併症の報告[4]が相ついだ．合併症はMMC点眼が終了してから数カ月，数年後に生じるため，

表1　マイトマイシン（MMC）の点眼使用の説明

MMC点眼法
マイトマイシンを0.4 mg/mlになるよう，葡萄糖溶液に溶解したものを点眼液とした．
1. マ点々眼回数は，1日2〜3回とし，1回1〜2滴を点眼する．
2. マ点々眼期間は11日〜16日
3. マ点終了後は，0.5％コーチゾン点をつづける．

（文献3より引用．表記は原文のまま）

後戻りができず，当時の眼科医にとって，MMCは「眼に穴があく」危険な眼科用剤という強い印象が根づいたのである．

2. 線維柱帯切除術におけるMMC

　翼状片を切除しても再発する，という問題と同様に，「眼に穴をあけ」ても塞がる，という問題が緑内障の線維柱帯切除術にあった．線維柱帯切除術は1968年にCirnsらに[5]よって術式が整い，1970年代に広く普及するが，強膜弁の瘢痕癒着によって濾過効果が減弱することをどう予防するかが大きな課題であった．術後の瘢痕化の抑制のために，1980年代に5-フルオロウラシル（5-Fluorouracil：5-FU）の結膜下注射，1990年代にMMCの術中塗布が応用されるようになり，術後の瘢痕抑制により，眼圧下降効果は飛躍的に向上することとなった[6]．「眼に穴をあける」手術に「眼に穴があく」薬を使う，という画期的な発想であった．MMC点眼によって痛い経験をした日本の眼科医は，MMCを線維柱帯

---

*Takeshi Hara：原眼科病院
〔別刷請求先〕原　岳：〒320-0861　栃木県宇都宮市西1-1-11　原眼科病院

■ MMCは増殖抑制作用があるが，使用量が多いと強膜壊死を生じることがある．

■ 線維柱帯切除術においては，術中1回のみ塗布投与する．

切除術に使用することに多大な不安を抱き，懸念を表明し，抵抗を示した．増殖は抑制するが，壊死には至らせないための使用条件は岐阜大学の北澤，山本，川瀬らによって詳細に検討されており，その過程を総括した山本の報告[7]は，緑内障術者であれば，必ず読んでおくべきである．なお，時間があれば，裏話的な補足として筆者の報告[8]をご参照いただきたい．結果として，MMCの使用は翼状片時代のような持続的な点眼ではなく，術中1回のみの塗布，という投与形式に落ち着いた．

3．マイトマイシン眼科外用液用 2 mg

わが国において 1960 年代の翼状片時代を含めて，山本[7]，原[8]の報告が出た 2020 年初頭までの期間，MMCはあくまで抗腫瘍薬であり，眼科手術における使用は多くの文献に支えられていたものの，適用外使用であった．2010 年代以降は，手術の承諾を得る際に，MMCを適用外で使用する旨の許諾を得る必要があった．このような状況を踏まえ，公益財団法人日本眼科学会より，緑内障手術時の補助使用に係る MMC の開発要望が厚生労働省に提出され，2019 年 5 月に開催された「第 38 回医療上の必要性の高い未承認薬・適応外薬検討会議」において医療上の必要性に係る基準に該当すると判断されたことに基づき，開発要請が行われた（令和元年 6 月 28 日付医政研発 0628 第 1 号，薬生薬審発 0628 第 6 号）[1]．今般，国内外における臨床試験に関する公表文献，診療ガイドラインなどの情報に基づき，緑内障手術における手術補助に係る有効性および安全性が確認されたとして，本薬の製造販売承認申請が行われ，2022 年 12 月に「緑内障観血的手術における補助」を効能または効果として承認された．ただし，効能効果に関連する注意として，線維柱帯切除術およびチューブシャント手術（プレートのないもの）以外の手術における本罪の有効性は確立されていない，と記されている[1]．2024 年の日本眼科手術学会，日本眼科学会，日本緑内障学会，日本臨床眼科学会における学会発表の内容をみると，現

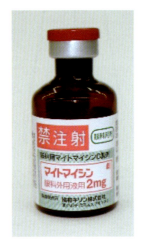

図 1　MMC のアンプル

在，MMC は線維柱帯切除術，エクスプレス（プレートのないもの）のみならず，Ahmed 緑内障バルブ（プレートのあるもの），Baerveldt 緑内障インプラント（プレートのあるもの），プリザーフロマイクロシャント（プレートのないもの）などでも術中使用されている．これらの手術における MMC の有効性は今後，多くの臨床研究によって確立されていくべきものであり，それを担うのは今，これを読んでいる若き眼科臨床医である，あなた，である．

III　準　　備

MMC のアンプル（図 1，協和キリン）の内容は乾燥凍結した粉末状の MMC が 2 mg である．医薬品インタビューフォームによれば，用法は医療用スポンジにMMC を浸潤させて，術中に手術部位の組織上に留置（塗布）した後，十分に洗浄する[1]，となっている．用量は 0.1～0.5 mg/ml で，留置時間は最大 5 分[1] となっている．「1％溶液」の定義は「100 ml 中に 1 g の物質が溶けている状態」である．つまり 0.1 mg/ml は 0.01％溶液，0.5 mg/ml は 0.05％溶液となる．導入初期の頃は，薬剤の化学変化を避けるため，溶液としては蒸留水

■ 初回手術時は0.04%，3分を基本とし，状況に応じて加減する．
■ 術後2週時の眼圧7～8mmHgを目標としてレーザー切糸を行う．

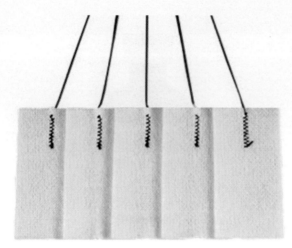

図2 紐のついた吸収用スポンジ
取り残しの危険が少ないため，推奨される．

が推奨された．

Ⅳ 使用方法

翼状片時代の「MMC点眼」と異なり，緑内障手術におけるMMCの投与は術中投与の1回のみである．術後に点眼などはしない．目安となる原発開放隅角緑内障の初回手術における用量は0.4mg/ml（0.04%），留置時間は3分である[6]．瘢痕化が強い患者（手術既往眼，続発緑内障，濾過胞再建術など）では留置時間を5分に延長するなどの調整が行われている．留置時間が長くなれば，MMCの組織移行は増加する．したがって，瘢痕抑制効果が高くなる半面，組織毒性も強くなることに留意する．濾過胞再建術においては，同部位に複数回のMMCを投与することになるので，長期的な組織毒性により注意しなければならない．医療用スポンジとして，MMC導入初期には吸収用の手術用スポンジ（medical quick absorber：MQA）を切断したものが使用されていたが，しばしば留置後に取り残しが結膜下に残存し，のちに組織障害を生じる危険があるため，現在はひも付きのスポンジ（図2）使用が推奨されている．留置後は眼灌流液などで十分に洗浄する．洗浄を怠ると，組織内残留濃度が高くなり，瘢痕抑制効果が高くなる半面，組織毒性も強くなる．

結膜下注射した場合の組織濃度は，同濃度をスポンジ吸収して留置，洗浄した場合と比較して結膜で15倍，強膜で5倍になる[9]ので，瘢痕抑制効果が向上するが，組織毒性も強くなる．症例経験の少ない術者は0.04% MMCをスポンジ留置3分，留置後洗浄で使用を開始することが望ましい．

Ⅴ 術後マネージメント

1. 線維柱帯切除術のLSL

線維柱帯切除術では，術直後より始まる線維芽細胞の出現，創傷治癒起点はおよそ2週間で終わるため，その期間に必要な房水流量を確保するべきである．そのためには，術後の濾過の様子により，濾過量を増やして眼圧を下降させたいときは，術中に縫合した強膜弁の糸を経結膜でレーザー切糸する．基本はアルゴンレーザーでスポットサイズは50μm，レーザーパワーは500～600mw，照射時間0.1秒で行い，結膜の厚さによりパワーを調節する．術後2週（9～14日後）に眼圧が7～8mmHgを目標[10]とする．過剰濾過となった場合は経結膜で強膜弁の縫合[11]を行う．

2. 晩期濾過胞感染

MMCの投与によって毛細血管の壊死が生じ，濾過胞の無血管化（図3）を起こしやすく，そのため濾過胞壁が脆弱となり漏出（leakage）や滲出（oozing）を生じ，その延長上で感染となる．感染は濾過胞から前房，やがて硝子体へと波及し眼内炎となり，視機能の不可逆性な喪失に至ることもある．線維柱帯切除術後5年で2.2%の発症が報告されており，患者に対する衛生指導と，感染時の自覚症状などの情報提供は必須である．濾過胞混濁，前房内炎症，前房蓄膿，硝子体混濁など，感染のサインを見逃さないことが重要である．濾過胞の位置が角

■ 濾過胞は輪部に接して形成される．　　■ MMC 投与により濾過胞の無血管化が生じ，濾過胞感染の要因となりうる．

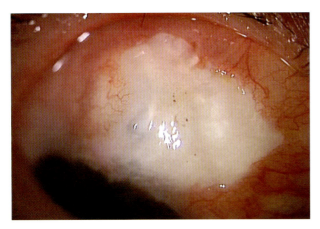

図3　無血管濾過胞

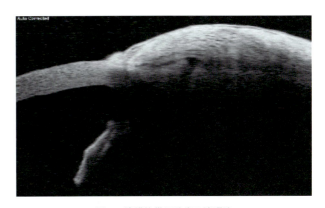

図4　線維柱帯切除術の濾過胞
輪部に接する隆起．前眼部 OCT 所見．輪部から強膜弁の上に輪部に隣接する濾過胞（ブレブ）が形成されている．

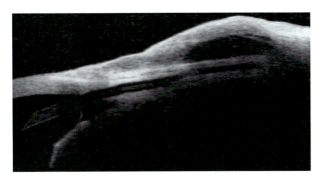

図5　プリザーフロマイクロシャントの濾過胞
輪部より離れ後方に隆起．前房からプリザーフロマイクロシャントを通して輪部より離れた末端から濾過するので濾過胞（ブレブ）は輪部より離れた位置に形成される．

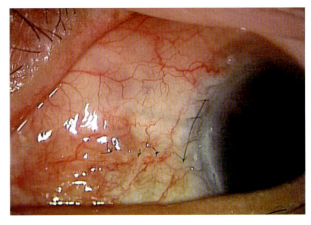

図6　プリザーフロマイクロシャント原法
結膜は輪部まで縫合し，Tenon 囊は輪部より2mm，プリザーフロマイクロシャント挿入部付近から漏出部を覆うように強膜に縫着している．

膜輪部に近いほど感染のリスクは高まるため，線維柱帯切除術（図4）がもっとも注意が必要である．プリザーフロマイクロシャントは輪部よりやや円蓋部よりに濾過胞が形成される傾向（図5）にあり，Ahmed 緑内障バルブや Baerveldt 緑内障インプラントはさらに赤道部よりとなる．線維柱帯切除術は線維柱帯切除によって流出路が形成され，強膜弁は輪部に接して作製されるため，濾過胞は輪部に接して形成される（図4）．結膜が無血管化して非薄化し，脆弱化することを予防するために，

Tenon 囊を結膜と一緒に輪部縫合するのが現代の線維柱帯切除術の常識である．

　近年，プリザーフロマイクロシャントが導入され，線維柱帯切除術と同様に，Tenon 囊を輪部まで牽引して縫合するのが一般的であるが，プリザーフロマイクロシャントの房水流出点は線維柱帯切除術よりも輪部から3mm 以上離れているので，Tenon 囊を輪部まで牽引す

■ プリザーフロマイクロシャントにおいて
  Tenon 嚢は開口部を覆うように縫着する.

ると円蓋部の濾過胞スペースが狭小化し，プリザーフロマイクロシャント末端が閉塞しやすくなる可能性がある．そこで，筆者は Tenon 嚢を輪部まで無理に牽引せずに，プリザーフロマイクロシャント開口部を覆うように輪部から 2mm 離れた強膜表面に縫着するようにしている（**図 6**）．これをプリザーフロマイクロシャント原法（「げんぽう」ではなく「はらほう」と読む）と称している．

【文 献】

1) 医薬品インタビューフォーム：眼科用剤 眼科用マイトマイシン C 製剤，マイトマイシン眼科外用液用インタビューフォーム（2023 年 7 月），2023
2) 国友 昇：翼状片の研究．第 4 報，マイトマイシン C 点眼による翼状片の新しい治療法．日眼会誌 **67**：601-607, 1963
3) 常岡 昭：翼状片に対するマイトマイシン点眼の効果．臨眼 **20**：811-816, 1966
4) 山之内卯一，高久 功，津田尚幸ほか：マイトマイシン C 点眼によると思われる強膜軟化症症例について．臨眼 **33**：139-144, 197
5) Cairns JE：Trabeculectomy：preliminary report of a new method. *Am J Ophthalmol* **66**：673-679, 1968
6) 原 岳：マイトマイシン C を用いた初回線維柱帯切除術．日眼会誌 **99**：1283-1287, 1995
7) 山本哲也：代謝阻害薬を用いる線維柱帯切除術．日眼会誌 **122**：155-169, 2018
8) 原 岳：線維柱帯切除術の現状と今後の展望．眼科手術 **36**：10-14, 2023
9) Kawase K, Matsushita H, Yamamoto T et al：Mitomycin concentration in rabitt and human ocular tissues after topical administration. *Ophthalmology* **99**：203-207, 1992
10) Hara T：Condition for balance between lower normal pressure control and hypotony in mitomycin trabeculectomy. *Grafe's Arch Clin Exp Ophthalmol* **236**：420-425, 1998
11) Shirato S, Maruyama K, Haneda M：Resulting the scleral flap through conjunctiva for treatment of excess filtration. *Am J Ophthalmol* **137**：173-174, 2004

網膜硝子体手術用薬剤

伴　紀充*

　近年の網膜硝子体手術の進歩はめざましく手術成績は著しく向上したが，それらは手術機器や観察系の性能の向上による部分もあるが，硝子体や内境界膜の可視化剤などの網膜硝子体手術用薬剤の使用による部分も大きい．本稿では，代表的な網膜硝子体手術用薬剤の特徴と使用方法について述べる．

はじめに

　本稿では網膜硝子体用手術用薬剤として，トリアムシノロンアセトニド（triamcinolone acetonide：TA），インドシアニングリーン（indocyanine green：ICG），ブリリアントブルーG（brilliant blue G：BBG），組織プラスミノーゲンアクチベーター（tissue plasminogen activator：tPA），ベバシズマブ（bevacizumab）に関して述べる．これらの補助薬剤は，今日の硝子体手術において必須のものといっても過言ではないが，眼科用TAであるマキュエイド以外は適用外使用薬剤もしくは未承認薬となるため，まず各施設での施設基準に準じて適用外使用許可や倫理委員会などの適切な許可を得たうえで，適正濃度および用量での使用を厳守する必要がある．また，TA，ICG，BBGの硝子体手術補助薬剤としての使用は，世界に先がけてわが国から発表されたものであることを付記しておく[1〜3]．

I　トリアムシノロンアセトニド

　TAは合成されたフルオロ化コルチコステロイドであり，強力な抗炎症作用をもつ．網膜硝子体手術においては，その沈着性と高い分子量により，硝子体内や網膜表面で持続的な効果を発揮する．この特性により術中における硝子体および膜構造の可視化を助け，手術の正確性を高める[1]（図1）．

　現在わが国では，マキュエイド硝子体内注用40mg（わかもと製薬）が2010年10月に「硝子体手術時の硝子体可視化」の効能・効果で承認されており，網膜硝子

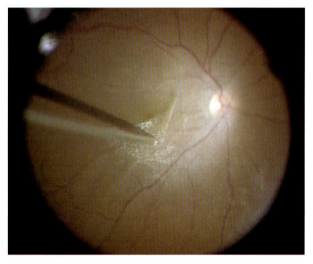

図1　黄斑上膜手術におけるトリアムシノロンアセトニド（TA）の使用例
TAは硝子体の可視化のみならず黄斑上膜などの膜構造の把握にも有用である

体手術補助薬剤としては原則マキュエイドを使用する．しかし，2023年4月マキュエイドの出荷判定試験で不溶性異物が検出されたため，わかもと製薬は出荷を停止し，その後の調査で製造工程に逸脱は認められなかったものの原因特定には至らず，供給再開のめどは立っていない（2025年1月現在）．代替薬としてはケナコルト-Aがあるが，適用外使用となることに留意が必要である．また，添加物による有害事象を避けるため，静置操作やフィルター操作などを用いて添加物を除去することが日本眼科学会から推奨されている（図2）．

　TAの使用には以下の有害事象の可能性があるが，手

---

*Norimitu Ban：慶應義塾大学医学部眼科学教室
〔別刷請求先〕伴　紀充：〒160-8582　東京都新宿区信濃町35　慶應義塾大学医学部眼科学教室

特集●眼科手術用薬剤の準備と使用法

■ トリアムシノロンアセトニドは硝子体および膜構造の可視化を助け，手術の正確性を高める．

マキュエイド®眼注用 40 mg の代替として，ケナコルト-A®筋注用関節腔内用水懸注 40 mg/1 mL を硝子体手術の硝子体可視化を目的とした手術補助剤としてご使用いただくにあたっての用法・用量，調整方法について

1. 用法・用量

マキュエイド®眼注用 40 mg における用法・用量	ケナコルト-A®筋注用関節腔内用水懸注 40 mg/1 mL で代替する際の用法・用量
[硝子体内投与]【硝子体手術時の硝子体可視化】 通常，本剤 1 バイアルに 4 mL の生理食塩液又は眼灌流液を注入してトリアムシノロンアセトニド濃度が 10 mg/mL になるように用時懸濁し，トリアムシノロンアセトニドとして 0.5～4 mg（懸濁液として 0.05～0.4 mL）を硝子体内に注入する． なお，懸濁液のトリアムシノロンアセトニド濃度は，術式，患者の状態等に応じて適宜増減できるが，40 mg/mL を超えないこと．	[硝子体内投与]【硝子体手術時の硝子体可視化】 通常，本剤 1 バイアル（1 mL）をシリンジ内に吸引し，静置操作・フィルター操作などで懸濁液の上澄液を取り除く．眼内灌流液，生理食塩液等を用いて調整し，懸濁液のトリアムシノロンアセトニドとして 0.5～4 mg（懸濁液として 0.05～0.4 mL）を硝子体内に注入する． なお，懸濁液のトリアムシノロンアセトニド濃度は，術式，患者の状態等に応じて適宜増減できるが，40 mg/mL を超えないこと．

ケナコルト-A®筋注用関節腔内用水懸注 50 mg/5 mL を用いる場合も，同様の方法により，同様の濃度に調整する．

2. ケナコルト-A®筋注用関節腔内用水懸注 40 mg/1 mL の調製時の注意（添加物の除去）
[硝子体内投与]【硝子体手術時の硝子体可視化】：
安全性の観点から，静置操作・フィルター操作などを用いて，添加物を除去し，投与後は，手術終了までに充分に硝子体腔を眼内灌流液で循環させる．

図 2　ケナコルト使用時の用法・用量，調整方法の抜粋
（日本眼科学会ホームページ　https://www.nichigan.or.jp/member/news/detail.html?dispmid=917&itemid=648）

術補助薬剤として使用する際には術終了時に眼内に残存する TA は少量であるため，副作用の頻度は低い．
・眼圧上昇：一過性または持続性の眼圧上昇が生じる可能性がある．
・水晶体混濁：有水晶体眼の場合，長期使用により白内障の進行が懸念される．

II　インドシアニングリーン

ICG は水溶性で蛍光性の色素であり，血液中の蛋白質（とくにアルブミン）に結合して迅速に体内から排出される特性をもち，蛍光眼底造影検査のために静脈注射用薬剤として承認されているため，網膜硝子体手術補助薬剤としての使用は適用外使用となる．内境界膜（internal limiting membrane：ILM）の染色に使用され，黄斑円孔や糖尿病黄斑浮腫の手術における ILM の剥離の際に手術操作の精度を向上させる[2]．

ICG の使用方法としては，粘弾性物質に希釈して使用する方法[2]と，オキシグルタチオン眼灌流液（balanced salt solution：BSS）で希釈する方法がある．粘弾性物質に希釈する方法では，蛍光眼底造影用の ICG 25 mg

- インドシアニングリーンおよびブリリアントブルーGはILM剝離の際に手術操作の精度を向上させる.
- インドシアニングリーンの網膜毒性に関しては議論の余地はあるが,濃度や使用方法を誤ると毒性リスクがあると考えられているため,慎重な管理が必要である.

を添付された蒸留水10mlで希釈し,希釈したICG 0.2mlを低分子粘弾性物質0.6mlと混ぜ合わせる〔最終濃度約0.06%(0.6mg/ml)〕.BSSで希釈する方法では,蒸留水で希釈後にBSSでさらに希釈して最終濃度0.05～0.125%(0.5～1.25mg/ml)とする[4].粘弾性物質に希釈する方法はでは網膜面上で一塊になるように注入し,一定時間経過後に除去する.BSSで希釈する方法では術中にICGをゆっくり黄斑部に吹きかけたのち,一定時間経過後に余剰分を洗浄する.

ICGの使用に関連するおもな有害事象として以下報告がある.

・網膜毒性:高濃度や長時間の曝露は,網膜色素上皮細胞や視細胞への毒性を引き起こす可能性があり,ICGの使用により一部の患者で視力の一時的,または永続的な低下が報告されている[4].

これらのリスクを軽減するためにはICGを使用する際は,低濃度で使用すること,空気置換下での使用を避けること,短時間で使用すること,等浸透圧溶液での希釈を検討すること,染色組織への長時間の眼内照明による光暴露を避けることなどが重要であると報告されている[4].

ICGは,網膜硝子体手術におけるILMの可視化に有用な薬剤であり,その適切な使用により,手術の成功率を高めることが可能である.ICGの網膜毒性に関しては議論の余地はあるが,濃度や使用方法を誤ると毒性リスクがあると考えられているため,慎重な管理が必要である.

III　ブリリアントブルー G

BBGはアントラキノン系の合成色素であり,ILMを選択的に染色するために使用される.BBGは細胞膜に結合し,膜構造を染色することで,手術中の膜の可視性を高める[3].また,BBGは内境界膜を効果的に染色しつつ,ICGなどの他の色素と比較して網膜毒性が低いとさ

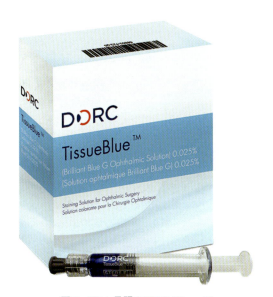

図3　FDA承認のBBG TissueBlue
DORC社ホームページ https://www.tissueblue.com/)

れている[3].BBGは,欧州連合(EU)では2007年よりGeuder社から「BRILLIANT PEEL」,2010年よりDORC社から「ILM-BLUE」として,また米国でも2020年より同社から「TissueBlue」(**図3**)として発売されているが,わが国では厚生労働省から医薬品として認可されていない未承認薬である.

BBGの使用方法としては,海外承認薬を個人輸入して使用する方法と,薬剤を自己調整する方法がある.個人輸入の場合,医療従事者による医薬品などの個人輸入は,「治療上緊急性があり,国内に代替品が流通していない場合であって,輸入した医療従事者が自己の責任のもと,自己の患者の診断又は治療に供すること」を目的とする場合に限られており,輸入確認を受けなければならず,同時に施設ごとの未承認薬の使用許可も必要である.薬剤の自己調整の場合は,BBGはBSSで希釈して0.025%/ml(0.25mg/ml)の濃度として使用する.溶液は遮光容器に保存し,使用前にフィルターを通してから使用する.使用の際はBBGをゆっくり黄斑部に吹きか

特集●眼科手術用薬剤の準備と使用法

第○版（20○○年○月○日作成）
承認番号○○○○

医療計画「黄斑下血腫に対するモンテプラーゼ
（商品名クリアクター）注射」ご協力のお願い

医療計画責任者○○　○○
○○総合病院眼科

1　医療計画目的
黄斑部は網膜の中心にあり，視覚の90％を司る大事な組織です．黄斑下血腫は文字通り，出血が網膜下に回り，黄斑の下に溜まってしまった状態です．黄斑下血腫は加齢黄斑変性や網膜細動脈瘤破裂などによって発症し，重篤な視力低下を生じます．発症後，なるべく速やかに血腫を溶解させ，出血を黄斑部から移動または除去しなければ視力回復はむずかしくなります．この時，有用な薬剤となるのが組織型プラスミノーゲンアクティベーター（t-PA）誘導体であるモンテプラーゼ（商品名クリアクター）などの血栓溶解剤です．モンテプラーゼは心筋梗塞や肺塞栓症での血栓溶解のための薬剤で，眼科疾患での適応はありません．この医療計画は，眼科疾患である黄斑血腫に対してモンテプラーゼを眼内に投与し，速やかに黄斑下血腫を黄斑から移動させ，視力回復をめざすことを目的としています．

（中略）

3　医療計画方法・医療計画協力事項
医療計画方法：黄斑下血腫に対して，モンテプラーゼ（商品名クリアクター）を眼内に注射します．
医療計画協力事項：モンテプラーゼ（商品名クリアクター）は溶解し薬剤部にて分注凍結したものを使用直前に解凍して使用します．

(1) 気体血腫移動術では，モンテプラーゼ溶解液0.1cc硝子体注射施行した後，ガス（空気またはSF$_6$ガス）を0.3～0.4cc硝子体注入し，腹臥位体勢を維持し血腫の移動を促します．
(2) 硝子体手術併用血腫移動術では硝子体手術前に硝子体中にモンテプラーゼ溶解液0.1cc注入し，硝子体手術により液体空気置換（空気またはSF$_6$ガス）を施行し，術後，座位または腹臥位体勢を維持し血腫の移動を促します．

図4　tPA適用外使用に関するサンプル文書

けたのち，一定時間経過後に余剰分を洗浄する．
　BBGの使用は一般的に安全とされているが，極端に高濃度のBBGや長時間の曝露は，網膜組織へのダメージを引き起こす可能性があるので注意が必要であり，適切な濃度と曝露時間の管理が重要である．

IV　組織プラスミノーゲンアクチベーター

　tPAはフィブリン特異的なプラスミノーゲンアクチベーターであり，そのおもな作用機序はプラスミノーゲンをプラスミンに変換することで，フィブリン塊を溶解

■tPA は網膜下出血や硝子体内の血栓や線維素を溶解するために使用する．

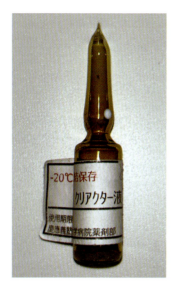

図5　慶應義塾大学病院で使用しているtPAバイアル

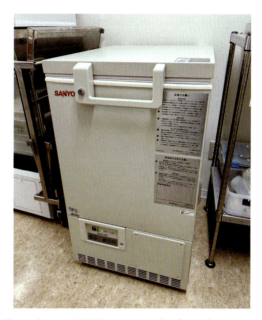

図6　バイアルを保管している−80℃ディープフリーザー

することである．血栓溶解剤として急性心筋梗塞における冠動脈血栓の溶解等の治療の使用される薬剤であり，この作用を利用して網膜硝子体手術補助薬剤としては，網膜下出血や硝子体内の血栓や線維素を溶解するために使用し，適用外使用となる．慶應義塾大学病院（以下，当院）では静注用クリアクター（モンテプラーゼ）を適用外使用申請して使用している（図4）が，現在使用できるtPAは複数あり，施設により使用する薬剤は異なる．

tPAは添付文書指定の容量の滅菌生理食塩水で溶解する．溶解後は速やかに使用する必要があるが，当院ではバイアルに分注し（図5），−80℃のディープフリーザー（図6）で冷凍保存し，使用直前に融解して使用している．融解したバイアルの再凍結は避ける．

硝子体手術併用血腫移動術では硝子体手術前もしくは手術中に硝子体中にtPA溶解液（80,000 IU/ml）を8,000 IU/0.1 ml注入し，硝子体手術により部分液空気置換〔空気またはSF$_6$ガス（六フッ化硫黄ガス）〕を施行し，術後1時間仰臥位もしくは座位後，腹臥位体勢を維持し血腫の移動を促す．また，網膜下に直接tPAを注入する方法も有効であると報告されている[6]．

tPAの眼内使用に関連するおもな有害事象には以下のものがある．

・眼内出血：tPAの線溶作用による二次的な出血のリスク．
・網膜毒性：高濃度のtPAが網膜に対して毒性を示す可能性．

全身合併症に関しては，微量を眼内局所に投与するケースでは報告はないが，本来の適応である心筋梗塞や肺塞栓症での静脈注射では重篤な脳出血，消化管出血などの副作用が報告されており，全身既往で出血のリスクがある患者では，tPAの使用を慎重に検討する必要がある．

V　ベバシズマブ

ベバシズマブ（bevacizumab：アバスチン）は抗VEGF抗体であり，VEGFの活性を抑制することで新

■ ベバシズマブは硝子体手術の術前投与により出血リスク軽減や新生血管退縮効果が期待される．

生血管の成長を抑制し，黄斑浮腫や血管透過性の亢進を軽減する．硝子体手術では，術前投与により出血リスク軽減や新生血管退縮効果が期待される[7]．抗癌剤として承認された薬剤であり，かつては適用外使用で眼科治療に頻用されていたが，現在は眼科専用の抗 VEGF 抗体が製品化されており，眼科治療の際には原則それらを使用すべきである．しかし，諸々の理由（治療適用外疾患，患者の経済的負担，包括医療に伴う入院時の治療など）からやむをえず使用する場合もあるため，本稿に含めることとした．

使用に際してはアバスチンを無菌条件下で分注したうえで冷蔵保存もしくは冷凍保存が必要である．使用の際は 1 回 1.25 mg/0.05 ml の硝子体内注射が標準的であり，術前 1～7 日前に投与する．無作為化臨床試験で増殖糖尿病網膜症関連合併症の治療において，経毛様体扁平部硝子体切除の 5～10 日前にベバシズマブを投与した場合，1～3 日前に投与した場合と比較して，6 カ月後の術後経過が良好であることが示されているが[8]，術前 7 日前の投与で網膜剝離や網膜線維化の悪化がみられたという報告もあり[7]，個々の患者に応じて投与時期は検討する必要がある．

ベバシズマブの有害事象としては出血，血栓症の副作用が報告されているため，抗凝固薬を投与中，あるいは血栓塞栓症の既往のある患者では慎重に投与する．

【文　献】

1) Sakamoto T, Miyazaki M, Hisatomi T et al : Triamcinolone-assisted pars plana vitrectomy improves the surgical procedures and decreases the postoperative blood-ocular barrier breakdown. *Graefes Arch Clin Exp Ophthalmol* **240** : 423-429, 2002
2) Kadonosono K, Itoh N, Uchio E et al : Staining of internal limiting membrane in macular hole surgery. *Arch Ophthalmol* **118** : 1116-1118, 2000
3) Enaida H, Hisatomi T, Hata Y et al : Brilliant blue G selectively stains the internal limiting membrane/brilliant blue G-assisted membrane peeling. *Retina* **26** : 631-636, 2006
4) Kwok AK, Lai TYY, Yew DTW et al : Internal limiting membrane staining with various concentrations of indocyanine green dye under air in macular surgeries. *Am J Ophthalmol* **136** : 223-230, 2003
5) Stanescu-Segall D, Jackson TL : Vital staining with indocyanine green : a review of the clinical and experimental studies relating to safety. *Eye* (Lond) **23** : 504-518, 2009
6) Inoue M, Shiraga F, Shirakata Y et al : Subretinal injection of recombinant tissue plasminogen activator for submacular hemorrhage associated with ruptured retinal arterial macroaneurysm. *Graefes Arch Clin Exp Ophthalmol* **253** : 1663-1669, 2015
7) Ishikawa K, Honda S, Tsukahara Y et al : Preferable use of intravitreal bevacizumab as a pretreatment of vitrectomy for severe proliferative diabetic retinopathy. *Eye* (Lond) **23** : 108-111, 2009
8) Castillo J, Aleman I, Rush SW et al : Preoperative bevacizumab administration in proliferative diabetic retinopathy patients undergoing vitrectomy : a randomized and controlled trial comparing interval variation. *Am J Ophthalmol* **183** : 1-10, 2017

論　点

　眼科診療において，視機能評価のための医療機器は不可欠である．しかし，従来の検査機器は大型で高価であり，在宅医療，離島・へき地医療，救急医療の現場では十分な診療が困難であった．近年，携帯型眼科デジタルデバイスの発展により，さまざまな現場での眼科診療が可能になってきている．

　視力検査では，スマートフォンを活用した視力測定アプリ（例：AImirun）やポータブル電子視力表が登場し，簡便に視力を測定できるようになった．また，携帯型オートレフラクトメーターやフォトスクリーナーにより，乳幼児や寝たきり患者の屈折異常スクリーニングが容易になった．緑内障管理において眼圧測定は重要であるが，従来の機器は据え置き型であり，遠隔診療には適していなかった．携帯型眼圧計により，患者が自宅で測定したデータを医師と共有し，遠隔での管理が可能となった．ポータブル細隙灯顕微鏡は，在宅医療や訪問診療において前眼部の評価を可能にする．とくにスマートフォンと連携したデバイスは，クラウドを通じた専門医との情報共有が容易であり，遠隔診療にも活用できる．眼底検査は，網膜疾患や視神経疾患の診断に不可欠である．従来の眼底カメラは高価で大型であったが，最近ではスマホ対応型眼底カメラが登場し，より簡便に眼底撮影が可能となった．人工知能（AI）を活用した診断技術が発展し，画像解析によって白内障，ドライアイ，前房深度計測などの診断支援を行うプログラムが実用化されつつある．

　小型で簡便に使用が可能な携帯型眼科デジタルデバイスを活用した視力・眼底・前眼部検査の普及，AIによる診断補助技術の発展，遠隔診療との連携により，眼科診療のアクセシビリティが向上し，より多くの患者が適切な診療を受けることが可能になる．これらのデバイスは，在宅医療，離島・へき地医療，救急医療の現場で眼科医の診療を支援するだけでなく，遠隔診療や自己管理ツールとしても有用である．

　本特集では，携帯型眼科デジタルデバイスの各分野における最新技術と応用について，最新のエビデンスを用いて詳述する．以下に各論文の要点をまとめた．

視力検査・屈折検査・斜視検査

　視力検査や屈折検査は，眼科診療の基本であり，適切な診断と視力矯正のために不可欠である．従来はLandolt環視力表やオートレフラクトメーターが使用されてきたが，近年では携帯型の視力検査デバイスやスマートフォンアプリが登場し，視力測定の簡便化が進んでいる．

　携帯型レフラクトメーター：手持ち型のレフラクトメーターは，小児や高齢者，寝たきりの患者の屈折測定に適しており，フォトスクリーナーを用いたスクリーニングも可能である．

　スマートフォン視力測定アプリ：AIを活用した視力測定アプリ（例：AImirun）では，視力測定

の結果を自動記録し，長期的な視力変化をモニタリングできる．

　斜視検査デバイス：COメジャーのような多機能デバイスは，遮眼子やBagolini線条ガラスを一体化し，簡便に斜視の診断が可能である．

　これらの技術により，視機能スクリーニングの効率化と，遠隔地でも精度の高い診断が可能となっている．

眼圧検査

　眼圧検査は，緑内障診断および管理においてもっとも重要な検査の一つである．しかし，従来の眼圧計（Goldmann圧平眼圧計やノンコンタクトトノメーター）は大型で持ち運びが困難であり，緑内障患者の自己管理には不向きであった．

　ポータブル眼圧計（iCare HOME, Tono-Pen AVIA）：患者が自宅で自己測定できる眼圧計が開発されており，遠隔診療と組み合わせることで眼圧変動のモニタリングが可能となる．

　経眼瞼眼圧計（TapEye）：まぶた越しに眼圧を測定する技術が開発され，角膜への影響を最小限に抑えながら眼圧測定が可能である．

　コンタクトレンズ型眼圧センサー（Triggerfish）：24時間の眼圧変動を連続測定し，緑内障のリスク管理を行う新技術が登場している．

　これらのデバイスは，緑内障患者の治療管理に大きく貢献し，適切な眼圧コントロールを実現する．

細隙灯顕微鏡検査

　細隙灯顕微鏡は，前眼部の診察において不可欠な検査機器であるが，従来の据え置き型機器は大型で持ち運びが困難であった．しかし，ポータブル型細隙灯顕微鏡の登場により，在宅診療や遠隔診療が容易になっている．

　手持ち細隙灯顕微鏡（SL-19, XL-1, Keeler Portable Slit Lamp）：従来の診察手法と同様の検査が可能であり，訪問診療や救急医療の現場で活躍している．

　スマートフォン装着型（Smart Eye Camera, visoClip）：スマートフォンと連携し，前眼部を高解像度で撮影・記録し，遠隔診療に活用できる．

　AI診断支援：涙液層破壊時間（BUT）の測定や，核性白内障の診断をAIがサポートする技術が開発されている．

　これらの技術の進化により，眼科診療のハードルが下がり，非眼科医でも適切な前眼部診察を行う

ことが可能となった．

眼底検査

眼底検査は，網膜疾患や視神経疾患の診断に不可欠であるが，従来の眼底カメラは大型で高価なものが多かった．スマートフォンと連携する眼底カメラの登場により，遠隔診療やスクリーニングがより簡便に行えるようになった．

手持ち型眼底カメラ（FOP NM-10, Eyer, Aurora）：AIを活用した診断補助機能を備え，非眼科医でも使用しやすい．

スマートフォン装着型（Smart Eye Camera）：コンパクトでありながら，高精度な眼底画像を撮影可能．

AI解析との統合：糖尿病網膜症や緑内障スクリーニングにAIを活用し，診断精度の向上が期待されている．

遠隔診療と人工知能

遠隔診療の普及により，専門医がいない地域でも適切な眼科診療を受けることが可能となっている．

ポータブルデバイスを活用した遠隔診療：Smart Eye Cameraやポータブル眼底カメラを用いた遠隔診療が普及している．

人工知能（AI）による診断支援：AIを活用した網膜疾患スクリーニングや白内障診断が実用化されつつある．

離島医療や在宅医療の現場で専門医の診断を受けることが可能になっている．

眼科におけるデジタルデバイス

眼科デジタルデバイスの発展により，これまで眼科専門医の診療が必要だった領域でも，プライマリ・ケア医や視能訓練士，看護師が適切なスクリーニングを実施できる環境が整いつつある．今後は
・スマートフォンを活用した視力・眼底・前眼部検査の普及
・AIによる自動診断技術の進化
・遠隔診療とデジタルデバイスの連携
が進むものと思われる．これらにより，眼科診療の効率化と診療アクセスの向上が期待される．

● VIEW POINT ●

まとめ

携帯型眼科デジタルデバイスの進歩により，眼科診療のアクセスが大幅に向上し，プライマリ・ケアの現場でも高精度な診断が可能になっている．
・視力・屈折検査：スマートフォン視力測定アプリやポータブルレフラクトメーターが登場．
・眼圧測定：家庭用眼圧計や経眼瞼眼圧計の普及が進む．
・前眼部検査：ポータブル細隙灯顕微鏡が遠隔診療に活用されている．
・眼底検査：スマートフォン型眼底カメラがスクリーニングに活躍．
・AI診断支援：遠隔診療と組み合わせることで，診断精度の向上が期待される．

今後，さらなる技術革新により，眼科診療のデジタルトランスフォーメーション（DX）が加速し，医療の質が向上するとともに，患者の負担軽減にも寄与することが期待される．

慶應義塾大学眼科　小 橋 英 長
慶應義塾大学眼科　清 水 映 輔
日本大学眼科　林　　孝 彦

視力検査・屈折検査・斜視検査

佐々木　翔[*]

　視力・屈折・眼位検査は，従来の眼科診療のみならず，在宅医療や遠隔診療においてもきわめて重要な役割を果たす．近年の技術革新により，携帯可能なデジタル・アナログデバイスが登場し，検査の利便性が向上している．視力検査においては，旧来から使用されている持ち運び可能な紙視標などのアナログデバイスが広く活用されている．屈折検査では，手持ち型レフラクトメータやフォトスクリーナーにより，乳幼児や寝たきりの患者の測定が容易となり，とくに弱視の検出に大きく貢献している．また，斜視検査に関しては，複数の機能を一体化した携帯型デバイス「COメジャー」が開発され，とくに成人の複視を伴う眼位異常の診断への活用が期待されている．今後，AI技術との連携やウェアラブルデバイスへのさらなる応用が期待されるが，視力・屈折・眼位検査の領域においては，デジタル・アナログデバイスの適切な使い分けが診療の効率化と精度向上の鍵となると思われる．

はじめに

　視力・屈折・眼位検査は，従来型の眼科診療はもちろん，近年注目の高まっている在宅医療や遠隔医療においても視機能評価の基盤となる重要な検査である．これらの検査は，正確性と効率性が求められる一方で，従来の検査機器は大型かつ高価で，専用の検査室や熟練者による操作が必要とされることが多く，患者および医療者双方に負担となるケースが少なくなかった．しかし，近年の技術革新により，これらの課題を克服する機器が次々と登場している．とくにデジタル技術の進展は眼科診療に大きな変革をもたらしており，迅速なデータ処理や解析機能の向上によって検査の精度と利便性が飛躍的に向上した．一方で，コストや操作性の観点からアナログデバイスにも一定の利点があり，デジタル・アナログの併用や適切な棲み分けが診療の正確性向上や効率化の鍵となると考えられる．

　本稿では視力・屈折・眼位検査に関連する，携帯可能なデジタル・アナログデバイスについて解説する．

I　視力検査

　視力検査はもっとも基本的な視機能評価尺度であり，眼科診療に欠かすことができない．据え置き型のリモコン式視力表を使用している施設が多いが，携行が可能な紙製の視力表や，字ひとつ視標などを用いることで同様の評価を行うことが可能である（図1a）．通常，遠見視力は5mの距離で測定するが，遠隔診療や訪問医療の場面ではこの距離を確保することがむずかしい場合もある．そのような場合は，検査距離を変更し，視力値の換算を行うことで適切な評価が可能となる．たとえば5m用の視標を異なる距離で使用する際の視力換算は，視力値×（検査距離/5m）の計算で求めることができる．ただし，距離に応じた調節の介入が起こる可能性があるため，その影響を考慮する必要がある．また，Landolt環を理解することがむずかしい乳幼児や認知機能の低下した患者に対しては，絵視標やドットカードなど（図1b, c）を用いることが有効である．

　これらの視標は，小型かつ軽量であり，容易に携帯できるため，現場の状況に応じた柔軟な視力検査が可能となる．

II　屈折検査

　屈折検査も，視力検査と並び眼科診療では欠かすことのできない基本的な検査の一つである．屈折を調べる手段として，据え置き型のレフラクトメータや検影法などが代表的であるが，前者は持ち運びが困難であり，後者は精度の高い検査を実施するためには習熟を要するとい

---

[*]Kakeru Sasaki：帝京大学医療技術学部視能矯正学科
　〔別刷請求先〕　佐々木　翔：〒173-8605　東京都板橋区加賀2-11-1　帝京大学医療技術学部視能矯正学科

■ 手持ち型レフラクトメーターやフォトスクリーナーは，乳幼児や車いすの患者などに有用である．

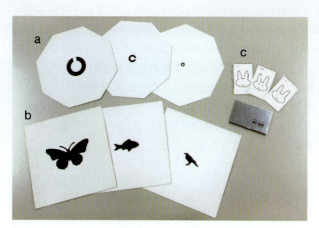

図1　携行可能な視力検査器具の例
a：字ひとつ視標（Landolt環）．b：絵視標．c：ドットカード．目的や対象の年齢などに応じて適切な道具を選択する．

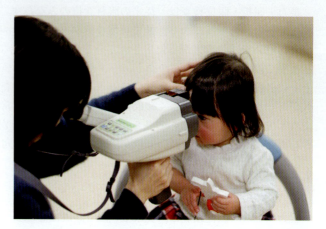

図2　手持ち型レフラクトメータ（RIGHTON，Retinomax K-plus3）による検査風景

う問題点がある．これらの課題を補完する携帯型のデバイスとして，手持ち型のレフラクトメータやフォトスクリーナーなどがあげられる．

1. 手持ち型レフラクトメータ

検者が装置を保持し，被検者の眼前にかざして測定する（図2）．場所，体位を問わずに測定が可能であるため，据え置き型のレフラクトメータに顔を乗せることが困難な乳幼児，車いすや寝たきりの患者の測定にも適する．

2. フォトスクリーナー

フォトスクリーナーは，近赤外光を照射し，眼底からの反射光を解析することで屈折度を求める機器である．両眼を開いたまま適切な距離を保って測定できるため，自覚的屈折検査や据え置き型のレフラクトメータによる測定が困難な乳幼児や発達障害児の検査にとくに有用である．

以下，代表的な装置であるWelch Allyn社のスポットビジョンスクリーナー（Spot Vision Screener：SVS）について述べる．

SVSは，日本では2015年に導入された携帯型フォトスクリーナーである．屈折異常（近視，遠視，乱視，不同視），眼位異常（斜視の有無と角度），瞳孔不同（瞳孔径の左右差），瞳孔間距離のデータをまとめて取得可能である．簡便な操作かつ短時間で非侵襲的に両眼を測定できるため，乳幼児の視覚スクリーニングにおいてとくに有用である．また，成人患者においても有用であり，とくに顎台を使用できない患者や遠隔医療，訪問医療の場面での視機能スクリーニングに活用されている．

a. 測定方法

患者の年齢を選択し，SVSを被検者の視線の高さにあわせて保持して測定を開始する（図3）．測定距離（約1m）を調整するために「近すぎる」「遠すぎる」などのメッセージが画面に表示されるのでそれに従う．適切な検査距離が確保され，瞳孔が認識されると約1秒間で測定が完了する．

b. 結果の見方

測定が完了すると実測値が画面に表示される．それに加え，屈折・眼位の値が異常値を示した場合は，精密検査を推奨するメッセージが表示される（図4）．異常の基準値は，米国小児眼科斜視学会の定めた弱視リスクファクター基準[1]に基づき，年齢別に設定されている．

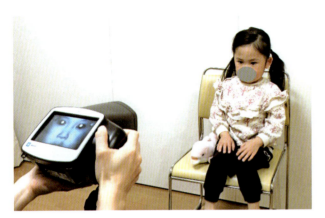

図3 Spot Vision Screener (SVS) による検査風景（Welch Allyn 社）
約1mの検査距離を保つことで全自動で測定が実施される．

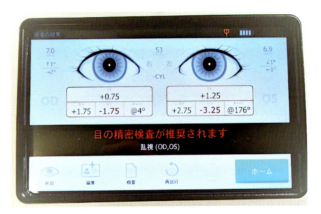

図4 SVSの測定結果の1例
測定が完了すると，各実測値が即時表示される．基準値の精密検査を促すメッセージが表示される．

c. 利　点

①携行性の高さ

本体は充電式で，大型の1眼レフカメラ程度のサイズである．持ち運び用の収納ケースも付属し，病院外にも容易に持ち出すことが可能であり，検診や訪問診療などの場面で有用である．

②測定の容易さ

被検者が顔を顎台などに乗せる必要がなく，比較的自由な体勢で検査を実施することができる．また，患者と約1mの距離を保って検査ができるため，小児に恐怖感を与えづらく，通常のレフラクトメータや手持ち型レフラクトメータに比べて患児の抵抗感が少ない．測定時に提示される視標は花火のように輝いており，鳥のさえずりのような音が鳴らせるため，小児の関心を引きやすい工夫もなされている．

③スクリーニングとしての有用性の高さ

瞳孔径が確保されていれば多くの症例で測定が可能であり，屈折異常，不同視，斜視など，機能弱視のリスクファクターに対して高い検出力を有している．

とくに屈折に関しては，1mの距離で測定を行うため現存の機器より調節の介入が少なく，遠視の検出に有利である．また，特徴の一つとして陰性反応的中率が非常に高い[2,3]ことがあげられており，SVSで基準範囲内であれば，小児の弱視の発症リスクは低いといえる．

d. 欠　点

SVSでは瞳孔の影響を受けやすく，20歳未満では4.0 mm，20歳以上では3.0 mm以上の瞳孔径が確保されていないと測定ができない．そのため，半暗室～暗室での測定が望ましい．また，屈折異常の測定上限が球面度数は±7.50 D，円柱度数は±3.00 Dとやや狭い．精度に関しても，屈折値が±3.50 Dの範囲では±0.50 D，±1.00 Dとなるため，結果の解釈には注意を要する．

III　斜視検査

小児の斜視は視機能の発達の妨げとなり弱視を引き起こす可能性がある．とくに乳幼児期の斜視は両眼視機能の発達にもかかわるため，早期発見と適切な治療が求められる．また，成人の斜視では複視が大きな問題となる．複視の原因は，sagging eye syndrome (SES) や代償不全型上斜筋麻痺が多数を占める[4,5]が，外見上眼位ずれが目立たないことがあるため，他覚的に発見するのがむずしいケースが散見される．また，患者自身が斜視

■ SVS は短時間で，比較的高精度に弱視の発症リスクのスクリーニングが可能である．

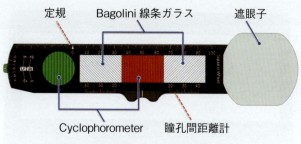

図5　CO メジャー（スクエアウィール）
CO メジャーは，瞳孔間距離計，遮眼子，Bagolini 線条ガラス，Cyclophorometer の機能を有する眼科検査用の万能定規で，道具を持ち替えることなく複数の検査が実施可能である．

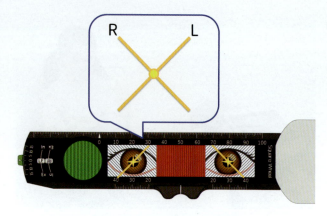

図6　Bagolini 線条ガラス試験
1眼には135°方向の線条が，他眼には45°方向の線条が観察される．見える点光源の数，交わる場所を聞き取ることで，複視の有無やその種類を判定する．

による不快な見え方を「複視である」とうまく訴えられず，発見に至らないケースも多く存在する．訪問・遠隔医療においても斜視検査を通じてこれらの見逃しを防ぎ，治療とつなげることが重要である．

しかし，斜視検査は従来，扱いに習熟が必要な専用の機械を複数使用することが多く，検者・患者双方に負担がかかることが難点であった．近年，斜視検査に必要な小道具をひとつにまとめた携帯型の機器が発表されたためこれを紹介する．

1. CO メジャー

CO メジャー（スクエアウィール）は，遮眼子，Bagolini 線条ガラス，Cyclophorometer，瞳孔間距離計の機能を一体化した眼科検査用の多機能定規である（**図5**）．サイズは211×50×3 mm，重さは16 g で，診療着のポケットに収まる小型のツールながら複視の確認に必要な複数の機能を搭載している．

おもな機能として，
・眼位検査
・複視，網膜対応検査
・回旋偏位検査
・瞳孔間距離測定
などが実施可能である．

CO メジャーの利点は，据え置き型の大型な器械や機器の持ち替えを必要とせず，複数の検査を短時間で簡便に行える点である．通常は，遮眼子での cover test，Bagolini 線条ガラスによる複視・両眼視状態の確認，Cyclophorometer による回旋偏位の評価の順で検査を行うが，目的に合わせて順番の前後や項目の省略をしても問題はない．

a. 遮眼子

遮眼子部分を使用し，被検者の片眼を遮閉することで顕性斜視の有無を判定することが可能である（cover test）．一眼を遮閉した際に，他眼に動きがみられるかを判定する．プリズムバーを併用し prism cover test を実施することで，水平・上下偏位の定量も実施できる．完全遮閉が可能な黒の遮眼子と，遮閉下の眼位観察が可能な半透明の遮眼子の2種類がある．

b. Bagolini 線条ガラス

Bagolini 線条ガラス試験は，複視の有無や網膜対応の状態を確認するための方法である．CO メジャーの Bagolini 線条ガラス部分を被検者の眼前にかざし，ペンライトなどの点光源を固視させる（**図6**）．1眼には135°方向の線条が，他眼には45°方向の線条が観察されるので点

■ COメジャーは，遮眼子やBagolini線条ガラス，Cyclophorometer，瞳孔間距離計の機能をもつ多機能定規である．

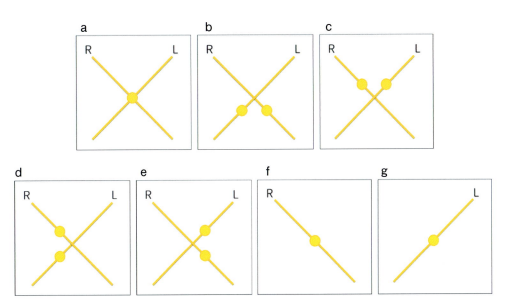

図7　Bagolini線条ガラス試験の結果
右眼に135°，左眼に45°方向の線条を自覚するように保持した場合の結果．**a**：複視なし（正位）．**b**：同側性複視（内斜視）．**c**：交差性複視（外斜視）．**d**：R/Lの複視（左上斜視）．**e**：L/Rの複視（右上斜視）．**f**：左眼抑制．**g**：右眼抑制．
※（　）内は，網膜対応が正常であった場合の眼位．

光源がいくつ見えるか，線条とどのような位置関係に見えるかを尋ねる．複視がなければ点光源は1つに見え，線条は点光源の位置で交差する．複視がある場合は点光源が二つに見え，線条が交わる位置により複視の種類がわかる（**図7**）．Bagolini線条ガラスを使用することにより，日常視では複視を表現できない患者においても，複視の有無とその種類を判定することができる場合がある．

c．Cyclophorometer

Cyclophorometerは，赤色のBagolini線条レンズと緑色のMaddox杆がいずれも垂直方向に配置された回旋偏位測定用の装置で，オリジナル版は南旺光学から発売されている[6]．COメジャーには，その簡易版を搭載している（**図8**）．測定の際は赤色のBagolini線条レンズ側が固視眼，緑色のMaddox杆側が測定眼の前にくるように患者の前額面に平行に保持し，点光源を固視させる．装置を通して点光源を観察すると，固視眼では中

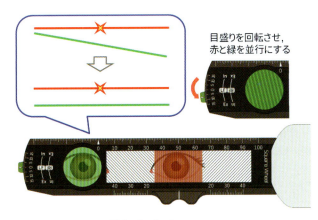

図8　Cyclophorometer
赤と緑の光学部を通して点光源を提示すると，2本の線条を知覚する．赤と緑の線条が互いに平行か否かで回旋偏位の有無を確認する．平行に見えない場合は緑のMaddox杆を回転させ，平行に見えるために要した角度を回旋偏位として定量する．

■ Bagollini 線条ガラス部分で，複視や網膜対応の確認ができる．
■ Cyclophorometer で回旋を1°刻みで定量することができる．
■ アナログデバイスとデジタルデバイスの利点を活かし合う形で，眼科診療を行うことが望ましい．

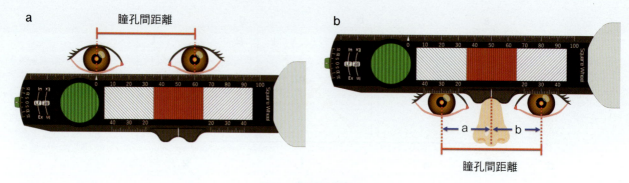

図9 瞳孔間距離検査
2種類の方法で瞳孔間距離の測定が可能である．a：定規部分を使用した瞳孔間距離検査．b：瞳孔間距離計部分を使用した瞳孔間距離検査．

央の点光源から伸びる赤い線条光が，測定眼では緑の線条光が観察される．「線条光が何本見えるか」「2本見える場合，線条光同士は平行であるか否か」について尋ねる．線条光が2本見え，互いに平行である場合は回旋偏位はない．線条光が2本見え，互いに平行でない場合は回旋偏位がある．この場合，線条光が互いに平行になるまで目盛りを回転させていき，平行になったときに針が示す目盛りを回旋偏位として定量する．目盛りが上方に振れている場合は内方回旋偏位，下方に振れている場合は外方回旋偏位である．

Cyclophorometer の利点は，簡便でありながら1°単位の正確な回旋偏位の測定が可能である点である．従来の方法では専用の機器や熟練した技術が必要であったが，CO メジャーを用いることで誰でも簡単に測定を行うことができる．

d．瞳孔間距離計

眼鏡処方などに必要な瞳孔間距離の測定を，2種類の方法で行うことができる（図9）．

おわりに

携帯型眼科デジタルデバイスの進化により，従来の検査機器に比べて低コストで迅速な検査が可能になりつつある．とくに，遠隔診療や地域医療への応用により，より多くの患者が精密な視機能評価を受けることができる．今後はAI技術と組み合わせた診断支援や，ウェアラブルデバイスとの連携により，さらなる発展につながることが予想される．

デジタル化，DX化が促進される一方で，アナログデバイスの活用と発展を図ることも忘れてはならない．デジタル技術とアナログ技術がともに発展し，互いの利点を活かし合う形で活用されることが，眼科診療の効率化と患者満足度の向上に寄与すると考える．

【文献】

1) Donahue SP, Arthur B, Neely DE et al：Guidelines for automated preschool vision screening：a 10-year, evidence-based update. *J AAPOS* **17**：4-8, 2013
2) 林 思音：小児屈折スクリーニングにおける Spot Vision Screener の有用性．眼臨紀 **10**：399-404, 2017
3) Garry GA, Donahue SP：Validation of Spot screening device for amblyopia risk factors. *J AAPOS* **18**：476-480, 2014
4) Goseki T：Sagging eye syndrome. *Jpn J Ophthalmol* **65**：448-453, 2021
5) Kawai M, Goseki T, Ishikawa H et al：Causes, background, and characteristics of binocular diplopia in the elderly. *Jpn J Ophthalmol* **62**：659-666, 2018
6) 佐々木 翔，林 孝雄，臼井千惠：新しい回旋偏位測定装置「Cyclophorometer」の臨床使用．眼臨紀 **8**：343-346, 2015

特集●携帯型眼科デジタルデバイスの進歩

眼圧検査

小橋英長*

　緑内障はわが国の失明原因の第一位であり，治療効果を判定する基準となる眼圧は医療機関でしか計測できないペインがある．緑内障治療の原則は眼圧下降であるため，眼圧を正確に測定することが治療を選択するうえで最重要である．昨今は家庭用の眼圧計も登場しており，患者が能動的に自らの眼圧を計測できるようになっている．医療データのデジタル化，遠隔診療の普及が眼圧検査にも当てはまり，将来的に緑内障患者がアクセスしやすく，使いやすい機器が期待される．本稿では眼圧計のトレンドと未来について述べる．

はじめに

　緑内障はわが国における失明原因の上位を占める．眼圧を降下させることが緑内障の唯一の治療とされており，薬物療法や手術が施されるが，眼圧には個体差，日内変動などがあり，適切なタイミングでの治療介入がむずかしい．医療者のみならず，患者も自らの眼圧をリアルタイムで把握したいというニーズがある．今日の眼科診療では，常に眼圧を計測できるわけではない．患者が家庭や仕事場でも眼圧計測を簡便に安全にできれば，1）治療効果が評価しやすくなり服薬アドヒアランスが向上する．すなわち行動変容が期待できる．2）緑内障のさらなる病態解明に寄与する．3）眼科診療の混雑が緩和する．4）複数の点眼薬を減らして患者負担を軽減したり医療費を最適化できる，という効果が期待できる．昨今のオンライン診療・遠隔健康医療相談の規制緩和に伴い，患者は医療機関を訪れなくても問診・検査・診察・治療が可能になってきている．本稿では遠隔（在宅）医療の現場で，緑内障患者向けに眼圧や視野をモニタリングできるデバイスを概説し，将来的な展望について筆者の見解も述べる．

I　既存の眼圧計

　眼科臨床では「眼圧が点眼薬でコントロールできているにもかかわらず，緑内障が悪化してしまうのはなぜだろう」という疑問や「日常生活のリアルな眼圧のデータがほしい」というニーズを耳にする．本来，緑内障の有無にかかわらず眼圧は日内変動するものであり，その眼圧変動が大きいほど緑内障は進行しやすい[1]．しかし，緑内障患者は数カ月に一度の眼科受診で眼圧を計測するだけなので，1日の日内変動や毎日の変化を知ることができない．さらに緑内障患者の多くは，毎日点眼薬投与により治療を継続しているにもかかわらず，点眼薬投与前後に眼圧が降下しているかどうか，知ることができない．効果を実感できないため，点眼を中止し，症状を進行させてしまう患者もいる．緑内障専門医は，眼圧の真値とされるGoldmann圧平式眼圧計（Goldmann applanation tonometer：GAT）を用いて眼圧を計測して治療方法を決定するのが一般的である．しかし，眼圧が許容範囲内であるにもかかわらず，視野障害の進行を伴う場合は，眼圧の変化量が影響している可能性がある．眼圧の変化量が大きいことが，治療方針を決定することが最近報告された[2]．つまり，診療時間外でも眼圧をモニタリングすることで治療および受診の最適化につなげることが期待できる．

　現在，臨床現場で多く使用されている眼圧計は，GATとノンコンタクトトノメーター（non-contact tonometer：NCT）である．それぞれの特徴を図1に示す．これまで両機種の測定精度や角膜厚による測定値への影響は既報でたくさん述べられてきたので割愛するが，GATはデジタル化という点から，NCTは携帯性と

---

*Hidenaga Kobashi：株式会社トニジ，慶應義塾大学医学部眼科学教室
〔別刷請求先〕小橋英長：himon@hotmail.co.jp　株式会社トニジ

特集●携帯型眼科デジタルデバイスの進歩

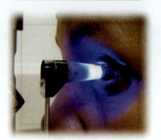
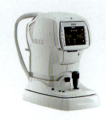
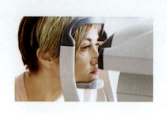

	Goldmann 圧平式眼圧計	ノンコンタクトトノメーター
特徴	圧平式（接触） 麻酔あり 眼科医のみ計測	非接触 麻酔なし 医療従事者が計測
長所	正確（真値） 緑内障診療ガイドライン	簡便 短時間
短所	怖い 技術的ハードル 据え置き型	怖い 据え置き型

図1　眼科臨床で使用される眼圧計
Goldmann 圧平式眼圧計とノンコンタクトトノメーター．

いう点から，眼圧をこまめにモニタリングするには限界がある．

2000年以降に眼圧計の手持ち型・携帯型が登場した．**図2**に眼圧計の変遷を示す．手持ち型・携帯型眼圧計として，TonoCare（keelers社製），Tono-Pen AVIA（Reichert社製），Diaton Tonometer（DevelopAll社製），アイケア IC200（iCare社製）などがある．理想的な測定条件下では，各機種とも医療機器の認証基準を満たす測定精度を示している（JIS T 7312：1988．ISO 8612：2001）．手持ち型・携帯型眼圧計の測定原理は各社で異なるが，病院の外（off site）で計測可能であるため，在宅医療の場面で活躍する．顎台に乗らない患者，座位を保持できない症例にも適する．わが国では未認証のDiaton Tonometer は，眼瞼辺縁にプローブを押圧して計測する経眼瞼眼圧計である．GAT との互換性が劣ることが報告されているが[3]，角結膜に触れずに測定できることが特徴である．

2010年以降は，iCare HOME（iCare社製）が登場したことで，患者が自己測定できるようになった．最新版のiCare HOME2 ではスマートフォン用の専用アプリケーションによって，眼圧のデータが患者だけでなく遠隔で医療者も共有できるようになった．わが国でiCare HOME2 は特定保守管理医療機器（クラス II）に該当し，購入者が医療者に限定されていたが，今後は一般患者への直販ができるように規制緩和される期待がある．iCare HOME2 が今後普及するための課題として，在宅での眼圧計による測定行為が保険収載されること，操作性を簡便にすることがあげられると筆者は考えている．

そのほかにも，シリコーンコンタクトレンズ型の眼圧をモニタリングできるTriggerfish センサーは，角膜形状の変化を5分ごとに30秒間自動計測し，電気変化（mVeq）を眼圧として評価している（**図2右下**）．眼圧

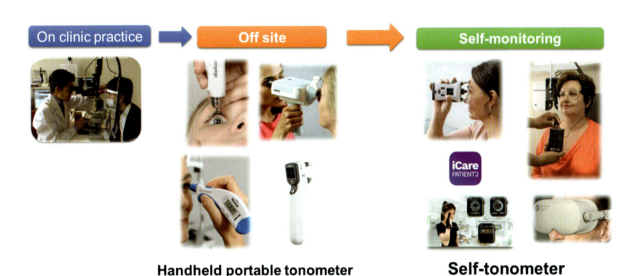

図2　眼圧計の小型化とデジタル化で自己測定に至るまで

の動的な変化をきめ細かく追えることで日内変動や体位変化による影響を評価できる．こちらはクラスⅢの機器に分類されるため，患者が能動的使用できる状況になく，多くは研究目的または限られた臨床現場で使用される．

一方で，シンガポール国立大学の研究チームから，Home Eye Pressure E-skin Sensor (HOPES) という指サック型の自己測定眼圧計が開発されている（**図2右下**）．まだ試作レベルの開発フェーズであるが，Apple watchと一体化しており，眼圧データがウェアラブル端末に蓄積される仕組みのようである．

Ⅱ　iCare HOME 眼圧計とその潜在ニーズ

米国では，COVID-19の流行した時期に緑内障患者の眼圧モニタリングをiCareHomeを介して患者の自宅で行った．その後も遠隔医療のサービスは増加しており，市場調査では緑内障患者の40％がパンデミック後も遠隔医療支援を活用したいというニーズがある[4]．眼圧を自己測定するモチベーションをどのように喚起するかは，さまざまな課題やハードルがある．日米でも緑内障患者が在宅で眼圧をモニタリングすることが普及していない理由について筆者はこのように考えている．物理的や身体的な都合により，患者が対面診療を望まない，緑内障の進行について患者自ら意識している，などである．

患者側も在宅の場面，眼圧を自己測定したいニーズがある．Mansouriらの報告では，iCareHomeを用いて在宅での眼圧を評価したところ，正常眼圧緑内障の患者の多くは，医療施設の診察時間帯よりも在宅時に眼圧が上昇する傾向があり，56％の患者で治療方針の変更を余儀なくされた[5]．眼圧を自己測定するエビデンスを証明するには，緑内障患者に遠隔による眼圧計測を介入して，病期進行の有無を比較しなければならないが，自らの眼圧の情報を複数で共有できることは，リアルな眼圧を評価できる点で医学的な意義があると思われる．何より「いつでも，どこでも（anytime, anywhere）」が昨今のトレンドにマッチしている．保険診療の範囲内で，在宅による眼圧計測をどのように運用するかは，各方面

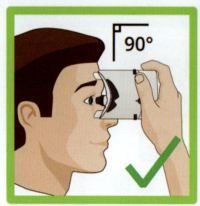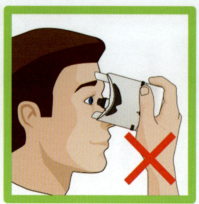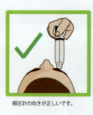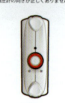

図3 iCareHome 手持眼圧計の測定方法
専用プローブを角膜面に対して垂直方向にアライメントを合わせてことに注力が必要である．機器側でアライメントが正しいか否か認識し実行する（取扱説明書より抜粋）．

との交渉が必要である．iCareHome は便利で精度の高い自己測定眼圧計であるが，測定時の課題を**図3**に記す．角膜面に対して垂直にプローブが当たるようにアライメントを調整するが，機器内部のセンサーが測定の OK または NG を判断するようになっている．

III その他の開発途上の眼圧計

筆者が開発に着手している「瞼越しの自己測定眼圧計タップアイ」について紹介する．触診のような動作で，眼瞼を通して患者が自己測定する眼圧計を考案した．実現方法は，複数 micro electro mechanical systems（MEMS）センサーと特殊プラスチックケースの組み合わせにより，変形量と反発力を連続的に取得し，これらの比を硬さ（眼圧）と定義して計算する．変形量と反発力の比を用いる点は，眼科用として普及している GAT と同じであるが，最新の MEMS センサーを用いて小型・安価に，さらに眼瞼を通して患者が自己測定できる製品を実現することにより，一人一台の眼圧計を提案する．

これまでに 3D プリンターで作製した異なる硬さのモデル眼を用いてさまざまな眼圧モデルに対して，本機器が既存眼圧計と正の相関関係を示すことを証明してきた（**図4**）[6,7]．

筆者らは，眼瞼上から計測できる自己測定眼圧計タップアイを開発中である（**図5**）．タップアイの測定精度を検討するために特定臨床研究を実施した（jRCTs 032220268）．正常者および緑内障患者 104 例 208 眼を対象とした．平均年齢は 40.3±14.9 歳である．観察期間は 1 カ月として visit 1 と visit 2 においてタップアイ（TET），NCT，GAT の順に 3 機種を用いて眼圧計測を行った．TET は被験者自らが眼瞼を押圧する仕様であるが，未承認機器であるため指導者の管理下で計測した．被験者は visit 1 と visit 2 において 3 機種の眼圧計を介して計測が可能であり，眼球および眼瞼皮膚への有害事象は認めなかった．Visit 1 における TET と NCT と GAT は，14.3±2.4，16.1±2.3，15.7±2.6 mmHg であり，TET は GAT と有意な相関を認めなかった（r＝0.06，p＝0.343）．Visit 2 は 14.6±2.0，15.6±2.4，15.6

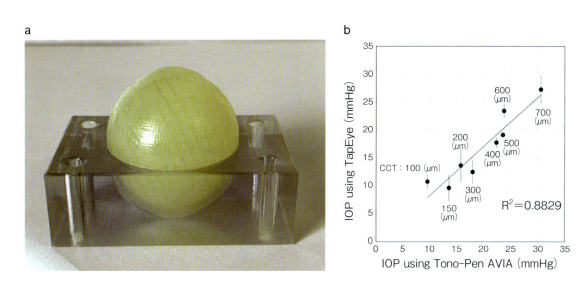

図4 モデル眼を介したタップアイ眼圧計の精度
a：3Dプリンターで作製したモデル眼．b：さまざまな眼圧のモデル眼を用いたタップアイ眼圧計とトノペン眼圧計の相関．
（文献6，7より転載）

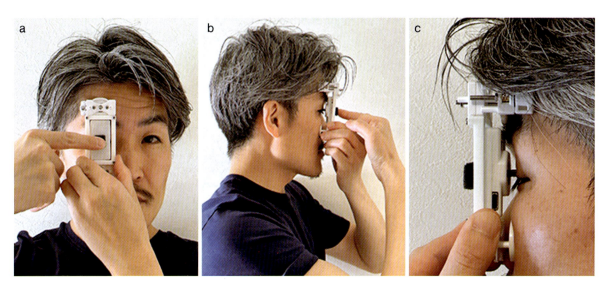

図5 指押圧による瞼越しの自己測定眼圧計（試作機2022.12月）
a：正面図．指でデバイスのボタンをタップする．b：側面図．c：先端とまぶたの拡大画像．上まぶたは閉瞼している．被験者は眼圧計の先端を角膜中心にセンタリングしながら眼瞼にあてる．瞼や顔面に固定しやすいデザインであり，測定結果は音で知らせる．
（文献7より転載）

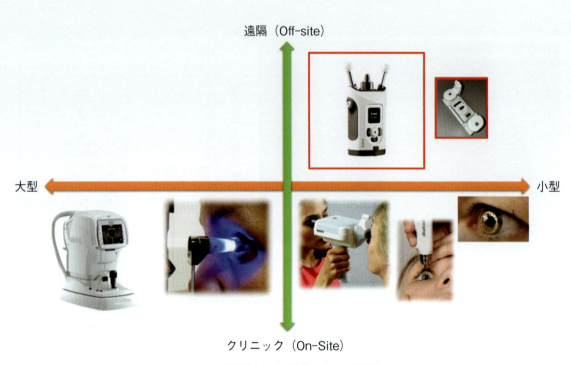

図6 通常診療と遠隔診療における眼圧計

±2.2mmHgであり，visit 1と同様にTETとGATは有意な相関を認めなかった（r=0.02，p=0.762）．しかし，visit 1におけるTETとGATの差異⊿Pは-1.3±3.4mmHgであり，⊿Pをvisit 2のTETに補正したところ，補正TETはGATと有意な相関を認めた（r=0.415，p<0.001）．タップアイによる眼圧の初期値はGATと有意な相関を認めなかったが，差異を補正すれば2回目の計測では有意に相関しており，日々の眼圧のモニタリングに有用である可能性が示唆された．現行機器では指押圧による自己測定を行ったが，位置ブレ，押しブレが想定以上に多く観察され測定精度やユーザビリティに大きく影響した．必要要件として，センサーを瞼・眼球中央に上手にセンタリングできるようにして，指押圧でなくモーターなどによる自動押圧を行うことである．TETが従来の眼圧計と同じクラスⅡ医療機器として認証されるには，JIS T 7312：1988に示す基準を満たす必要がある．具体的には，既存眼圧計との絶対精度を±5mmHg以内にする必要がある．筆者はTETのような自己測定で瞼越しの方式を採用する眼圧計は，GATの高精度と異なり，精度と簡便さがトレードオフの関係にあると考える．

Ⅳ 将来的な緑内障診療

デジタルヘルスケアという言葉が浸透してきており，緑内障患者も自らの病期や眼圧をモニタリングしたいという緑内障患者のニーズが，今後も増えてくると考える．iCareHomeのように小型で非医療機関・遠隔で計測できることにより，患者の病識が高まり，行動変容を促進すると考える．通常診療で使用する眼圧計と遠隔診療で使用する眼圧計を図6に示す．小型化，デジタル化，携帯化を実現する眼圧計が，今後はiCareHome以外に登場する可能性が高い．

眼圧を降下させることが唯一の緑内障の治療とされており，点眼薬が使用されるが，眼圧には日内変動があり，適切なタイミングでの点眼がむずかしい．常に眼圧を把握したいが，患者は頻繁に医療機関にアクセスできず，眼圧を常に把握できるわけではない．患者が自宅でも眼圧計測を簡便に安全にできれば，以下のことが期待できる．1）治療効果が評価しやすくなり服薬アドヒアランスが向上する．すなわち，行動変容が期待できる．2）緑内障のさらなる病態解明に寄与する．3）眼科の混雑が緩和する．今後は，さまざまな携帯型眼科デジタルデバイスとしての眼圧計が競合することは，患者のベネフィットに資すると期待され，緑内障による失明を回避できるエビデンスを示すことも期待される．

【文　献】

1) Krag S, Andersen HB, Sørensen T：Circadian intraocular pressure variation with beta-blockers. *Acta Ophthalmol Scand* **77**：500-503, 1999
2) Quérat L, Chen E：Impact of self-tonometry on glaucoma treatment decision. *Acta Ophthalmol* **101**：e246-e251, 2023
3) Jerrome S, Joseph S, Niranjana B et al：Agreement and reliability of transpalpebral tonometers with goldmann applanation tonometer：a systematic review and meta-analysis. *Ophthalmol Glaucoma* 2024 Epub ahead of print
4) McKinsey & Company：www.mckinsey.com/industries/healthcare-systems-and-services/our-insights/telehealth-a-quarter-trillion-dollar-post-covid-19-reality. Accessed Dec. 6. 2021
5) Mansouri K, Tanna AP, De Moraes CG et al：Review of the measurement and management of 24-hour intraocular pressure in patients with glaucoma. *Surv Ophthalmol* **65**：171-186, 2020
6) Kobashi H, Kobayashi M：3D-printed eye model：Simulation of intraocular pressure. *PLoS One* **18**：e0282911, 2023
7) Kobashi H：Evaluation of a new transpalpebral tonometer for self-measuring intraocular pressure. *PLoS One* **19**：e0302568, 2024

細隙灯顕微鏡検査

西村 裕樹*

　ポータブル細隙灯顕微鏡にはハンドヘルド型およびスマートフォン装着型が存在し，眼科診療において広く利用されている．これらのデバイスは，在宅診療や医師や医療機器が不足している地域においても活用されており，眼科診療のアクセス向上に寄与している．また，遠隔診療の普及が進んでおり，眼科疾患の早期発見および早期治療への貢献が期待されている．さらに，近年では人工知能（AI）技術の発展が著しく，とくに画像診断が主軸となる眼科領域において，その応用が急速に拡大している．これにより，診断精度の向上や診療の効率化が進み，眼科医療のさらなる発展が見込まれている．

はじめに

　細隙灯顕微鏡は，眼科臨床においてもっとも頻繁に実施される検査の一つであり，前眼部評価におけるゴールドスタンダードとされている[1,2]．眼科専門医のみならず，視能訓練士がコンタクトレンズ（contact lens：CL）やオルソケラトロジー（以下，オルソK）のフィッティング評価などに使った，多岐にわたる臨床場面で使用されている．基本的に前眼部から中間透光体の観察が可能で，スリットの幅や角度の調整，フルオレセインなどの生体染色や前置レンズ，検査用CLの併用などで観察範囲を大きく拡張できる．

　しかし，従来の細隙灯顕微鏡は，大型かつ高額で，操作が専門的であるため，おもに眼科クリニックや病院などの医療機関での使用に限定されている．また，据置型であることから，患者は診察のたびに，細隙灯顕微鏡の場所まで移動し顎台に適切に顎を乗せて検査を受ける必要がある．このような点が，離島や医療過疎地域などに居住する患者や，移動が困難な患者，医師や医療機器が不足している開発途上国にとっては大きな障壁となる[3]．また，定期的な眼科診療が必要な患者にとっても，受診の負担が大きいことが指摘されている．このような背景から，運びやすく，簡便に使用可能な細隙灯顕微鏡の開発が求められている．

　近年，日本政府が提唱する「Society 5.0」に伴い，スマートフォン（以下，スマホ）やInternet of Things（以下，IoT），人工知能（artificial intelligence：AI）などを用いた医療機器の技術革新の進展が著しく，細隙灯顕微鏡についても新たな応用が可能となっている．

　本稿ではポータブル型細隙灯顕微鏡とAI技術に着目し，それらの特性および臨床応用について概説する．

I　ポータブル型細隙灯顕微鏡

　ポータブル型細隙灯顕微鏡は，ハンドヘルド型やスマホアタッチメント型などがある．ハンドヘルド型の代表的な機種として，SL-19（興和），XL-1（レクザム社），Keeler Portable Slit Lamp（キーラー社）などがあり，世界中に広く普及している（図1）．これらの機器は，スリットの幅や角度を調整可能であり，ハンドヘルド型であるため，手に馴染みやすく，持ちやすい点が利点である．また，持ち運びもしやすくなり，在宅診療[4,5]や病棟における回診，救急外来や新生児集中治療室[6]，車椅子の患者への使用など，医療現場における柔軟性を高めている．

　一方，スマホアタッチメント型にはアダプタータイプとガジェットタイプの2種類が存在する（図2）．アダプタータイプは，据置の細隙灯顕微鏡やハンドヘルド型の細隙灯顕微鏡の接眼レンズの部分にスマホを装着して使用する．既報でも，屈折矯正手術の一つであるsmall

---

*Hiroki Nishimura：慶應義塾大学医学部眼科学教室，株式会社OUI，医療法人慶眼会横浜けいあい眼科和田町院
〔別刷請求先〕　西村裕樹：〒240-0065 神奈川県横浜市保土ケ谷区和田1-11-17 2F　医療法人慶眼会横浜けいあい眼科和田町院

■ 眼科ではポータブル型細隙灯顕微鏡が充実している.

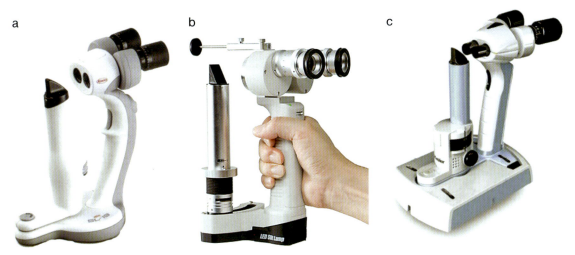

図1 ポータブル細隙灯顕微鏡（ハンドヘルド型）
a：SL-19． b：XL-1． c：Keeler Portable Slit Lamp.
（画像は各社 HP より引用）

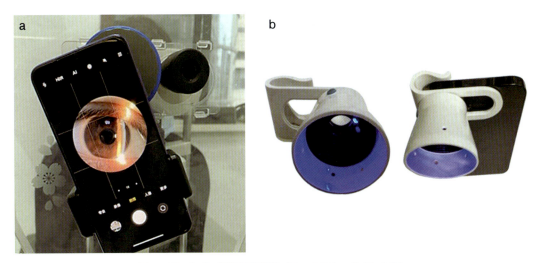

図2 ポータブル細隙灯顕微鏡（スマホアタッチメント型）
a：アダプタータイプ． b：ガジェットタイプ．
（画像は各社 HP および論文より引用）

incision lenticule dxtraction（SMILE）術後の corneal stroma ring の観察が可能であると報告されている[7]．わが国においても前置レンズを使用することで，未熟児網膜症や網膜芽細胞腫の観察が可能であり，さらにマウスの眼底観察にも応用できることが示されており，動物実験への応用の可能性が示唆されている[8]．

ガジェットタイプではスマホにアタッチメントを装着するため，機能はアタッチメントの設計にかなり依存す

■アダプタータイプとガジェットタイプが存在する.

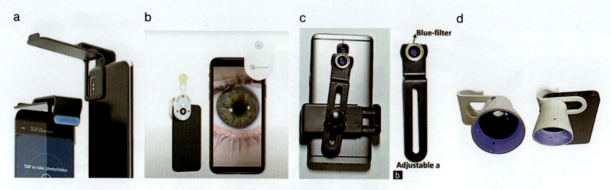

図3 ポータブル細隙灯顕微鏡（アダプタータイプ）
a：GrabiLite. b：QuikVue. c：C-BLU. d：LAS[12].
（画像は各社 HP および論文より引用）

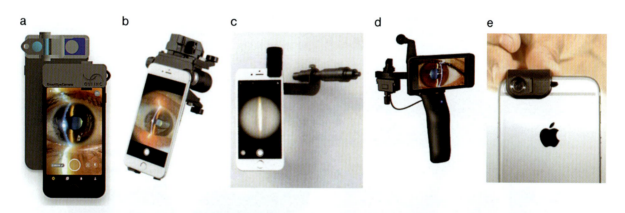

図4 ポータブル細隙灯顕微鏡（ガジェットタイプ）
a：Smart Eye Camera（SEC）. b：MS1. c：CMETORI-50V. d：PSL D20. e：visoClip.
（画像は各社 HP および論文より引用）

る. たとえば, 白色拡散光や青色拡散光を発することが可能なデバイスとして, GrabiLite[9], QuikVue[10], C-BLU[11], LAS[12] などがある（図3）. LAS を用いた先行研究では, 涙液層破壊時間（tear film break-up time：BUT）の測定における実用性を評価している. 58名のボランティアを対象に, 据置の細隙灯顕微鏡と LAS で検者間に差があるか比較を行い, 級内相関係数を用いて評価された. 結果として, 据置の細隙灯顕微鏡と LAS は同等の性能であることが示されている[12]. ここまで,

拡散光のみ出力が可能なデバイスを紹介したが, スリット光を発することが可能なデバイスも存在する. Smart Eye Camera（SEC）（OUI Inc）[3] や MS1（タカギセイコー）, METORI-50V（シード）, PSL D20（remidio 社）[13], visoClip（oDocs 社）[14] などがある（図4）. SEC については次項で詳述する. これらのデバイス群についても, 据置の細隙灯顕微鏡との精度比較や診断精度に関する研究が行われ, 実用化されている.

このようなスマホアタッチメント型は, 開発途上国や

■ Smart Eye Camera は医療従事者が使用でき，遠隔診療も可能な医療機器で，院内での応用性も効く．

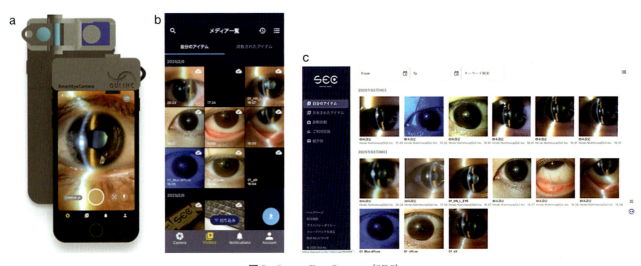

図5 Smart Eye Camera（SEC）
a：デバイス．b：アプリケーション画面．c：ブラウザ画面．

島嶼国での導入，さらに在宅診療に携わる眼科専門医以外の医師が使用する事例も増えている．

II Smart Eye Camera（Slit-lamp model）と臨床現場での使用例

Smart Eye Camera（SEC）は国内企業のOUIが開発した画像ファイリング付きのポータブル型細隙灯顕微鏡（Smart Eye Camera眼診察機器 SLM-i08/SE2/SE3）で，日本の医療機器である（図5）．SECは，プラスチックおよび各種レンズの組み合わせで構成されており，本体重量は18gと小型かつ軽量である．また，スマホのカメラと光源を使用するため外部光源もないことから，スマホと組み合わせた場合でも白衣のポケットに収納可能であり，携帯性に非常に優れている．さらに，本デバイスは3Dプリンターを用いて作製されており，CADデータを送信することで，3Dプリンターが利用可能な環境であれば世界中のどこでも製作が可能である．実際に，日本国内にとどまらず，ケニアやブータンにおいても製作実績がある．また，本デバイスに関しても，動物実験および臨床試験に基づく十分なエビデンスが蓄積されており，安全性および有用性が証明されている[15～19]．さらに，臨床試験において診断精度が検証されており，白内障やドライアイ，アレルギー性結膜炎，前房深度および隅角の推定など，既存の細隙灯顕微鏡と同等の性能を有することが示されている．また，SECは動画での撮影が可能であり，専用のアプリケーションを用いることで，遠隔での診療も可能である．

本デバイスは，携帯性および高いユーザビリティを活かし，これまでに疫学研究，在宅診療，離島における遠隔診療，および国際研究の分野で広く活用されている．とくに大規模な集団を対象とした眼疾患の有病率調査や，特定地域における眼科疾患のリスク要因解析において，ポータブルな診断機器としての利便性が評価されている．宮古島における疫学研究では，宮古島にて在宅診療に携わる非眼科医が147症例294眼の前眼部動画を集積し，遠隔にて眼科医が診断を行い，有病率を算出した．結果として，マイボーム腺機能不全や角膜混濁，白内障や翼状片が多く発見された[20]．

■前眼部のAIが発展している.

　また，在宅診療においては，眼科医のみならず，訪問診療に従事する非眼科医，視能訓練士，訪問看護師などの医療従事者による活用も報告されている．たとえば，視能訓練士による使用事例として，特別養護老人ホームに入居する患者に対し，視能訓練士がSECを用いて眼科医の遠隔診断を受けた症例が報告されている．本症例では，白内障および浅前房が認められ，さらに眼圧が正常範囲を超えていたことから，眼科受診が必要と判断された．しかし，本患者は日常生活動作（activities of daily living：ADL）が低下していたため，眼圧下降を目的とした白内障手術の施行は困難であった．そこで，レーザー治療が選択され，眼圧の下降が確認された症例である[21]．本事例は，非眼科医療従事者によるSECの活用が，眼科専門医への適切なコンサルテーションを可能にし，遠隔診療を通じて適切な治療方針の決定を支援することを示唆している．

　そして，離島における使用事例として，父島における外傷性水晶体脱臼が確認された症例が報告されている．海洋漁業船の乗組員がマグロ用の釣り針が眼にあたり，小笠原村診療所を訪れ，診療所にいる総合診療医がSECを使用し動画を撮影，本土にいる眼科医が遠隔で診断を行い，準緊急での手術が必要と判断されたケースである．本症例では0.2であった視力が手術後1.2まで回復し，現在も仕事に復帰している[22]．これにより，専門医が不在の環境においても，眼科診察の実施および適切な診療支援が可能となる．

III　Smart Eye CameraとAI

　AIの進展はめざましく，ソフトウェアを取り巻く環境は急速に変化している．医療機器分野においても，疾病の診断および治療を目的としたAI技術の開発が活発に進められている．とくに眼科領域では，角膜感染症や白内障などの前眼部疾患，緑内障や糖尿病網膜症などの後眼部疾患に対するAIを活用した医療機器の研究開発が進行しており，その臨床応用が期待されている．

　現在，Smart Eye Cameraでは，ドライアイ[23,24]，白内障[25]，角膜混濁[26]，前房深度[27]，斜視[28]など前眼部疾患を主としたAIの開発がなされている．SECを用いたAI開発の特徴として，スリットの幅や角度が固定されていることにより，撮影条件が一定であり標準化されたデータを取得できる点があげられる．また，本デバイスは動画撮影によるデータ収集が可能であり，1症例あたりのデータ取得量を増加させることができる．そのため，患者総数が限られる環境においても，学習データのサンプル数を効率的に増加させることが可能であり，AIの精度向上に寄与すると考えられる．

おわりに

　細隙灯顕微鏡は，眼底カメラと同様にポータブル化の進展およびAI技術の開発が著しく進んでいる．一般に，世界の失明原因の半数以上は白内障や前眼部疾患によるものであり，一方で日本においては緑内障や糖尿病網膜症といった後眼部疾患が主要な原因となっている．現在，世界各国において細隙灯顕微鏡を活用した診断技術の研究が進められており，今後はさらなる社会実装が期待される．これにより，より身近に眼科診療を受ける機会が提供され，眼疾患の早期発見および早期治療の促進に寄与すると考えられる．

【文　献】

1) Gokhale NS：Home made adapter for hands-free smart phone slit lamp photography. *Journal of Clinical Ophthalmology and Research* **3**：160-162, 2015
2) Kumar S, Yogesan K, Constable IJ：Telemedical diagnosis of anterior segment eye diseases：validation of digital slit-lamp still images. *Eye* **3**：652-660, 2009
3) 清水映輔：スマートアイカメラ（SEC）を用いた，前眼部遠隔診療．視覚の科学 **42**：32-34, 2019
4) 河野智子，堀　貞夫，河野正寛ほか：市近郊における眼科在宅医療——開院後2年間の現状．あたらしい眼科 **38**：839-843, 2021

5) 菊地琢也, 小出良平：神奈川県川崎市の菊地眼科クリニックにおける在宅医療の実態. 眼科 **61**：307-312, 2019
6) Mustafa AA, Ghadah HA, Hassan YA：Neonatal endogenous endophthalmitis：a case report. *Cureus* **14**：e22256, 2022
7) Xu QB：A corneal stroma circular ring captured by smartphone adaptor slit lamp camera after small incision lenticule extraction. *Clin Case Rep* **12**：614, 2024
8) Lim M, Felfeli T, Mangubat W et al：The Toronto teleretinal screening program for the elderly in long-term care：a pilot project. *Clin Ophthalmol* **18**：3881-3892, 2024
9) Joshi VP, Jain A, Thyagra R et al：Anterior segment imaging using a simple universal smartphone attachment for patients. *Semin Ophthalmol* **37**：232-240, 2022
10) Kilduff CLS, Deshmukh M, Guevara G et al：Creating a secure clinical 'Bring Your Own Device' BYOD photography service to document and monitor suspicious lesions in the lid oncology clinic. *Eye* **37**：744-750, 2023
11) Puthalath AS, Gupta N, Samanta R et al：Cobalt blue light unit filter-a smartphone attachment for blue light photography. *Indian J Ophthalmol* **69**：2841-2843, 2021
12) Zhang X, Shen J, Kang Z et al：Clinical observation of tear film breakup time with a novel smartphone-attachable technology. *BMC Ophthalmol* **23**：204, 2023
13) Dutt S, Nagarajan S, Vadivel SS et al：Design and performance characterization of a novel, smartphone-based, portable digital slit lamp for anterior segment screening using telemedicine. *Transl Vis Sci Technol* **10**：29, 2021
14) Chiong HS, Fang JLL, Wilson G：Tele-manufactured affordable smartphone anterior segment microscope. *Clin Exp Optom* **99**：580-582, 2016
15) Shimizu E, Ogawa Y, Yaza H et al："Smart Eye Camera"：An innovative technique to evaluate tear film breakup time in the murine dry eye disease model. *PLoS One* **14**：e0215130, 2019
16) Yazu H, Shimizu E, Okuyama S et al：Evaluation of nuclear cataract with smartphone-attachable slit-lamp device. *Diagnostics* **10**：576, 2020
17) Shimizu E, Yazu H, Aketa N et al：Smart eye camera：a validation study for evaluating the tear film breakup time in dry eye disease patients. *Transl Vis Sci Technol* **10**：28, 2021
18) Yazu H, Shimizu E, Sato S et al：Clinical observation of allergic con- junctival diseases with portable and recordable slit-lamp device. *Diagnostics* **11**：535, 2021
19) Shimizu E, Yazu H, Aketa N et al：A study validating the estimation of anterior chamber depth and iridocorneal angle with portable and non-portable slit-lamp microscopy. *Sensors* **21**：1436, 2021
20) Shimizu E, Kazuhiro H, Nakayama S et al：Epidemiological survey of anterior segment diseases in Japanese isolated island using a portable slit-lamp device in home-based cases in Miyako Island. *PLoS One* **19**：e0306845, 2024
21) Nishimura H：Primary angle closure observed during a house visit：a case treated with laser iridotomy. *Cureus* **16**：e66321, 2024
22) Shimizu E, Kamezaki M, Nishimura H et al：A case of traumatic hyphema diagnoses by telemedicine between a remote island and the mainland of Tokyo. *Cureus* **16**：e65153, 2024
23) Shimizu E, Ishikawa T, Tanji M et al：Artificial intelligence to estimate the tear film breakup time and diagnose dry eye disease. *Sci Rep* **13**：5822, 2023
24) Mizukami T, Sato S, Asai K et al：Evaluating the effect of image enhancement on diagnostic reliability in dry eye disease using a portable imaging device. *Diagnostics* **14**：2552, 2024
25) Shimizu E, Tanji M, Nakayama S et al：AI-based diagnosis of nuclear cataract from slit-lamp videos. *Sci Rep* **13**：22046, 2023
26) Yoshitsugu K, Shimizu E, Nishimura H et al：Development of the AI pipeline for corneal opacity detection. *Bioengineering* **11**：273, 2024
27) Shimizu E, Tanaka K, Nishimura H et al：The use of Artificial intelligence for estimating anterior chamber depth from slit-lamp images developed using anterior-segment optical coherence tomography. *Bioengineering* **11**：1005, 2024
28) 清水映輔, 渡部 翠, 西村裕樹ほか：ディープラーニング視線推定技術を利用した新たな斜視の検出方法の検討. 眼紀 **17**：169-172, 2024

特集●携帯型眼科デジタルデバイスの進歩

眼底検査

生方北斗*

携帯型眼底検査機器は手持ち型（狭義のhandheld型）とスマホ型に大別され，めざましい発展を遂げている．手持ち型眼底検査機器は眼底カメラ・光干渉断層計・蛍光眼底造影といった据置き型と変わらない機能を有し，スマホ型眼底検査機器は優れたアクセシビリティと通信機能からとくに遠隔医療に対する貢献性が高い．それぞれの機器の特性はより一層，眼科医療技術の拡充と眼疾患の早期発見に寄与するものである．

はじめに

眼科臨床で用いられる眼底検査機器は年々進歩を遂げている．その種類も眼底カメラをはじめ光干渉断層計（optical coherence tomography：OCT）や光干渉断層撮影（OCT angiography：OCTA），広角眼底撮影装置，走査レーザー検眼鏡などがあり，機器の特性によって多岐にわたる所見を得ることが可能となった．しかし，それらの機器の多くは据置き型である．ベッドサイドでの診療を必要とする患者や乳幼児には携帯型眼底検査機器が有用である．近年ではスマートフォン（以下，スマホ）を用いた機器の進歩がめざましく，小型かつ安価でアクセシビリティに優れ，他診療科からのコンサルテーションや遠隔医療に対する需要にも応えている．本稿では手持ち型とスマホ型の眼底検査機器について，自験例を交えながら解説する．

I 手持ち型とスマホ型の眼底検査機器

1. 手持ち型眼底検査機器

手持ち型眼底検査機器はいわゆる狭義のhandheld型のものであり，姿勢や固視の維持が困難な患者に有用である．機種も多様で，眼底カメラのVisuscout 100（Zeiss社），Pictor Prestige（Volk社），Aurora（Optomed社）をはじめ，OCTのEnvisu C2300（Leica社），蛍光眼底撮影も可能な装置のRetCam Envision（natus社）まで幅広く流通している（**図1**）．

とくに糖尿病網膜症と関連する話題が多く，手持ち型眼底カメラで撮影した画像から重症度判定した結果は据置き眼底カメラ[1]や広角眼底カメラ[2]と一致することが報告されており，眼底画像の人工知能（artificial intelligence：AI）判定[3,4]の検討も進んでいる．また，スクリーニングでは臨床の透析患者[5]を対象としたもの，島嶼国での導入[6]，眼科医以外の研修プログラムでの使用例[7]によってその有用性が明らかとなっている．しかし，白内障の有病率の高い地域では，無散瞳による一次的なスクリーニングに適さない[8]とする報告もあるため留意が必要である．

小児眼科の診療では，手持ち型眼底カメラで撮影した画像による未熟児網膜症の分類分けの試み[9]や，血管の弯曲などを数値化するコンピュータプログラムの開発例[10]がある．また，手持ち型OCTの使用は未熟児網膜症の診療に有用[11]なだけでなく，双眼検眼鏡より未熟児のバイタルサインやストレスへの影響が少ない[12]ことから，侵襲性の低さも示されている．さらに，手持ち型眼底カメラ・蛍光眼底造影の併用が網膜芽細胞腫の治療後における腫瘍および血管変化をフォローアップするのに効果的であったことも報告されている[13]．

眼科手術の分野では，手持ち型術中OCTの有用性に関する報告が多く，前眼部手術[14]・後眼部手術[15]のどちらでも利用されている．顕微鏡一体型OCTと比較すると，持ち運びのよさや全身麻酔下の小児患者のスキャン，コスト効率が利点となるが，その一方でモーションアーチファクトや衛生面（無菌性）の問題に加えて，撮

---

*Hokuto Ubukata：新潟医療福祉大学医療技術学部視機能科学科
〔別刷請求先〕生方北斗：〒950-3198 新潟市北区島見町1398 新潟医療福祉大学医療技術学部視機能科学科

■ 手持ち型は単なる眼底撮影だけでなく，OCTや蛍光眼底撮影まで広がりをみせている．
■ 手持ち型は眼科手術中の使用に有用である一方，モーションアーチファクトなどが課題となっている．

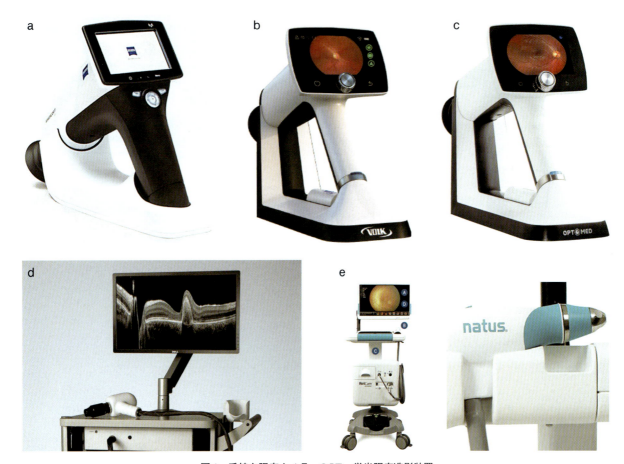

図1 手持ち眼底カメラ・OCT・蛍光眼底造影装置
a：Visuscout 100 (Zeiss). b：Pictor Prestige (Volk). c：Aurora (Optomed). d：Envisu C2300 (Leica). e：RetCam Envision (natus).
(画像は各社HPより引用)

影のために手術を一時中断する必要があることが課題となっている．

手持ち型眼底検査機器は，据置き型と比較するとコンパクトではあるが，機器によっては親機と子機に分かれており，親機との接続で充電を必要とするものもある．加えてハンドガン状のものは機器の保持が不安定になることもあるため，最適な使用には専門的なトレーニングが必要[16]となることも踏まえておく必要がある．

2．スマホ型眼底検査機器

スマホ型眼底検査機器の最大の利点はアクセシビリティの高さにある．スマホ自体が簡単に入手可能であり，取り付けも容易である．また，据置き型・手持ち型の眼底カメラと比べても安価[17]であるため，費用対効果が高い．スマホ保有率が90.%[18]といわれるわが国では，使用者が操作に慣れていることもメリットともいえる．

スマホを用いた眼底撮影技術は2010年のLordら[19]による報告が最初とされている[20]．当初は集光レンズとスマホを用いた眼底撮影[21〜24]や蛍光眼底造影[25]が国内外で行われ，眼科機器にスマホを取り付けたもの[26,27]

特集●携帯型眼科デジタルデバイスの進歩

■ スマホ型は据置き型，手持ち型と比べて安価であり，現在ではアタッチメント装着のものが主流である．
■ スマホ型はスマホ自体の通信機能を活かして遠隔医療に大きく貢献している．

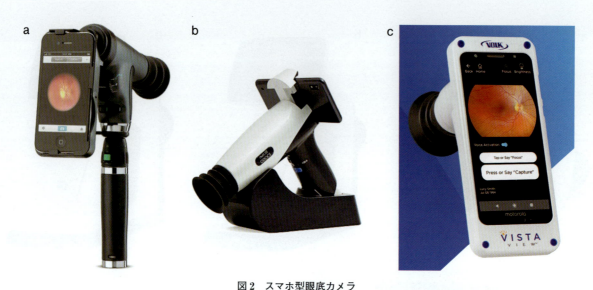

図2　スマホ型眼底カメラ
a：iExaminer（Welch Allyn）．b：oDocs nun IR（oDocs）．c：Vista View（Volk）．
（画像は各社HPより引用）

へと応用された．その後，スマホに眼底撮影用アタッチメントを装着するタイプへと発展し，現在では多数のスマホ型眼底カメラが普及している．

アタッチメント装着のものにはiExaminer（Welch Allyn社），oDocs nun IR（oDocs社），またそれに類似したデバイスとしてVistaView（Volk社）などがある（図2）．Queirozら[28]は都市部の糖尿病患者を対象とした糖尿病網膜症のプライマリケアへの導入例を，Shahら[29]は同一糖尿病患者に対する糖尿病網膜症のスマホ型眼底カメラを用いた総合診療医による診断と眼科臨床の据置き機器を用いた眼科医による診断が高度に一致（κ：0.770）していたことを報告した．両報告[28,29]は，スマホ型眼底カメラが当該疾患における眼科コンサルテーションに有用であることを示唆している．

小児眼科領域ではPatelら[30]によって眼底中央・鼻側・耳側・上側・下側の5領域をそれぞれ50°の範囲で撮影できるアタッチメントの開発が報告されている．さらに，スマホ本来の通信機能[31]によって機器自体で双方向的なやりとりが可能なため，医療リソースの限られた地域における眼底スクリーニング[32]や遠隔医療[33]に大きく貢献している．

II Smart Eye Camera（ophthalmoscope）

一般的なアタッチメント装着のスマホ型眼底カメラは光学的な構造上，スマホと患者との間に一定の作業距離を必要とするが，現在ではさらに省スペース化されたポケットサイズのSmart Eye Camera（SEC，OUI. Inc）[34]が国内企業の株式会社OULから販売されている．以降，SECとその自験例について述べる．

SECは，3Dプリンタで作製されたアタッチメント型の直像検眼鏡を既存のスマートフォンに装着させた眼科医療機器である（図3）．眼底撮影にはスマホの光源とカメラ機能を用い，無散瞳状態でおもに視神経乳頭の直像眼底を動画撮影モードで記録できる（図4, 5）．データはスマホ内の専用アプリケーションに保存され，Wi-Fiなどのネットワークを利用して遠隔地と共有す

■ SECはアタッチメントを変えるだけで眼底検査だけでなく，細隙灯顕微鏡検査も可能である．

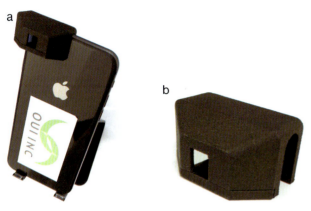

図3 Smart Eye Camera（ophthalmoscope）
既存のスマホに直像検眼用アタッチメント（b）を装着する（a）．インストールしたアプリケーションを立ち上げることで使用可能である．

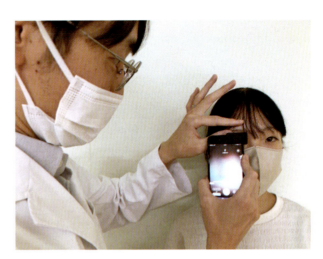

図4 SECを用いた眼底撮影の様子

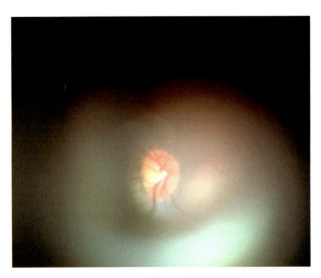

図5 SECで撮影した視神経乳頭

る．また，アタッチメントを変えることで細隙灯顕微鏡検査[34]が可能であり，離島やへき地で取得した眼科所見へのコメントやコンサルテーション[35〜37]，さらには核白内障[38]とドライアイ[39]のAI診断にも応用されている．

Ⅲ　Smart Eye Cameraを用いた自験例

　筆者らはSECと据置き型眼底カメラ・OCTを用いて無散瞳状態で撮影した視神経乳頭の画像精度を，定量的に比較した．対象は屈折異常以外の眼器質的疾患を有さない19〜21歳の男女，54名の右眼54眼とした．年齢は19.5±0.6歳，球面屈折度は−2.92±3.22D，円柱屈折度は−1.10±0.62Dであった（平均±標準偏差）．対象眼の視神経乳頭は視能訓練士1名が無散瞳下でSECと据置き型眼底カメラのnonmyd WX3D（興和），OCTのRS-3000 Lite（ニデック）を用いて撮影した．その後，SECの撮影動画は画像化し，SECとnonmyd WX3Dによる画像を眼科専門医3名がImageJ（NIH社）を用いて垂直方向の視神経乳頭径（以下，disc）と視神経乳頭陥凹径（以下，cup）を計測した．計測されたdiscとcupの各ピクセル数から垂直C/D比を求め，RS-3000 Liteは出力された結果の計測値を採用した．使用したスマホはiPhone 7 iOS Ver. 16.7.7（Apple社），動画撮影の解像度は1080p，フレームレートは30fps，ImageJによる画像解析に使用したディスプレイの解像度は

■ SECの画像データによる垂直C/D比は据置きの眼底カメラ・OCTと同等の精度であった．

表1 計測者間の級内相関係数

	ICC (2, 1)	95%信頼区間 下限	95%信頼区間 上限	p値
SEC disc	0.95	0.92	0.97	p＜0.001
SEC cup	0.93	0.90	0.96	p＜0.001
fds disc	0.96	0.95	0.98	p＜0.001
fds cup	0.93	0.89	0.95	p＜0.001

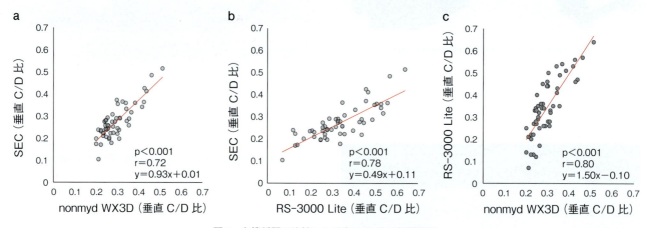

図6 各機種間で比較した垂直C/D比の相関関係
a：Nonmyd WX3DとSECの相関関係．b：RS-3000 LiteとSEの相関関係．c：Nonmyd WX3DとRS-3000 Liteの相関関係．

3,840×2,160であった．3名の計測者間の測定値に関する信頼性を確認したうえで，各機器で評価した垂直C/D比の相関関係を求めた．

計測者3名によるdiscとcupに関する級内相関係数の検者間信頼性〔ICC (2,1)〕はいずれも良好であった（表1）．また，各機種による垂直C/D比の相関関係は，nonmyd WX3DとSECで$r=0.72$（$p<0.001$），RS-3000 LiteとSECで$r=0.78$（$p<0.001$），nonmyd WX3DとRS-3000 Liteで$r=0.80$（$p<0.001$）であった（Spearman's Rank Correlation Coefficient Matrix）（図6）．

本自験ではSECで撮影した垂直C/D比の相関関係が据置き型眼底カメラ・OCTのいずれとも有意な相関関係を示し，その精度は良好であった．今後はSEC操作に関するコーチング法[40]とも掛け合わせて，各種健診における緑内障のスクリーニングなどを検討していきたい．

おわりに

眼底検査を目的とした携帯型眼科デジタルデバイスは日々進歩している．「携帯型」であることの多彩なメリットはこれからも眼科医療技術の拡充と眼疾患の早期発見に大きく寄与するものと考える．とくにスマホ型眼底カメラは光源の安全性[24,41]も確認されており，エンジニアとのハイブリッドによって所見をさらに詳細に捉えることができる可能性を秘めている．今後，携帯型眼

- 眼底検査の携帯型デジタルデバイスは，他診療科や社会とよりつながる契機となることが期待さる．

底検査機器がAI技術などを通して眼科臨床の枠を超え，他診療科や社会とより直接的につながる[42]ものになることが期待される．

【文　献】

1) Kubin AM, Wirkkala J, Keskitalo A et al：Handheld fundus camera performance, image quality and outcomes of diabetic retinopathy grading in a pilot screening study. *Acta Ophthalmol* **99**：e1415-e1420, 2021
2) Midena E, Zennaro L, Lapo C et al：Comparison of 50° handheld fundus camera versus ultra-widefield table-top fundus camera for diabetic retinopathy detection and grading. *Eye* **37**：2994-2999, 2023
3) Lupidi M, Danieli L, Fruttini D et al：Artificial intelligence in diabetic retinopathy screening：clinical assessment using handheld fundus camera in a real-life setting. *Acta Diabetol* **60**：1083-1088, 2023
4) Kubin AM, Huhtinen P, Ohtonen P et al：Comparison of 21 artificial intelligence algorithms in automated diabetic retinopathy screening using handheld fundus camera. *Ann Med* **56**：2352018, 2024
5) Cushley LN, Quinn NB, Blows P et al：The integration of diabetic eye screening into hemodialysis units in Northern Ireland. *Kidney 360* **3**：1542-1544, 2022
6) Caceres J, Zhang Y, Boe L et al：Diabetic retinopathy screening using a portable retinal camera in Vanuatu. *Clin Ophthalmol* **17**：2919-2927, 2023
7) Piyasena MMPN, Yip JLY, MacLeod D et al：Diagnostic test accuracy of diabetic retinopathy screening by physician graders using a hand-held non-mydriatic retinal camera at a tertiary level medical clinic. *BMC Ophthalmol* **19**：89, 2019
8) Piyasena MP, Hewage SN, Banduthilake K：Retinal image quality assessment in diabetic-retinopathy screening：Real world evidence from a lower-middle income country. *Lat Am J Ophthalmol* **7**：8, 2024
9) Prakalapakorn SG, Wallace DK, Freedman SF：Retinal imaging in premature infants using the Pictor noncontact digital camera. *J AAPOS* **18**：321-326, 2014
10) Vickers LA, Freedman SF, Wallace DK et al：ROPtool analysis of images acquired using a noncontact handheld fundus camera (Pictor)--a pilot study. *J AAPOS* **19**：570-572, 2015
11) Legocki AT, Lee AY, Ding L et al：Multivariate models to diagnose early referral-warranted retinopathy of prematurity with handheld optical coherence tomography. *Transl Vis Sci Technol* **12**：26, 2023
12) Mangalesh S, Sarin N, McGeehan B et al：Preterm infant stress during handheld optical coherence tomography vs binocular indirect ophthalmoscopy examination for retinopathy of prematurity. *JAMA Ophthalmol* **139**：567-574, 2021
13) Gündüz AK, Tetik D：Follow-up of retinoblastoma using RetCam fluorescein angiography and correlation with clinical findings. *Eur J Ophthalmol* **33**：2290-2302, 2023
14) Titiyal JS, Kaur M, Nair S et al：Intraoperative optical coherence tomography in anterior segment surgery. *Surv Ophthalmol* **66**：308-326, 2021
15) Yusef YN, Petrachkov DV：Intraoperative optical coherence tomography in vitreoretinal surgery. *Vestn Oftalmol* **139**：113-120, 2023
16) Midena E, Zennaro L, Lapo C et al：Handheld fundus camera for diabetic retinopathy screening：a comparison study with table-top fundus camera in real-life setting. *J Clin Med* **11**：2352, 2022
17) Barikian A, Haddock LJ：Smartphone assisted fundus fundoscopy/photography. *Current Ophthalmology Reports* **6**：46-52, 2018
18) 総務省：令和5年通信利用動向調査, 2024
https://www.soumu.go.jp/johotsusintokei/statistics/data/240607_1.pdf (accessed December 28, 2024)
19) Lord RK, Shah VA, San Filippo AN et al：Novel uses of smartphones in ophthalmology. *Ophthalmology* **117**：1274-1274, e3, 2010
20) Iqbal U：Smartphone fundus photography：a narrative review. *Int J Retina Vitreous* **7**：44, 2021
21) Bastawrous A：Smartphone fundoscopy. *Ophthalmology* **119**：432-433, e2, 2012
22) 齋藤雄太，蒲山順吉，伊藤　勇ほか：スマートフォンを用いた眼底画像撮影法の試作．臨眼 **67**：1095-1099, 2013
23) Haddock LJ, Kim DY, Mukai S：Simple, inexpensive technique for high-quality smartphone fundus photography in human and animal eyes. *J Ophthalmol* **2013**：518479, 2013
24) 周藤　真，平岡孝浩，岡本芳史ほか：スマートフォンによる前眼部および眼底撮影．日眼会誌 7-14, 2014
25) Suto S, Hiraoka T, Oshika T：Fluorescein fundus angiography with smartphone. *Retina* **34**：203-205, 2014
26) Rajalakshmi R, Arulmalar S, Usha M et al：Validation of smartphone based retinal photography for diabetic retinopathy screening. *PLoS One* **10**：e0138285, 2015
27) Bilong Y, Katte JC, Koki G et al：Validation of smartphone-based retinal photography for diabetic retinopathy screening. *Ophthalmic Surg Lasers Imaging Retina* **50**：S18-S22, 2019

28) Queiroz MS, Carvalho JX, Bortoto SF et al：Diabetic retinopathy screening in urban primary care setting with a handheld smartphone-based retinal camera. *Acta Diabetol* **57**：1493-1499, 2020

29) Shah D, Dewan L, Singh A et al：Utility of a smartphone assisted direct ophthalmoscope camera for a general practitioner in screening of diabetic retinopathy at a primary health care center. *Indian J Ophthalmol* **69**：3144-3148, 2021

30) Patel TP, Kim TN, Yu G et al：Smartphone-based, rapid, wide-field fundus photography for diagnosis of pediatric retinal diseases. *Transl Vis Sci Technol* **8**：29, 2019

31) Ye Y, Wang J, Xie Y et al：Global teleophthalmology with iPhones for real-time slitlamp eye examination. *Eye Contact Lens* **40**：297-300, 2014

32) Collon S, Chang D, Tabin G et al：Utility and feasibility of teleophthalmology using a smartphone-based ophthalmic camera in screening camps in Nepal. *Asia Pac J Ophthalmol* **9**：54-58, 2020

33) Choudhary RA, Hashmi S, Tayyab H：Smartphone-based fundus imaging for evaluation of Retinopathy of Prematurity in a low-income country：a pilot study. *Pak J Med Sci* **39**：638-643, 2023

34) Shimizu E, Ogawa Y, Yazu H et al：An innovative technique to evaluate tear film breakup time in a murine dry eye disease model. *PLoS One* **14**：e0215130, 2019

35) 清水映輔, 矢津啓之, 中山慎太郎ほか：離島における眼科診療の実態調査と前眼部遠隔診療. 日本の眼科 **93**：944-947, 2022

36) Shimizu E, Hisajima K, Nakayama S et al：Epidemiological survey of anterior segment diseases in Japanese isolated island using a portable slit-lamp device in home-based cases in Miyako Island. *PLoS One* **29**：e0306845, 2024

37) Shimizu E, Kamezaki M, Nishimura H et al：A case of traumatic hyphema diagnoses by telemedicine between a remote island and the mainland of Tokyo. *Cureus* **16**：e65153, 2024

38) Shimizu E, Tanji M, Nakayama S et al：AI-based diagnosis of nuclear cataract from slit-lamp videos. *Sci Rep* **13**：22046, 2023

39) Shimizu E, Ishikawa T, Tanji M et al：Artificial intelligence to estimate the tear film breakup time and diagnose dry eye disease. *Sci Rep* **13**：5822, 2023

40) 生方北斗, 西村裕樹, 中山慎太郎ほか：Smart Eye Cameraを用いた細隙灯顕微鏡検査のコーチング法の効果検証. 日本遠隔医療学会雑誌 **20**：64-68, 2024

41) Kim DY, Delori F, Mukai S：Smartphone photography safety. *Ophthalmology* **119**：2200-2201, 2012

42) Nomura A：Digital therapeutics in Japan：Present and future directions. *J Cardiol*, in press

遠隔診療と人工知能

清水映輔*

　眼科診療において，遠隔診療と人工知能（AI）の活用は急速に進んでいる．眼底写真やOCT画像を解析するAI技術は，糖尿病網膜症，緑内障，加齢黄斑変性などの診断支援に活用されており，とくに遠隔地や医療過疎地域での診療の質向上に貢献している．たとえば小笠原諸島においては，スマートフォン型細隙灯顕微鏡を使用し，遠隔で専門医が診察を行うシステムが導入され，急性緑内障発作や眼外傷の早期診断が可能となった．また，介護老人保健施設では，訪問診療の際に眼科検査が行われるようになり，認知症患者の眼科診療を行うことも可能となった．AI技術の一層の進歩により診断の精度と効率が向上することが期待される．

はじめに

　眼科診療は，画像診断が主体であるため，放射線科や，皮膚科と同様に遠隔診療や人工知能（artificial intelligence：AI）の活用が進みやすい分野である[1]．とくに眼底写真や光干渉断層計（optical coherence tomography：OCT）画像の解析においてAIの応用が進んでおり，糖尿病網膜症や緑内障，加齢黄斑変性などの診断支援に利用されている[2]．

　また，スマートフォンを活用した細隙灯顕微鏡や眼底カメラの登場により，専門医がいない環境でも質の高い眼科診療が提供可能になりつつある．さらに遠隔診療は離島・へき地医療だけでなく，在宅医療や救急医療の現場でも活用され，眼科診療のアクセス向上に貢献している．

　本稿では，眼科における遠隔診療とAIの現状と活用事例を詳しく解説し，今後の展望についても考察する．

I 眼科における遠隔診療

1. 眼科遠隔診療の現状と課題

　遠隔診療は，医療過疎地域における診療格差を解消する手段として期待されているが，眼科領域ではとくに以下のような課題がある．

・専門的な診断機器の不足：眼科診療には細隙灯顕微鏡や眼底カメラなどの特殊な機器が必要であり，一般的な診療所や在宅診療では導入がむずかしい[3]．

・リアルタイム診断のむずかしさ：遠隔診療では静止画の送信が中心となり，視診による詳細な評価が困難となる[3]．

・医療制度の課題：日本では遠隔診療に対する診療報酬の適用範囲が限られており，積極的な導入が進みにくい状況にある[4]．

2. 眼科遠隔診療の症例

a. 離島における眼外傷（前房出血）の遠隔診療

　小笠原諸島の父島（東京都）では，眼科専門医が不在のため，島内の診療所で遠隔診療が活用されている．症例は8歳，男児．バドミントンシャトルの直撃を受け，眼球打撲を発症．離島の診療所でスマートフォン搭載型細隙灯顕微鏡（Smart Eye Camera：SEC）を使用し，東京の専門医とリアルタイムで画像を共有した（図1）．診断は外傷性虹彩炎と前房出血．緊急搬送は不要と判断し，外傷性虹彩炎に対して，抗菌薬点眼とステロイド点眼を処方し，数日後に本土の眼科で眼底検査を受けるように指示した．眼底検査の結果，とくに異常所見は認めなかった．遠隔診療により不必要な緊急搬送を回避し，迅速な診断と適切な治療が行われた[4]．

b. 緑内障発作の診断と治療

　症例は97歳，女性．介護老人保健施設に入院中で，眼科的な既往は不明であった．眼痛・充血を訴えたため

---

*Eisuke Shimizu：慶應義塾大学医学部眼科学教室，株式会社OUI，医療法人慶眼会横浜けいあい眼科和田町院
〔別刷請求先〕 清水映輔：〒160-8582 東京都新宿区信濃町35　慶應義塾大学医学部眼科学教室

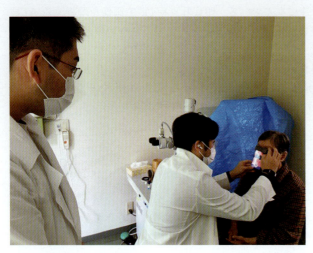

図1 離島診療所で携帯型眼科デジタルデバイスを用いて前眼部評価を実施しているところ

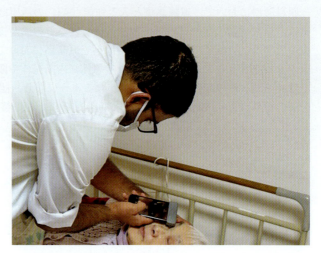

図2 訪問診療の現場で携帯型眼科デジタルデバイスを用いた遠隔診療を実施しているところ

眼科医が往診を行い，白内障・緑内障発作の診断．認知症あり，全身状態も不良で，手術などの意思決定がむずかしいため，緊急対応として，レーザー虹彩切開術を実施した．治療後の経過は良好であった．本人ができる限り自己負担を少なくフォローを希望したため，術後フォローは訪問看護師がSECと手持眼圧計を用いて眼科医にデータを送る方法で遠隔診療を実施した（**図2**）．社会的な理由から眼科受診が困難な患者に対してベストプラクティスとして，遠隔診療を用いて診療を行った症例である[5]．

II 眼科における人工知能

AIの活用により，眼科診療の効率化と診断精度の向上が期待されている．とくにAIを用いた画像解析技術は，網膜疾患や前眼部疾患のスクリーニングおよび診断支援において実用化が進んでいる[2]．

1. AIによるドライアイ診断

2023年に発表された研究では，AIを用いて細隙灯顕微鏡の動画から涙液破壊時間（break-up time：BUT）を推定し，ドライアイを診断する手法が開発された[6]．

・BUTの推定精度（AUC）：0.877〔95% CI 0.861～0.893〕
・ドライアイ診断の感度：0.778（95% CI 0.572～0.912）
・ドライアイ診断の特異度：0.857（95% CI 0.564～0.866）

本研究では，SECを用いた動画記録をAI解析に組み込み，従来の細隙灯顕微鏡による診断と同等の精度を達成している．とくにBUTの自動推定が可能となることで，ドライアイ診療の標準化と診断精度の向上が期待される[6]．

2. 核白内障のAI診断

2023年の研究では，細隙灯顕微鏡の動画を用いたAIアルゴリズムが開発され，核白内障（WHO分類）の診断において高い精度を示した[7]．

・NUC 0（正常）：AUC 0.967
・NUC 1（軽度）：AUC 0.928
・NUC 2（中等度）：AUC 0.923
・NUC 3（重度）：AUC 0.949

本研究では，206,574フレームの動画データを用いてAIモデルを学習させた結果，従来の眼科医による評価

と同等の精度で核性白内障の重症度分類が可能となった．この技術を活用することで，白内障の早期発見や手術適応の判断がより迅速かつ正確に行えるようになる（図3）[7]．

3．AIによる角膜混濁の自動検出

2024年の研究では，AIを用いた角膜混濁の自動検出技術が開発され，ポータブル細隙灯顕微鏡と組み合わせることで，高精度な診断が可能であることが報告された[8]．

・画像フレーム単位の精度：0.80
・角膜領域を特定した場合の精度：0.96
・セマンティックセグメンテーションのDiceスコア：0.94

本研究では，ポータブル細隙灯顕微鏡で撮影された動画をAIが解析し，角膜混濁の自動検出を実現した．とくに手動アノテーションとcontrast limited adaptive histogram equalization（CLAHE）を併用することで，画像のコントラストを最適化し，診断精度を向上させている[8]．

4．AIによる前房深度推定

2024年に発表された研究では，AIを用いて細隙灯顕微鏡の画像から前房深度（anterior chamber depth：ACD）を推定し，原発閉塞隅角緑内障（primary angle closure glaucoma：PACG）のリスク評価を行う手法が開発された[9]．

・AIによるACD推定精度（R値）：0.953（95％ CI 0.912〜0.961）
・MAE（平均絶対誤差）：0.093±0.082 mm
・MSE（平均二乗誤差）：0.123±0.170 mm

本研究では，204,639フレームの細隙灯顕微鏡画像を解析し，AIモデルを開発．その結果，AS-OCT（前眼部OCT）による測定値とAI推定値の間に高い相関が認められた[9]．

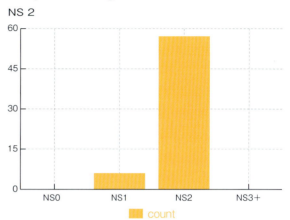
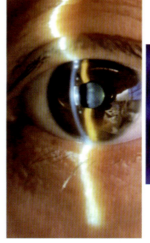
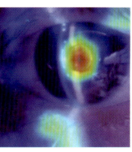

図3　白内障診断AIのプロトタイプ

III　まとめ

眼科における遠隔診療とAIの現状と活用事例を紹介した．遠隔診療にはいくつかの形があり，現在，わが国ではおもにDoctor to Doctor（D to D）の遠隔診療が行

われている[10]．今回の事例例でもあったようなプライマリ・ケア医（離島医師）と眼科専門医とのDtoD遠隔診療や，なかには眼科専門医間での重症ドライアイ症例の遠隔相談も行われている[11]．

こういった事例はわが国だけでなく，世界的に研究が盛んになっている．英国では，急性の眼科疾患における初期対応はおもにプライマリ・リケアで行われている．しかし，診療経路や対応は地域によって異なり，統一されたガイドラインが存在しないことが課題であり，遠隔診療の普及だけでなく，急性眼科疾患の診療の質を向上させるための標準化されたプロトコルの必要性が唱えられている[12]．また，遠隔診療により，臨床的有効性や患者満足度の向上が示されており，遠隔診療は，眼科診療の地理的範囲を拡大し，アクセス改善に寄与する[13]．

遠隔診療の欠点がリアルタイム性であり，このリアルタイム性を補う技術が眼科におけるAIの応用であり，AIの進歩により，網膜疾患，前眼部疾患，緑内障，白内障，屈折異常などの診断やスクリーニングの精度向上が期待される．とくにディープラーニング（deep learning：DL）を活用した画像解析技術は，医師の診断支援，スクリーニングの効率化，患者の自己管理の促進に貢献している[2]．

今回紹介したAI以外にも，たとえば円錐角膜を識別するためのAIモデル「KeratoDetect」は，99.3％の精度で診断可能である[14]．また，AIは角膜感染症（細菌性・真菌性角膜炎）の鑑別にも応用され，DLモデルが80％の精度で病原微生物を識別することが可能である[2]．ほかにも，糖尿病網膜症に対して，97.8％の感度，61.4％の特異度でスクリーニング可能のモデルが存在し，AIを活用した眼底写真によって，94.4％の精度で緑内障のスクリーニングが可能であるなど，進歩が続いている[2]．

AIの進歩により，眼科診療の発展が期待される一方で，いくつかの課題も存在する[1]．AIの診断精度は，学習データの質に依存する．とくに異なる機器で撮影された画像の解析において，色調や解像度の違いが診断精度に影響を及ぼすため，画像データの質と標準化・統一化が課題となる．ほかにも，AIの診断支援システムが臨床で広く使用されるためには，医療機関での導入の容易さや薬事承認が必須である．とくにAIによる診断結果の説明可能性が求められており，AIがどのように診断結果を導き出したのかを医師が理解できる仕組みの構築が重要である．さらに，AIの診断結果に誤りが生じた場合の責任の所在や，患者データのプライバシー管理の問題が指摘されており，倫理的課題やデータプライバシーの問題は医療の枠を超えて重要となってくる[2]．

【文　献】

1) 清水映輔，北澤耕司，村上祐介ほか：前眼部診断AIの研究開発．あたらしい眼科 **39**：797-798, 2022
2) Oshika T：Artificial intelligence applications in ophthalmology. *JMA J* **8**：66-75, 2025
3) 清水映輔，中山慎太郎，丹治　信：医療DX　進展するデジタル医療に関する最新動向と関連知識-スマートフォン医療機器"Smart Eye Camera"を使用した眼科遠隔診療．医学のあゆみ **284**：828-833, 2023
4) Shimizu E, Kamezaki M, Nishimura H et al：A case of traumatic hyphema diagnoses by telemedicine between a remote island and the mainland of Tokyo. *Cureus* **16**：e65153, 2024
5) Nishimura H, Khemukani RJ, Yokoiwa R et al：Primary angle closure observed during a house visit：a case treated with laser iridotomy. *Cureus* **16**：e66321, 2024
6) Shimizu E, Ishikawa T, Tanji M et al：Artificial intelligence to estimate the tear film breakup time and diagnose dry eye disease. *Sci Rep* **13**：5822, 2023
7) Shimizu E, Tanji M, Nakayama S et al：AI-based diagnosis of nuclear cataract from slit-lamp videos. *Sci Rep* **13**：22046, 2023
8) Yoshitsugu K, Shimizu E, Nishimura H et al：Development of the AI pipeline for corneal opacity detection. *Bioengineering* (Basel) **11**：273, 2024
9) Shimizu E, Tanaka K, Nishimura H et al：The use of artificial intelligence for estimating anterior chamber depth from slit-lamp images developed using anterior-segment optical coherence tomography. *Bioengineering*

11 : 1005, 2024
10) 清水映輔：Camera を用いた眼科診療. *Pharma Medica* 41 : 42-44, 2024
11) 伊藤賀一, 清水映輔, 佐藤真理ほか：遠隔診療支援を行った急性期 Stevens-Johnson 症候群の 1 例. あたらしい眼科 39 : 108-112, 2022
12) Wilson H, Bhogal-Bhamra GK, Dhawahir-Scala F et al：A review of UK primary care pathways for acute ophthalmic conditions. *Eye* (Lond) 39 : 45-56, 2025
13) Lin EJD, Schroeder M, Huang Y et al：Digital health for the opioid crisis：a historical analysis of NIH funding from 2013 to 2017. In：Linwood SL, editor. Digital Health [Internet]. Brisbane (AU)：Exon Publications, 2022
14) Liu YH, Li LY, Liu SJ et al：Artificial intelligence in the anterior segment of eye diseases. *Int J Ophthalmol* 17 : 1743-1751, 2024

特集●携帯型眼科デジタルデバイスの進歩

眼科におけるデジタルヘルス

猪俣武範*

デジタルヘルスの中でも，エビデンスに基づき診断・治療・予防などへの使用を目的とした医療機器はプログラム医療機器やSaMDとよばれる．SaMDの中でも，スマートフォンアプリケーションやバーチャルリアリティ（VR）を用いたプログラム医療機器が注目を集めている．本稿では眼科におけるデジタルヘルスの概要と，筆者らが取り組んでいる眼科初のSaMDであるスマホアプリ型ドライアイ診断補助用プログラム医療機器とVRを用いた小児弱視訓練用プログラム医療機器の研究開発について紹介する．

はじめに

デジタルヘルスとは，病気の管理や健康増進を目的に情報通信技術（information and communication technology：ICT）を活用する医療をさす[1]．その概念は幅広く，ウェアラブルデバイスや人工知能の活用，モバイルヘルス，遠隔医療，個別化医療を含む[1]．デジタルヘルスは従来の医療における障壁となっていた距離・場所・時間の制約を受けずに医療の提供が可能であり，医療のデジタルトランスフォーメーション（digital transformation：DX）による医療アクセスの改善やコストの削減，診療効率の向上といった成果が報告されている[2]．

デジタルヘルスの中でも，エビデンスに基づき診断・治療・予防などへの使用を目的とした医療機器はプログラム医療機器やsoftware as medical device（SaMD）とよばれる．SaMDの中でも，スマートフォンアプリケーション（以下，スマホアプリ）やバーチャルリアリティ（virtual reality：VR）を用いた治療用アプリが注目を集めている．一般的にヘルスケアアプリは「健康増進・予防」の目的で使用され，治療用アプリは「治療・予後」で使用される．そのため，治療用アプリは医学的エビデンスが求められ，独立行政法人医薬品医療機器総合機構による医療機器の承認審査が必要となる（図1）[3]．

わが国においては，疾患に対する治療を補助するスマホアプリの研究開発が盛んに行われており，2020年にはCureAppが開発したニコチン依存症患者に対する治療補助用アプリがわが国で初めて保険償還された．さらに2021年11月にはサスメドが，不眠障害の患者に対する治療補助用アプリの検証的試験における主要評価項目を達成している．

本稿では本稿ではデジタルヘルスの眼科応用の一例として，筆者らが社会実装をめざして研究開発を推進しているスマホアプリ型ドライアイ診断補助用プログラム医療機器とVRを用いた小児弱視訓練用プログラム医療機器の研究開発について紹介する．

I 眼科におけるスマートフォンアプリケーションの利活用

近年のinternet of medical thingsやICTの急速な進歩により，ヘルスケアにおけるDXが進んでおり[4]，アプリケーションや電子メール，対話型チャットボット，音声アシスタントといったさまざまな形式で医療介入を提供している[5~8]．2008年にiPhone（Apple社）がリリースされてからは，とくにスマートフォンの普及と性能の向上が進み，スマートフォンは一般市民に医療介入を提供するための有望な手段となっている[9]．多くのスマートフォンは身体活動や行動パターン，睡眠リズムなどのさまざまな健康データを受動的に収集することを可能

---

*Takenori Inomata：順天堂大学医学部眼科学講座，順天堂大学医学部病院管理学研究室，順天堂大学大学院医学研究科遠隔診療・モバイルヘルス研究開発講座，順天堂大学大学院医学研究科データサイエンス
〔別刷請求先〕猪俣武範：〒113-0033 東京都文京区本郷2-1-1 順天堂大学医学部眼科学講座

- デジタルヘルスにはヘルスケアアプリと治療用アプリが含まれる．
- ヘルスケアアプリはおもに健常者や有症状者を対象としたアプリ．
- 治療アプリは，臨床試験・治験による診断精度や治療効果・安全性を示す必要がある．

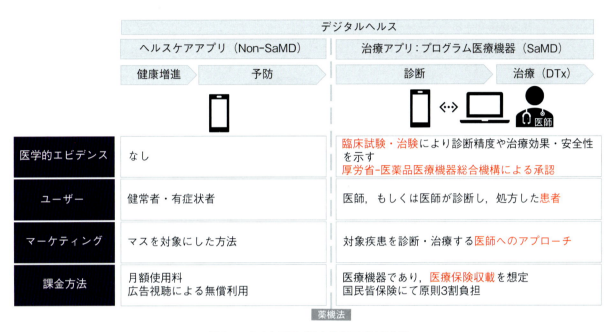

図1　ヘルスケアアプリと治療アプリの比較
SaMD：software as medical device, DTx：digital therapeutics.
（文献16より改変引用）

にするセンサーや機能を備えている[9〜11]．これらの機能とユーザーによる能動的な健康データの入力を組み合わせることで，ユーザーの健康状態の評価が可能となり，疾患の早期発見や，疾患再発のモニタリング，患者のアドヒアランスの向上や行動変容の促進ができる可能性がある[5,9,12]．

眼科は遠隔医療が普及している分野の一つであり，スマホアプリをはじめとしたモバイルヘルス技術は，将来の眼科診療に大きな変革をもたらす可能性があると期待されている[13]．眼科診療に利用可能なスマホアプリはすでに多数リリースされており，患者が使用できる視力検査，糖尿病網膜症のスクリーニング，鑑別診断支援を目的としたものがある[14,15]．これらのスマホアプリの利活用により，眼疾患の早期発見や未治療の眼疾患への医療介入の提供が実現可能となる[4]．筆者らが2022年7月に実施した眼科におけるスマホアプリの系統的レビューでは，48個のスマホアプリが特定された[16]．そのうち17個が眼科検査，13個は疾患検出，10個は診断・手術・遠隔医療における医療従事者のサポート，6個は疾患の啓発と教育，3個は患者の治療アドヒアランス管理を目的としたスマホアプリであった（図2）[6]．疾患別には，弱視や網膜疾患を対象としたものが多かった（図3）[6]．

DXの進展に伴い，眼科においても臨床応用が可能なスマホアプリが増加してきている．しかし，スマホアプリの臨床応用に向けては，スマホアプリの有用性・妥当性・信頼性・安全性・ユーザビリティなどの検討が必要であることに注意が必要である．適切なスマホアプリを選択することで，眼科におけるデジタルヘルスの臨床応用や遠隔診療における診療の質の向上が可能となる．

特集●携帯型眼科デジタルデバイスの進歩

■ 眼科においてスマホアプリの利用が進んでいる．
■ おもにスマホアプリは検査，疾患検出，診断補助に利用されている．
■ ドライアイに対するスマホアプリ型ドライアイ診断補助用プログラム医療機器の開発が進んでいる．

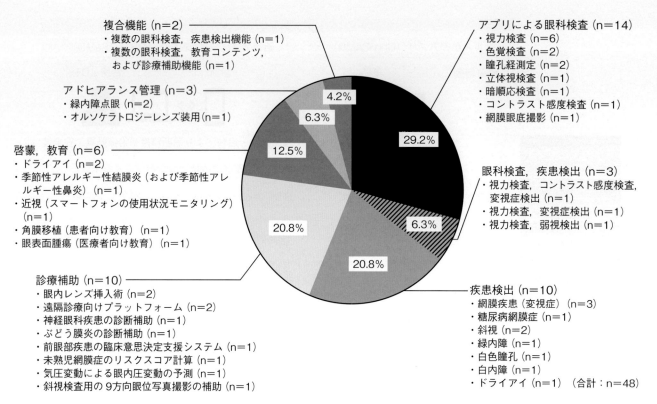

図2　眼科におけるスマホアプリの目的
（文献16より改変引用）

II　スマホアプリ型ドライアイ診断補助用プログラム医療機器

　ドライアイはわが国で2,200万人，世界で10億人以上が罹患する最多の眼疾患であり，ドライアイの症状による人生の長期にわたる視覚の質の低下や集中力や生産性の低下から，多くの経済損失が国際的な問題になっている[17,18]．しかし，ドライアイの治療方法は未だに点眼による対症療法が主体であり，完治する方法は存在しない．そのため，ドライアイの発症や重症化を未然に防ぐ予防・予測医療や適切な個々人への治療介入が重要である[19,20]．
　一方，ドライアイの症状は，乾燥感のみならず，羞明，眼精疲労，視力低下など多岐にわたり，多様性と不均一性をもつ[21]．そのため，不定愁訴とされ未治療のまま症状に苦しむドライアイ未診断者が多く存在することが筆者らのドライアイ研究用スマホアプリを使った研究から明らかになっている[5]．また，ドライアイと診断されても，COVID-19の蔓延や，仕事や学業のため眼科に通院が困難という社会的問題がある．さらに，眼科を受診した場合でも，日常生活動作が低下した患者・高齢者・小児・感染症患者など検査がむずかしいドライアイ患者が存在する．この問題の解決策として遠隔診療によるドライアイ診療のニーズが高まっているが，ドライアイの診断には細隙灯顕微鏡下での涙液層破壊時間の検査が必要[22]であり，ドライアイの遠隔診療におけるアン

- 眼科におけるスマホアプリの対象疾患として，弱視，網膜疾患，斜視，ドライアイ，緑内障，白内障などがあげられる．
- スマホアプリ型ドライアイ診断補助用プログラム医療機器の診断精度は，感度71.4％，特異度87.5％，AUC 0.910であった．
- スマホアプリ型ドライアイ診断補助用プログラム医療機器の診断能にかかわる多機関共同特定臨床研究が実施中である．

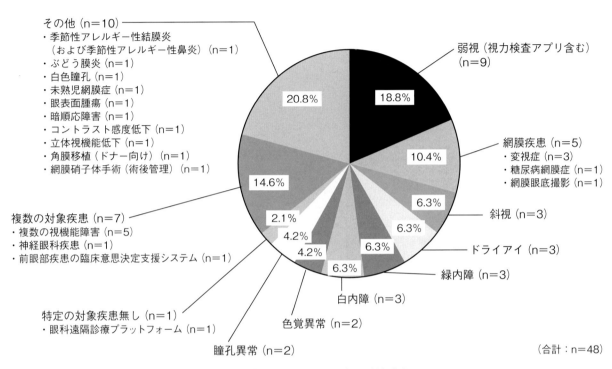

図3　眼科におけるスマホアプリの対象疾患
（文献16より改変引用）

メットメディカルニーズとなっている．そこで，このようなアンメットメディカルニーズに対し，順天堂大学と順天堂大学発スタートアップ企業であるInnoJinはスマホアプリ型プログラム医療機器であるドライアイ診断補助用スマホアプリの研究開発に取り組んでいる．

筆者らは，2016年よりドライアイ研究用スマホアプリ「ドライアイリズム」を開発し，スマホアプリによる大規模なデジタルコホート研究によるドライアイ重症化因子の特定，ドライアイ未診断者のリスク因子の解明，多様なドライアイ症状を層別化する層別化アルゴリズムの開発，ならびにスマホアプリによる非接触・非侵襲的なドライアイ診断方法の開発などを進めてきた[5,19,23~25]．スマホアプリでは，ドライアイ疾患特異的質問紙票（Japanese Version of Ocular Surface Disease Index）による自覚症状の電子的な評価[26]と最大開瞼時間[27]を測定することが可能であり，ドライアイの標準的診断方法であるドライアイ疾患特異的質問紙票による評価と涙液層破壊時間と比較した診断精度は，感度71.4％，特異度87.5％，AUC 0.910（0.846～0.973）という結果が得られた[25,28]．現在は，スマホアプリ型ドライアイ診断補助用プログラム医療機器としての医療機器承認をめざして診断能に係る多機関共同特定臨床研究（2025年1月現在研究参加者の組入が完了）を実施中である[29]．

スマホアプリ型ドライアイ診断補助用プログラム医療機器の社会実装が実現すれば，スマホアプリによるドライアイ診断補助が実施可能となり，細隙灯顕微鏡のない場所でのドライアイの診断や，医療機関を受診できないドライアイ患者に対する遠隔での診断補助やフォローアップが期待できる．

特集●携帯型眼科デジタルデバイスの進歩

■ 小児弱視の治療には完全矯正眼鏡と健眼遮閉を用いる場合がある．
■ 小児弱視に対するDTxとしてVRを用いた小児弱視訓練用プログラム医療機器の開発が進んでいる．
■ VR空間でゲームを行い弱視眼の訓練を行う．

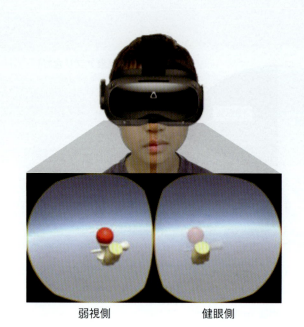

図4　バーチャルリアリティを用いた小児弱視訓練用プログラム医療機器

III　VRを用いた小児弱視訓練用プログラム医療機器

　弱視は一眼あるいは両眼の視力不良をおもな特徴とし，小児における発症率は約1～5％である[30～32]．わが国では約21万人の弱視患者が存在し，その社会的損失は約2.2兆円と推定されている．小児弱視の原因として，屈折異常，不同視，斜視，さらに形態遮断があげられる[33]．弱視の治療は，完全矯正眼鏡の装用に加え，アイパッチなどを用いた健眼遮閉による弱視訓練が一般的である．しかし，人の視覚の感受性期は7歳頃までとされ[34]，この時期を過ぎると治療効果を十分に得ることがむずかしくなる．そのため，弱視に対しては早期発見と効果的な治療方法，さらには効率的な管理をめざした方法に公衆衛生戦略が求められている[35]．
　わが国では3歳児健診で弱視検査が実施されているが，弱視患者の約24％を見落とすとの報告があり，その後の就学時健診や学校検診で小児弱視の過半数以上が発見される[36]．また，アイパッチを用いた健眼遮閉による弱視訓練は，患児の年齢が上がるにつれて1日あたりの遮閉時間を延長する必要があり，それに伴い患児への心理的・物理的負担が増大する[37,38]．このように弱視治療における患児への負担が大きい場合は，患児が健眼遮蔽を継続しない，親が自己判断で健眼遮蔽を中断するなどのアドヒアランスの低下により，弱視の治療効果の低減につながる要因となる[39～41]．こうした課題を踏まえ，健眼遮閉に代わる心理的・物理的負担が少なく，治療効果の高い弱視訓練方法の開発が望まれている．
　VRおよびデジタルセラピューティックス（digital therapeutics：DTx）は，小児弱視において有望なアプローチとして注目されている．とくにVRを用いた治療は，7歳以下の小児において従来のアイパッチ療法と比較して視力の有意な改善が確認されている[42]．VRを用いたLuminopia One（Luminopia社）では，ストリーミングコンテンツに対し弱視眼で能動的に視聴する手法を用い，12週間の治療期間中に視力および立体視の有意な改善が認められるとともに，高い治療アドヒアランスが示された[43,44]．また，指定された物体や特定の特徴をゲーム内のシーンから探し出すことを目的としたフォトハントゲームやインタラクティブな両眼視治療といったVRアプリケーションを用いることで，両眼それぞれの視覚をコントロールしながら，同時に刺激を与えることが可能となり，従来のアイパッチ療法におけるアドヒアランス低下という課題を克服する可能性が示されている[45,46]．さらに，VR治療と眼鏡およびアイパッチ療法を組み合わせた場合，治療開始からわずか4週間で最良矯正視力を有意に改善したという成果も報告された．
　これまでに筆者はVRを用いた小児弱視訓練用プログラム医療機器の臨床試験機を開発した（図4）．この機器は，健眼のVR画像を透明化する機能を有し，患者がゲーム感覚で訓練ができるように遊びの要素をとり入れた弱視訓練プログラム（この場合はけん玉）を提供でき

- Society 5.0 時代の医療ではデジタルヘルスの拡大が進む．
- デジタルヘルスによる眼科診療の DX により，眼科診療のさらなる質向上が実現できる．

る設計となっている．この VR を用いた小児弱視訓練用プログラム医療機器を小児弱視患者の弱視訓練に用いることで，本製品のゲーミフィケーション機能の効果により，従来の健眼遮閉よりも治療アドヒアランスが向上[47]するとともに，小児にとって楽しい訓練環境を提供することが期待されている．また，VR 空間で眼と手の協調運動を促しながら訓練することで，既存の弱視訓練法より高い治療効果を得られる可能性がある[48]．

このように VR や DTx といった革新的な方法は，高い効果が期待できるだけでなく，患児にとって楽しい体験を提供することで治療アドヒアランスを促進する点で優れている．今後の研究により，VR や DTx がさらに発展し，広く普及することで，弱視による社会的損失の軽減にも寄与することが期待されている．

おわりに

「Society 5.0」時代の医療では，従来型の医療に加え，プログラム医療機器をはじめとしたデジタルヘルスの拡大が急速に進む．デジタルヘルスの活用による眼科診療の DX により，これまでアンメットメディカルニーズであった眼科患者の早期発見，治療アドヒアランスの向上，継続的なモニタリングによる重症化予防ならびに受診困難者への治療介入が可能となり，眼科診療のさらなる質向上が実現できる可能性がある．

【文　献】

1) Ronquillo Y, Meyers A, Korvek SJ in StatPearls. StatPearls Publishing LLC, 2022
2) Kuwabara A, Su S, Krauss J：Utilizing digital health technologies for patient education in lifestyle medicine. *Am J Lifestyle Med* **14**：137-142, 2020
3) Inomata T, Sung J, Okumura Y et al：A medical paradigm shift in society 5.0：implementation of a smartphone app-based dry eye diagnosis assistance software as a medical device. *Juntendo Medical Journal* advpub, 2024
4) Nievas Soriano BJ, Uribe-Toril J, Ruiz-Real JL et al：Pediatric apps：what are they for？ A scoping review. *Eur J Pediatr* **181**：1321-1327, 2022
5) Inomata T, Iwagami M, Nakamura M et al：Characteristics and risk factors associated with diagnosed and undiagnosed symptomatic dry eye using a smartphone application. *JAMA Ophthalmol* **138**：58-68, 2020
6) Jiang H, Li M, Wen LM et al：A community-based short message service intervention to improve mothers' feeding practices for obesity prevention：Quasi-Experimental Study. *JMIR Mhealth Uhealth* **7**：e13828, 2019
7) Stephens TN, Joerin A, Rauws M et al：Feasibility of pediatric obesity and prediabetes treatment support through Tess, the AI behavioral coaching chatbot. *Trans Behav Med* **9**：440-447, 2019
8) Baertsch MA, Decker S, Probst L et al：Convenient access to expert-reviewed health information via an alexa voice assistant skill for patients with multiple myeloma：development study. *JMIR Cancer* **8**：e35500, 2022
9) Milne-Ives M, Lam C, De Cock C et al：Mobile apps for health behavior change in physical activity, diet, drug and alcohol use, and mental health：systematic review. *JMIR Mhealth Uhealth* **8**：e17046, 2020
10) DeMasi O, Feygin S, Dembo A et al：Well-being tracking via smartphone-measured activity and sleep：cohort study. *JMIR Mhealth Uhealth* **5**：e137, 2017
11) Inomata T, Nakamura M, Iwagami M et al：Individual characteristics and associated factors of hay fever：a large-scale mHealth study using AllerSearch. *Allergology International* **71**：325-334, 2022
12) Islam M, Sansome S, Das R et al：Smartphone-based remote monitoring of vision in macular disease enables early detection of worsening pathology and need for intravitreal therapy. *BMJ Health Care Inform* **28**：e100310, 2021
13) Mazzuca D, Borselli M, Gratteri S et al：Applications and current medico-legal challenges of telemedicine in ophthalmology. *Int J Environ Res Public Health* **19**：5614, 2022
14) Gegundez-Fernandez JA, Fernandez-Vigo JI, Diaz-Valle D et al：Uvemaster：a mobile app-based decision support system for the differential diagnosis of uveitis. *Invest Ophthalmol Vis Sci* **58**：3931-3939, 2017
15) Azrak C, Palazón-Bru A, Baeza-Díaz MV et al：A predictive screening tool to detect diabetic retinopathy or macular edema in primary health care：construction, validation and implementation on a mobile application. *PeerJ* **3**：e1404, 2015
16) Nagino K, Sung J, Midorikawa-Inomata A et al：Clinical utility of smartphone applications in ophthalmology：a systematic review. *Ophthalmol Sci* **4**：100342, 2024

17) Stapleton F, Alves M, Bunya VY et al : TFOS DEWS II epidemiology report. *Ocul Surf* **15** : 334-365, 2017
18) Inomata T, Shiang T, Iwagami M et al : Changes in distribution of dry eye disease by the new 2016 diagnostic criteria from the Asia Dry Eye Society. *Sci Rep* **8** : 1918, 2018
19) Inomata T, Nakamura M, Sung J et al : Smartphone-based digital phenotyping for dry eye toward P4 medicine : a crowdsourced cross-sectional study. *NPJ Digit Med* **4** : 171, 2021
20) Jones L, Downie LE, Korb D et al : TFOS DEWS II Management and therapy report. *Ocul Surf* **15** : 575-628, 2017
21) Craig JP, Nichols KK, Akpek EK et al : TFOS DEWS II definition and classification report. *Ocul Surf* **15** : 276-283, 2017
22) Tsubota K, Yokoi N, Shimazaki J et al : New perspectives on dry eye definition and diagnosis : a consensus report by the Asia Dry Eye Society. *Ocul Surf* **15** : 65-76, 2017
23) Inomata T, Nakamura M, Iwagami M et al : Risk factors for severe dry eye disease : crowdsourced research using DryEyeRhythm. *Ophthalmology* **126** : 766-768, 2019
24) Inomata T, Nakamura M, Iwagami M et al : Stratification of individual symptoms of contact lens-associated dry eye using the iPhone app DryEyeRhythm : crowdsourced cross-sectional study. *J Med Internet Res* **22** : e18996, 2020
25) Okumura Y, Inomata T, Midorikawa-Inomata A et al : DryEyeRhythm : a reliable and valid smartphone application for the diagnosis assistance of dry eye. *Ocul Surf* **25** : 19-25, 2022
26) Midorikawa-Inomata A, Inomata T, Nojiri S et al : Reliability and validity of the Japanese version of the Ocular Surface Disease Index for dry eye disease. *BMJ Open* **9** : e033940, 2019
27) Inomata T, Iwagami M, Hiratsuka Y et al : Maximum blink interval is associated with tear film breakup time : A new simple, screening test for dry eye disease. *Sci Rep* **8** : 13443, 2018
28) Hirosawa K, Inomata T, Sung J et al : Diagnostic ability of maximum blink interval together with Japanese version of Ocular Surface Disease Index score for dry eye disease. *Sci Rep* **10** : 18106, 2020
29) Nagino K, Okumura Y, Yamaguchi M et al : Diagnostic ability of a smartphone app for dry eye disease : protocol for a multicenter, open-label, prospective, and cross-sectional study. *JMIR Res Protoc* **12** : e45218, 2023
30) Attebo K, Mitchell P, Cumming R et al : Prevalence and causes of amblyopia in an adult population. *Ophthalmology* **105** : 154-159, 1998
31) Faghihi M, Hashemi H, Nabovati P et al : The prevalence of amblyopia and its determinants in a population-based study. *Strabismus* **25** : 176-183, 2017
32) Wu C, Hunter DG : Amblyopia : diagnostic and therapeutic options. *Am J Ophthalmol* **141** : 175-184, 2006
33) Ganekal S, Jhanji V, Liang et al : Prevalence and etiology of amblyopia in Southern India : results from screening of school children aged 5-15 years. *Ophthalmic Epidemiol* **20** : 228-231, 2013
34) Kuman IG, Fedorov SN, Novikova LA : The sensitive period in the development of the human visual system. *Soviet Psychology* **22** : 35-46, 1984
35) Hu B, Liu Z, Zhao J et al : The global prevalence of amblyopia in children : a systematic review and meta-analysis. *Front Pediatr* **10** : 819998, 2022
36) Tamura S, Yoshitake S, Okano M et al : Benefits of consulting a certified orthoptist in a pediatric vision screening program. *J AAPOS* **24** : 371-374, 2020
37) Sen S, Singh P, Saxena R : Management of amblyopia in pediatric patients : current insights. *Eye* (Lond) **36** : 44-56, 2022
38) Erdem E, Çınar G Y, Somer D et al : Eye patching as a treatment for amblyopia in children aged 10-16 years. *Jpn J Ophthalmol* **55** : 389-395, 2011
39) Levi DM : Rethinking amblyopia 2020. *Vision Res* **176** : 118-129, 2020
40) Maconachie GD, Farooq S, Bush G et al : Association between adherence to glasses wearing during amblyopia treatment and improvement in visual acuity. *JAMA Ophthalmol* **134** : 1347-1353, 2016
41) Wang J : Compliance and patching and atropine amblyopia treatments. *Vision Res* **114** : 31-40, 2015
42) Shao W, Niu Y, Wang S et al : Effects of virtual reality on the treatment of amblyopia in children : A systematic review and meta-analysis. *J Pediatr Nurs* **72** : 106-112, 2023
43) Xiao S, Gaier ED, Wu HC et al : Digital therapeutic improves visual acuity and encourages high adherence in amblyopic children in open-label pilot study. *J AAPOS* **25** : 87, e1-87, e6, 2021
44) Miller AM, Bohra LI, Morse CL et al : Novel digital therapeutic improves visual acuity and encourages high adherence in amblyopic children. *JAAPOS* **23** : e10, 2019
45) Vichitvejpaisal P, Chotined T : in 2017 21st International Computer Science and Engineering Conference (ICSEC). 1-5
46) Eastgate RM, Griffiths GD, Waddingham PE et al : Modified virtual reality technology for treatment of

amblyopia. *Eye* (Lond) **20**：370-374, 2006
47) Bocqué C, Wang J, Rickmann A et al：Gamification to support adherence to a therapeutic ambylopia treatment for children：retrospective study using a focal ambient visual acuity stimulation game. *JMIR Pediatr Parent* **6**：e32282, 2023
48) Shandiz JH, Riazi A, Khorasani AA et al：Impact of vision therapy on eye-hand coordination skills in students with visual impairment. *J Ophthalmic Vis Res* **13**：301-306, 2018

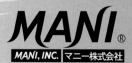

●TOPICS●

NGENUITY Ver 1.5の威力（硝子体手術編）

坂 西 良 仁*

　近年，硝子体手術で3Dモニターを使用するデジタル手術（DAVS）が普及しつつあり，その一つであるAlcon社のNgenuity Ver 1.5がこれまでなかった新機能を追加して注目されている．この新機能は「特定の色の強調」と「コントラスト強調」が特徴で，「特定の色の強調」はたとえば青色のみを強調するBlue Boost機能といわれるもので，ブリリアントブルーGを用いた内境界膜染色でその染色性の補助が期待される．また，「コントラスト強調」は画面全体のコントラストを強調することができ，視認性を向上させる．これらの機能を組み合わせることにより硝子体手術の画面が見やすくなり，黄斑操作を中心にさまざまな場面で手技が効率化する．

はじめに

　これまで長く顕微鏡を用いたmicro surgeryは鏡筒を覗き込んで行われていたが，最近では鏡筒を覗き込まず，3Dモニターを見ながら行うデジタル手術が徐々に広がってきている[1〜3]．とくに硝子体手術においてはdigitally assisted vitreoretinal surgery（DAVS）としてその有用性が知られている．現在はAlcon社のNGENUITY，Zeiss社のARTEVO，Bausch＋Lomb社のSeeLumaなど各社から発売されている．従来のDAVSの有用性としては下記のようなものが知られている．

①少ない光量で手術を行うことができ，患者の術中の不快感が少ない．

②術者が鏡筒を常に覗き込む必要がなく，好きな体勢を取れるため，首や腰の負担が少ない．

③手術時に記録した映像を，手術後に手術時と同じ環境で見ることができる．

④手術映像をデジタル処理することで，場面に合わせた最適な映像を得られる．

　まず①については，患者および患者の眼にとってメリットがある．必要以上に多い光量が眼に入ることで羞明とともに不快感を覚えるが，DAVSではデジタルモニターが光量を増幅して表示することができるので顕微鏡の光量を減らすことができる．斜視手術などは顕微鏡の光量を0にし，手術室の照明だけでも行える．さらに網膜色素変性などの光障害を起こしうる症例に対しても光量を抑えた低侵襲な手術を提供できる．

　②に関しては，DAVSによって術者の腰や首などの負担が減ったことが報告されており[4]，自由な体勢で手術を行えることで実際に快適さを実感している術者は多い．

　③はとくに大学病院などの教育施設で有用である．手術映像を術後に見てフィードバックすることが多いが，従来の2Dの映像と異なり，術後に手術時と同じ環境で映像を見ることができるため，教育的な意義も非常に大きい．

　そしてDAVSの最大の特長が④のデジタル処理ができるという点である．たとえば黄斑操作の際にブリリアントブルーG（Brilliant Blue G：BBG）で染色した内境界膜（internal limiting membrane：ILM）が，画面の色調を黄色にすることでより見やすくなるといった使い方や，液空気置換の際に画面の青色成分を下げることで散乱しやすい短波長光が抑えられ，反射光が少なくなり，眼底が視認しやすくなるといった映像処理ができる（図1）．また，白内障手術の際に画面の色調をモノクロにすることで連続円形切嚢のエッジを視認しやすくすることもできる．そのような中で2023年秋から3Dデジタル手術機械の一つであるNGENUITYのバージョンが1.5と新しくなり，大きく二つの機能が追加された．

---

*Yoshihito Sakanishi：坂西眼科医院，順天堂大学医学部附属浦安病院眼科
〔別刷請求先〕坂西良仁：〒301-1004 茨城県竜ケ崎市馴馬町2976-1　坂西眼科医院

●TOPICS●

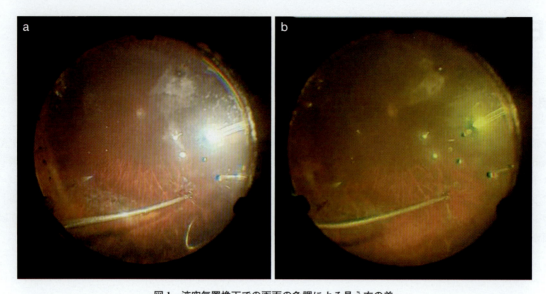

図1 液空気置換下での画面の色調による見え方の差
a：通常画質．シャンデリア照明付近に散乱光が多く見づらい．b：黄色色調．散乱しやすい青色光の対色である黄色色調では散乱光が少なく見やすい．

　一つが白内障手術の際のVERIONの機能統合により，VERIONのセンサーや機械がなくても，そのまま乱視軸などの情報が3Dモニターに投影されるようになった．それにより，光量を減らせるだけでなく，さまざまな情報を一つのモニターで確認することができるなど，白内障手術の利便性が向上した．また，もう一つが，手術時に特定の色を強調したり，画面全体のコントラストを強調することができるようになったことである．これまでは鏡筒で見えているものがデジタル手術でも見えるという認識であったが，今回のVer 1.5へのバージョンアップにより，デジタル手術でしか見えないことが出てきたと筆者は考えている．この飛躍的に機能が向上したNgenuity Ver 1.5の硝子体手術における有用性について述べる．

I　映像の強調

　硝子体手術においてNgenuity Ver 1.5でもっとも大きな特徴が映像を二つの側面から強調することができるようになったことである．二つの側面とは，特定の色のみを強調する機能と画面全体のコントラスト強度を上げる機能である．それぞれ0〜5まで6段階で設定することができる．

II　特定の色の強調

　まず一つ目の「特定の色の強調」とは，具体的には緑あるいは青のいずれかの色調を強調することができる．それぞれGreen Boost，Blue Boostと名づけられている．この機能の面白い点は，画面全体を緑や青の色調に変化させているわけではなく，画面の中のその特定の色のみを強調させている点にある．

　緑を強調することで，白内障手術の前囊染色や硝子体手術のILM染色の際にインドシアニングリーン（indocyanine green：ICG）を用いる場合はそれらの染色がより強調される．とくにILM染色においてICGの網膜毒性の可能性が指摘されており，この機能を用いることによって使用するICG濃度を薄くし，網膜への影響を減らせるのではないかと考えられる．

　また，青を強調することの意味合いは非常に大きい．まず青色は可視光線の中で短波長に区分され，散乱光となりやすい．これは反射光につながり，状況によっては見づらさにつながることもあるが，うまく利用することもできる．たとえば術中に硝子体を観察する際，通常はライトを適切な角度で照らさないと視認しにくいときがある．Blue Boostを入れることでライトを当てた硝子体が散乱光となって視認しやすくなる．

　さらに，BBGを用いて染色したILMを，Blue Boost

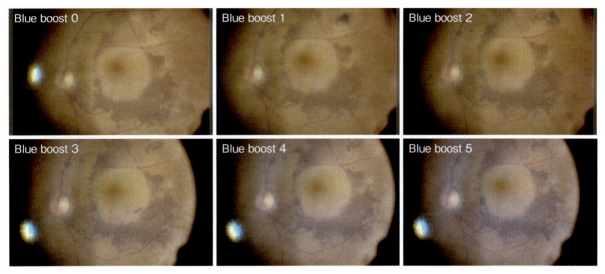

図2 Blue Boost の各設定と画質
Blue Boost の設定を上げることで画面の青い部分がより強調されるのがわかる．

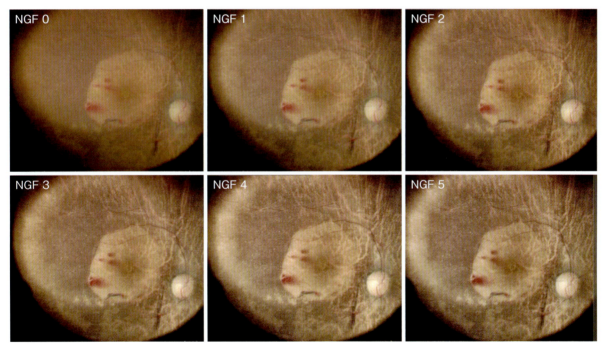

図3 Ngenuity Factor (NGF) の各設定と画質
NGF の設定を上げることで画面全体のコントラストがはっきりするのがわかる．

を用いることでより視認しやすくすることができる．これがこの機能のもっとも有用と思われる場面である．網膜神経保護作用が知られている BBG であるが，ICG よりも染色力が弱いため複数回染色を重ねることが多く，その染色力の弱さが問題となりやすい．しかし，Blue Boost 機能で BBG の青色を増幅させ非常に視認しやすくなる．図2に示す通り，BBG で染色された ILM がはっきり視認できる．

III コントラストの強調

Ngenuity では Ngenuity Factor (NGF) とよばれる「画面全体のコントラストを強調する機能」がもう一つ

●TOPICS●

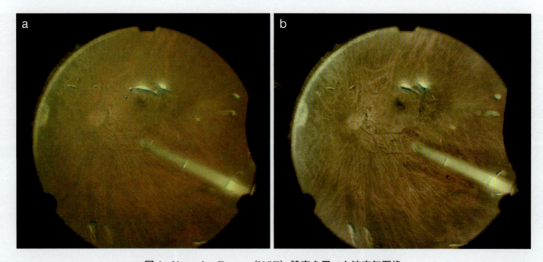

図4 Ngenuity Factor（NGF）設定を用いた液空気置換
a：黄色色調での液空気置換時の画面．b：黄色色調での液空気置換時にNGFを併用した画面．黄色色調で液空気置換すると散乱光が少ないが，さらにNGFを併用することでより見やすい．

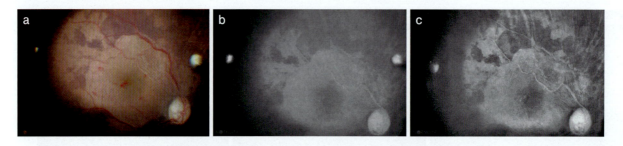

図5 モノクロ画質とNgenuity Factor（NGF）の組み合わせ
a：通常画質でのBBGを用いたILM剝離．b：同じ場面のモノクロ画質．c：モノクロ画質にNGFを併用した画面．コントラストがかなり高くなる．

の特徴である（図3）．色調に関係なくコントラストを強調できるため，細かい設定をするのに抵抗がある術者にとっても，とりあえずこのNGFを上げると視認性が上がるので有用である．

また，画面の色調設定によらずコントラストを強調できるのがこのNGFの汎用性が高いところである．たとえば硝子体手術で空気置換する際に，散乱光の主成分である青色を減らすために画面の色調を青色の対色である黄色にすることができるが，この時画面はやや暗く見づらくなる．そのようなときにNGFを上げることで散乱光が少ないながら視認性が向上する（図4）．空気置換下での眼底の見づらさはこれで解消される．さらに，以前筆者らはBBGを用いたILM剝離において，Yellow-Blueチャンネルを操作したうえで彩度を0にするモノクロモードが有用であることを報告しているが[5]，この

ような色調に設定したうえでもさらにNGFを上げることでより視認性が向上する（図5）．これらの例のように，他の色調設定と別にNGFを設定することでadd-onの効果が期待できる．

ここで重要なのは，Blue BoostとNGFがそれぞれどの程度の設定であればよいのか，という点である．いずれもその強度を0～5まで設定できるため36通りの組み合わせがあり，図2,3のように強度を上げることで画像が変化しているのがわかる．一方で数値を高く設定し過ぎると元映像から大きく乖離してしまって手術がやりづらくなってしまうため，コントラスト比は上がれば上がるほどよいというわけではない．術眼の状態や環境によっても異なるが，筆者はBlue Boost3，NGF 2に設定してILM剝離を行っている（図6）．この設定であれば見やすい環境で黄斑操作を行うことができる．Ngenuityをこれから導入する施設では設定のこだわりがなければ，まずこの設定で行い，あとは術者の好みにより必要があれば微調整をするのをお勧めする．

ここまでNGENUITY Ver 1.5の硝子体手術における新機能の有用性について述べた．それらの機能を活用することで硝子体手術は飛躍的に視認性が向上し，さまざまな手技が効率化される．これまでのDAVSでは従来の鏡筒と同様のものが見える程度であったが，今回のVer 1.5へのアップデートでDAVSが完全に鏡筒での手術を凌駕したと思われる．

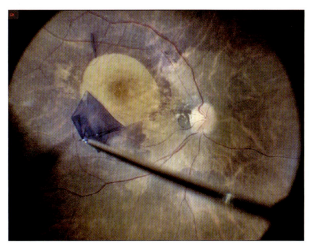

図6 Blue BoostとNgenuity Factor（NGF）を使用した内境界膜（ILM）染色
BBGで染色されたILMに対して，Blue Boost 3 NGF 2の設定とすることで視認性が高くILM剝離を行うことができる．

【文　献】

1) Kumar A, Hasan N, Kakkar P et al：Comparison of clinical outcomes between 324 "heads-up" 3D viewing system and conventional microscope in macular hole surgeries：A pilot study. *Indian J Ophthalmol* **66**：1816-1819, 2018
2) Talcott KE, Adam MK, Sioufi K et al：Comparison of a three- 327 dimensional heads-up display surgical platform with a standard operating microscope for macular surgery. *Ophthalmol Retina* **328**：244-251, 2019
3) Melo AGR, Conti TF, Hom GL et al：330 Optimizing visualization of membranes in macular surgery with heads-up display. *Ophthalmic Surg Lasers Imaging Retina* **51**：584-587, 2020
4) Kamei M, Suzuki H, Terayama H et al：Ergonomic benefit using heads-up display compared to conventional surgical microscope in Japanese ophthalmologists. *PLoS One* **19**：e0297461, 2024
5) Matsumoto K, Sakanishi Y Fujii T et al：Increasing the visibility during internal limiting membrane peeling in vitrectomy surgery. evaluation of monochrome mode with brilliant blue G staining using the NGENUITY 3D visualization system. *Retina* **45**：486-490, 2025

白内障手術教育の課題と AI 技術の応用の可能性

川崎　良*

　毎年 160 万件以上行われている白内障手術をいかに安全に提供するかは，高齢者が増加するわが国の重要な課題である．白内障手術教育，生涯学習，そして，さらなる手術の高度化を可能にするために，人工知能（AI）技術を用いて手術動画を解析する試みがある．AI によってこれまで言語化，数値化できなかった手術の技能を，客観的に評価することが可能となってきた．また，手術に関する業務の効率化に寄与することができるかもしれない．手術教育や手術安全に AI という新たな技術を社会実装するためには，技術的な開発のみならず，倫理的・法的・社会的な課題もあるだろうが，技術革新によって新たな活用方法の可能性が拓かれると考えている．

はじめに：世界の健康課題としての白内障

　わが国は世界に先駆けて長寿社会を達成し，65 歳以上の人口は 3,623 万人となり，総人口に占める割合（高齢化率）も 29.1％となった（令和 5 年 10 月 1 日現在）[1]．65 歳以上人口は 2045 年頃に向けてなお増加傾向が続き，3,945 万人でピークを迎えると推計されている[1]．高齢者の増加に伴って，加齢とともに増える白内障も患者数が増えている．それを反映して白内障手術も増加傾向にある．令和 4 年度の全国の保険診療レセプトを集計した第 9 回 NDB オープンデータによれば，水晶体再建術（K282）は 1,679,878 件算定され，これは眼科手術全体の 46.7％を占めている[2]（図 1）．このように白内障手術は眼科手術のなかでも大きな割合を占め，また加速する高齢社会において社会的需要の高い医療である．

　白内障は「治療できる視覚障害の原因疾患」として，世界的にも屈折異常についで対策をすべき重要な課題として認識されている．ここでいう対策とはすなわち，安全で質の高い手術をいかに提供することができるかという点に尽きる．世界保健機関（WHO）はユニバーサル・ヘルス・カバレッジを評価する指標として，50 歳以上人口に対する effective cataract surgical coverage（白内障人口に占める良好な予後をもたらした白内障手術実施割合）[3] を取り上げており，白内障手術の件数だけでなく，質と有効性にも焦点を当てている．

　高齢者に認められる白内障に対する治療は視力障害の改善を介して，高齢者の生活動作の維持・認知機能の維持にも好影響を与えることが示されている．2024 年に Lancet 委員会が取りまとめた認知症の危険因子と予防のための提言において，あらたに視覚障害が重要であることが取り上げられた[4]．その中でも疾病別にみると白内障と糖尿病網膜症が認知機能低下，認知症発症のリスクの関連があること，そして治療により視力改善が期待される白内障については認知機能低下・認知症予防の観点からも注目されている．

I　白内障手術教育の課題

　白内障手術を修得するための道のりは，図 2 のようなステップを経る．その中でも白内障手術の工程においてはそれぞれの難易度，異なる学習曲線があり，白内障手術においては前囊切開と水晶体乳化吸引術がもっとも習熟がむずかしい段階であること，それらの工程で合併症発生が高いことが，経験的にも研究においても報告されている[5]．そのため，これらの工程の習得のためには十分な実践的なトレーニングが必要であるとされている．手術教育体制としては，眼の解剖，病態の知識の整理と理解に基づき，ウェットラボ・豚眼実習，シミュレーターで十分な感触を経験し，教育に熱意のある指導者，そして患者や病院側の理解のある環境で手術教育を受ける

---

*Ryo Kawasaki：大阪大学医学部附属病院・AI 医療センター，大阪大学大学院医学系研究科・公衆衛生学
〔別刷請求先〕　川崎　良　〒565-0875　大阪府吹田市山田丘 2-2　大阪大学医学部附属病院・AI 医療センター

●トピックス●

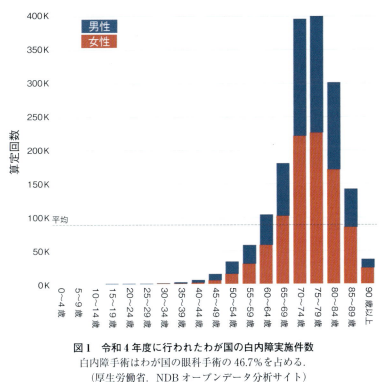

図1 令和4年度に行われたわが国の白内障実施件数
白内障手術はわが国の眼科手術の46.7%を占める.
(厚生労働省. NDBオープンデータ分析サイト)

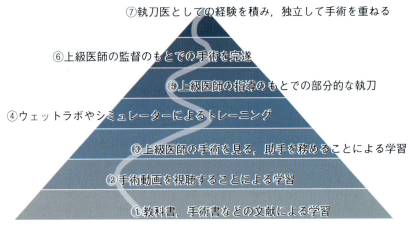

図2 白内障手術修得までの道のり

ことが理想である. ウェットラボ・シミュレーターも多くの方法があるが, 眼科領域の予防や治療の普及・実装を目指した非営利団体ORBIS International[6]は, 眼科手術の教育に取り組んでおり, 各種ウェットラボ用の器具やシミュレーターの一覧, および概要がまとめてあるので, 参考になる. 手術手技の客観的評価指標としては, (The International Council of Ophthalmology's Ophthalmology Surgical Competency Assessment Rubrics (ICO-OSCAR)[7]などがある (**表1**). ドレーピングから顕微鏡操作といった基本動作から, 手術の工程の理解, そして技能評価について言語化されている.

このように手術教育の環境および客観的な評価指標を用いて評価することが提唱されてはいるが, どのような基準で判断するか, また客観的な臨床アウトカムとどれだけ相関・関連しているかなどは議論のあるところである. これらの評価方法は, 評価を行う上級医師にとって

●TOPICS●

表1 ICO-OSCARで取り上げられている白内障手術評価項目とレベルの例

評価項目	Novice（初心者）	Beginner（中級者）	Advanced Beginner（熟練者）	Competent（熟達者）
ドレーピング	補助なしではドレーピングできない	最低限の指示で実施 まつ毛カバー不完全	まつ毛ほぼカバー ドレープ最小限の障害	まつ毛完全にカバー ドレープが視界を遮らない
切開技術	適切でない切開，手術アクセス不良	適切な切開か非漏出のどちらかのみ可能	適切な切開位置だが小さな問題あり	適切なサイズ，位置，アクセス良好
粘弾性物質の適切な使用	使用方法が不適切，前房アクセス困難	最小限の指導で実施，粘弾性物質選択ミス	正しいタイミングで使用，量が適切	適切な粘弾性物質の選択・使用
前囊切開：開始	指導が必要，制御困難	制御できるが時々制御不能	制御可能，最小限の指導のみ必要	制御がスムーズ，迅速に完了
前囊切開：完成	サイズ・位置が不適切，破れやすい	サイズ・位置はほぼ適切だが困難あり	サイズ・位置が正確，コントロール良好	正確なサイズ・位置，迅速な形成
ハイドロディセクションと核回転	核回転不可	部分的に核回転可能，抵抗あり	適切な分離，軽度の抵抗あり	水分離成功，自由回転可能
超音波乳化吸引プローブと第二器具の挿入	挿入困難，創口損傷あり	挿入可能だが困難あり，軽微な損傷	一度で挿入可能，軽度の困難あり	スムーズな挿入，損傷なし
超音波乳化吸引プローブと第二器具の安定性	可視性なし，眼位不安定	可視性維持がむずかしい，眼位調整必要	可視性維持，大部分の時間で眼位安定	可視性常に維持，眼位安定
核処理：溝掘り・分割	不適切なパワー・制御不能	適切なパワー選択だがミスあり	パワー・制御が適切，軽度の問題あり	パワー・制御が完璧，問題なし
核の回転と操作	回転不可	回転可能だが小さな損傷あり	最小限の抵抗で回転可能	核回転は安全でスムーズ
核の破砕・分割と安全な超音波乳化吸引	破砕・分割困難，眼位不安定	一部成功するが制御がむずかしい	ほぼ安全に破砕・分割可能	安全に破砕・分割，適切な管理
灌流・吸引技術と皮質除去	吸引困難，皮質除去不完全	吸引制御が不完全，皮質除去遅い	吸引制御良好，皮質除去に小さな問題あり	適切な吸引・皮質完全除去
眼内レンズ（IOL）の挿入・回転・固定	IOL挿入不可・不適切な位置	IOL挿入は可能だが過度の操作が必要	IOL挿入ほぼスムーズ，少しの調整必要	IOL挿入・位置調整がスムーズ
創閉鎖：縫合・水分補充・密閉確認	縫合困難，創口閉鎖不十分	縫合可能だが追加操作が必要	縫合は良好だが微調整が必要	縫合・閉鎖が適切，密閉確認済み
手術中の眼球位置と角膜歪みの最小化	眼球常に動く・角膜歪みあり	眼球の位置は時々ずれる	眼球の位置は通常安定	眼球は手術中常に安定
顕微鏡下での眼の中央位置の維持	顕微鏡内での眼の位置調整頻繁	眼の位置調整が時々必要	軽微な調整が必要だが大きな問題なし	顕微鏡内で眼の位置が安定
結膜・角膜組織の取り扱い	組織損傷が頻繁に発生	組織損傷の可能性あり	適切な組織取り扱い	組織に損傷なし
術中の空間認識	器具が頻繁に組織に接触	偶発的な組織接触が発生	ほぼ適切な空間認識	適切な空間認識
虹彩保護	虹彩を常に危険にさらす	虹彩保護に課題がある	適切に虹彩保護ができる	虹彩損傷なし，適切な保護
手術の速度と流れ	動作が遅く頻繁な中断あり	非効率的な動きが散見，手術時間約60分	手術時間約45分	スムーズな手術，約30分以内

(International Council of Ophthalmology's Ophthalmology Surgical Competency Assessment Rubrics (ICO-OSCAR))

（文献7をもとに筆者私訳）

は，専攻医の手術を見直しながら評価するための多くの時間と労力，すなわち評価者としての経験，客観性の維持や標準化などの労力を要するため，わが国では広く利用されているとはいえない．また，手術のコツ，あるいは暗黙知をどう伝えるかは明確な方法論はない．指導を受ける医師の上達度を客観的に評価できるようになれば，教育の標準化と効率化，また安全な手術導入にも貢献する可能性があると考える．

II AIを用いた白内障手術解析

筆者らはこのような状況に，人工知能（artificial intelligence：AI）技術を応用した手術教育や手術技能

評価が有用である可能性があると考え，研究を行ってきた．本稿ではAIを用いた手術の新たな評価技術の社会実装に向け，手術動画レポジトリなどのプラットフォーム化の試行を行ってきた経験，その中で感じた技術的そして倫理的・法的・社会的な課題も含めて概説する．

1. 「熟練者の技能」を表す指標を定義し，指標化する機械学習的アプローチ

手術の熟練の度合いを表現するために顕微鏡下の動画上から器具の動き・軌道を抽出し，そこから指標を作成するモデルを作成した．具体的にはまず3施設5名の白内障術者の協力を得て，白内障手術動画約3,500件を収集し研究を開始した．手術動画を解像度1,920×1,080ピクセル，30フレーム/秒に変換し，手術器具や目印となる解剖学的部位についてのアノテーションはVector-based labelling（画面上の器具を縁取りするようなラベル）を人力で作成した．12,000フレームに対して解剖学的部位と器具（結膜・角膜縁・瞳孔縁・連続円形切嚢（continuous curvilinear capsulorhexis：CCC）の縁・強角膜創口，鑷子・針・ナイフ・眼内レンズインジェクター・眼内レンズ・プローブ先端など）のアノテーションを描画し，各項目について最低200フレームを確保した．このデータを基に深層学習モデルを用いて，自動的に解剖学的部位と器具をピクセル単位で描画するセマンティックセグメンテーションのモデルを作成した．その際に，白内障手術動画のように比較的同じようなフレームが連続する動画において，より精度を向上させるために，あえてランダムにフレームの順序を変えるなどのノイズを加えるnoisy long short-term memory（Noisy-LSTM）モデル[8]を作成した．この動画解析法をもとに，各フレームの中に現れる解剖学的部位として，解剖学的部位や手術器具をピクセル単位で描写することが可能となった．この技術を技能評価に用いるにあたり，Kimらは，CCCを行っている動画に対してtemporal convolutional neural networks（TCNs）を使った深層学習モデルを用いて解析し，器具先端位置，器具先端移動速度，そしてフレーム間での物体位置移動（optical flow fields）として指標化した[9]．ICO-OSCARによる熟練度評価スコア（commencement of flap & follow-through と formation and completion）に基づく熟練者と非熟練者の判別結果では，前嚢鑷子先端移動速度を指標と

するのがもっともよい判別能を得たという．そこで筆者らもこの研究に着想を得て，種々の器具の動かし方の指標化を進め，熟練者と手術を始めたばかりの術者を高い精度で判別することができる指標を開発した（特願2023-034748）．Moritaらは手術合併症（硝子体脱出，後嚢破損，虹彩損傷，虹彩脱出，Zinn小帯断裂，核落下，CCC不全，CCC破損，創口縫合）を教師データとして，遡ってそれぞれの動画フレームにおける手術合併症の発生確率を算出することで，リアルタイムに手術合併症の発症確率に基づくアラートを発することができる可能性を報告している[10]．これはこれまでにないAIが直接，リアルタイムに手術のコーチングに寄与する新しい教育システム実現の可能性を示しており，今後の研究に期待したい．

2. 手術時間の予測

畳み込みニューラルネットワークを用いた深層学習は「AIが眼を獲得した」と例えられるように，これまでは特定の特徴や領域を指定しなければ解析できなかった画像を直接扱うことができる画期的な手法であるといえる．動画においても応用することが可能であり，筆者らはこのようなアプローチの第一段階としてリアルタイムに手術時間を推定するモデル作成を行った[11]．まず，比較的安定した熟練した手術者の2,310本の手術動画を教師データとし，手術開始時点のフレームから「手術終了時間」を推定するモデルを作成し平均絶対誤差（（mean absolute error：MAE）が19.4±24.9秒を達成した．ただし，このままでは学習データを提供した一人の術者向けのモデルであるため，学習させたモデルをそのまま他の術者に当てはめるとMAEは約18％程度と誤差が増えた．そこで，そのモデルをもとにそれぞれの術者ごとに30～120件程度の少ない数の手術動画でファインチューニングすることでMAEが5～8％まで誤差を減らすことができることを報告した．このようなモデルは手術室の業務マネジメントや手術時間の詳細な指標化による手術上達の指標に応用することも可能であると考えている．

おわりに

眼科手術教育の過程においては手術の安全性が最優先され，研修中の眼科医は大きな術中合併症を起こさない

●TOPICS●

ことを目標に手術に臨む．この段階を終えると，手術時間の短縮や軽微な合併症率の減少に反映されるような，より高い手術効果を達成することが目標になる．また，日帰り手術では侵襲の少なさと安全性が最優先される．AIによる客観的評価は手術を習得する導入の教育，質の担保や生涯教育などにおいて医師に負担をかけることなく評価を提供する機会を提供すると考えている．また，詳細な手術技術の指標化で臨床研究への応用や教育への応用，ロボット手術への寄与などさまざまな可能性が拓かれることを期待したい．

謝辞：本稿において取りあげた研究について，大阪大学データビリティフロンティア機構の李良知先生，中島悠太先生，Bowen Wang先生，長原一先生，ツカザキ病院の田淵仁志先生，京都大学の三宅正裕先生，筑波大学の木内岳先生，大鹿哲郎先生，山形県山形市佐藤眼科病院の佐藤浩章先生，北海道函館市江口眼科病院の江口秀一郎先生，大阪大学の白木彰彦先生，﨑本晋先生，岐阜大学の坂口裕和先生に深くお礼申しあげます．本研究は，AMEDメディカルアーツ研究採択課題「手術動画解析AIを用いた『熟練の技』の教育と手術支援」（研究代表者：大鹿哲郎・筑波大学教授），厚生労働省科学研究費採択課題「『AIの眼』による医療安全確保に関する研究」（研究代表者：大鹿哲郎・筑波大学教授），戦略的イノベーション創造プログラム（SIP）「AI（人工知能）ホスピタルによる高度診断・治療システム」の研究開発資金を一部充当し，開発を推進しました．深くお礼申し上げます．

【文　献】

1) 厚生労働省．令和6年版高齢社会白書．
https://www8.cao.go.jp/kourei/whitepaper/index-w.html
2) 厚生労働省．NDBオープンデータ分析サイト．第9回 医科診療行為 性年齢別 算定回．
https://www.mhlw.go.jp/ndb/opendatasite/dai9kai/ikashinryou/sei_nennrei/index.html
3) Ramke J, Gilbert CE, Lee AC et al：Effective cataract surgical coverage：an indicator for measuring quality-of-care in the context of Universal Health Coverage. PLoS One 12：e0172342, 2017
4) Livingston G, Huntley J, Liu KY et al：Dementia prevention, intervention, and care：2024 report of the Lancet standing Commission. Lancet 404：572-628, 2024
5) Dooley IJ, O'Brien PD：Subjective difficulty of each stage of phacoemulsification cataract surgery performed by basic surgical trainees. J Cataract Refract Surg 32：604-608, 2006
6) ORBIS International. Simulation Center e-manual.
https://issuu.com/orbisintl/docs/simulationcenter_emanual_final?fr=sY2Q4ZTE4MTEzNDg
7) ICO-OSCAR（The International Council of Ophthalmology's Ophthalmology Surgical Competency Assessment Rubrics. International Council of Ophthalmology. https://icoph.org/mp-files/phacoemulsification.pdf/
8) Wang B, Li L, Nakashima Y et al：Noisy-LSTM：improving temporal awareness for video semantic segmentation. IEEE Access 9：46810-46820, 2021
9) Kim TS, O'Brien M, Zafar S et al：Objective assessment of intraoperative technical skill in capsulorhexis using videos of cataract surgery. Int J Comput Assist Radiol Surg 14：1097-1105, 2019
10) Morita S, Tabuchi H, Masumoto H et al：Real-time surgical problem detection and instrument tracking in cataract surgery. J Clin Med 9：3896, 2020
11) Wang B, Li L, Nakashima Y et al：Real-time estimation of the remaining surgery duration for cataract surgery using deep convolutional neural networks and long short-term memory. BMC Med Inform Decis Mak 23：80, 2023

◉TOPICS◉

島根大学前房出血スコアリングシステム（SU-RLC）

原野晃子* 谷戸正樹*

　眼内手術後の前房出血を定量的に評価するため，筆者ら島根大学前房出血スコアリングシステム（SU-RLC）を開発した．このシステムは「浮遊赤血球（R）」「液面形成（L）」「血餅（C）」の三要素を数値化し，術後出血の詳細な記録と共有を可能にする．SU-RLC を用いた研究では，谷戸式眼内トラベクロトミー（TMH）は iStent より術後早期の出血が多く，一時的な眼圧上昇がみられたが，長期的な眼圧への影響はなかった．また，若年近視は血餅形成（C スコア）のリスク因子とされ，術後眼圧上昇に関連する可能性が示唆された．SU-RLC の活用することで，術後合併症の予測や術式選択の一助となることが期待される．

はじめに

　緑内障手術を含め，眼内手術の合併症の一つに眼内出血がある．低侵襲緑内障手術（micro invasive glaucoma surgery：MIGS）のような，線維柱帯を切開したりデバイスを留置したりする手術では，Schlemm 管から血流の逆流が起こり，術後前房出血を呈する．筆者らは，術後の前房出血の評価に適したグレーディングシステムとして，島根大学前房出血スコアリングシステムを開発した．術後前房出血が術後の経過にどのように影響するのか，また出血をきたす症例はどのような特徴があるのかを，スコアリングシステムを用いた研究を交えて紹介する．

I 島根大学前房出血スコアリングシステム

　眼外傷による眼内出血の程度を評価するシステムはすでに存在しており（図1），前房出血の高さで三つのカテゴリーに分類される[1]．この方法は非常にシンプルでわかりやすいが，眼内手術後の出血は外傷性出血に比べて微量であることが多く，このシステムでは十分に対応できない可能性が高い．筆者らは術後の出血の程度を正確に記録・共有できるスコアリングシステムがあれば，術後合併症の予測や術式の選択に役立つと考えた．そこで，眼内手術後の出血を評価する新しい方法として，島根大学前房出血スコアリングシステム（Shimane University Postoperative Hyphema Scoring System：SU-RLC）を開発した[2]（表1）．このシステムは，眼内出血を「R（Red blood cells）：浮遊赤血球」「L（Layer formation）：液面形成」「C（Blood clot）：血餅」の三要素に分け，それぞれの程度を数値化して3桁の数字で表す評価方法である（図2）．SU-PAP での出血評価の実際を図3に示す．このシステムにより，術後の眼内出血をより定量的かつ詳細に記録することが可能となった．

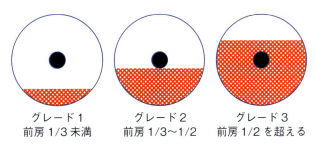

図1　外傷性出血で用いられるグレーディングシステム

グレード1　前房1/3未満
グレード2　前房1/3～1/2
グレード3　前房1/2を超える

II 線維柱帯切開術または iStent の術後前房出血の程度は術後成績に影響するのか

　筆者らは谷戸式眼内トラベクロトミー（Tanito microhook ab-interno trabeculotomy：TMH）または iStent と白内障同時手術の術後眼内出血と術後成績の関係を SU-RLC を使って解析した．症例は 2019～2020 年に

---

* Akiko Harano and Masaki Tanito：島根大学医学部眼科学講座
〔別刷請求先〕原野晃子：〒693-8501 島根県出雲市塩冶町89-1　島根大学医学部眼科学講座

●TOPICS●

表1　島根大学前房出血評価システム（SU-RLC system）

スコア	0	1	2	3
R	浮遊赤血球なし	浮遊赤血球あり：虹彩紋理が明瞭に観察できる	浮遊赤血球あり：虹彩紋理が明瞭に観察できない	多数の前房内浮遊赤血球あり：虹彩紋理が観察できない
L	液面形成なし	1mm（2角膜厚）までの液面形成	瞳孔領下縁までの液面形成	瞳孔領下縁を超える液面形成
C	血餅なし	血餅あり		

SU-RLC：Shimane University Postoperative Hyphema Scoring, R：Red blood cells, L：Layer formation, C：Blood clot.

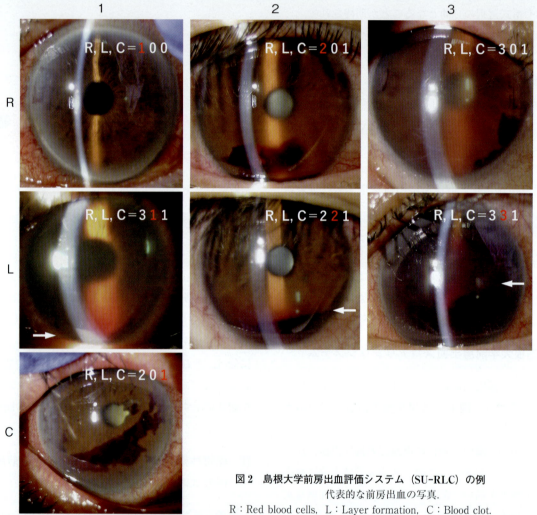

図2　島根大学前房出血評価システム（SU-RLC）の例
代表的な前房出血の写真．
R：Red blood cells，L：Layer formation，C：Blood clot.

TMHまたはiStentが行われた，過去に眼内手術の既往がない原発開放隅角緑内障または落屑緑内障の患者である．術後3日間，2週目，3カ月目にSU-RLCで出血のスコアリングを行った．TMHの線維柱帯切開範囲は鼻側耳側それぞれ1時間であった．

術前眼圧はTMHが19.7mmHgでiStentが15.9mmHgでありTMHのほうが有意に眼圧は高かった（p＜0.01）．術後1日，2日目の眼圧はTMHとiStentでそれぞれ14.2mmHg，12.7mmHgと10.7mmHg，9.4mmHgとTMHのほうが高かったが，術後3日目は13.0mmHgと

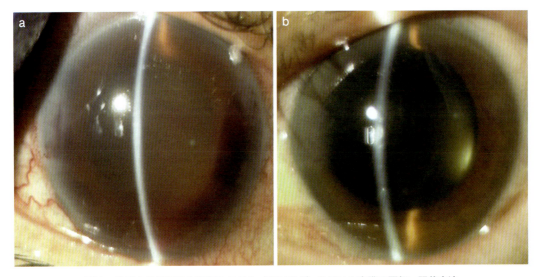

図3 島根大学前房出血評価システム（SU-RLC）を用いた実際の評価・記載方法
a：浮遊赤血球により虹彩紋理がまったく見えないのでR＝3，1mm（2角膜厚）未満の液面形成があるので，L＝1，血餅があるのでC＝1．診療録にはRLC311と記載した．b：浮遊赤血球により虹彩紋理がぼやけて見えるのでR＝2，液面形成と血餅はないのでL＝0，C＝0．診療録にはRLC200と記載した．

9.7 mmHg（p＝0.07），術後3カ月目には13.7 mmHgと13.6 mmHg（p＝0.94）と有意差は認めなかった．

TMHとiStentの術後SU-RLCを比較したところ，術後3日間の「浮遊赤血球：R」はTMHとiStentでそれぞれ2.6，1.9，1.4と1.0，0.4，0.0と有意にTMHのほうがスコアは高かったが，2週目に差はみられなかった．「液面形成：L」は術後1日目がそれぞれ0.3と0.0でTMHのほうが高かったが2日目に差はなくなった．また，術後2日目の「血餅：C」はそれぞれ0.3と0.1でTMHのほうがiStentよりもスコアが高かったが，3日以降差はなくなった．RLC合計値を比べると，TMHとiStent 3日間でそれぞれ3.2，2.4，1.6と1.1，0.5，0.1と有意にTMHのほうがスコアは高かったが，2週目には有意差はなくなった．

術後のSU-RLCスコアと相関するさまざまな因子を調べるため，単変量解析を行ったところ，「浮遊赤血球：R」と相関を示したのが，術前眼圧（係数0.25，p＝0.02），術前薬剤スコア（係数0.26，p＝0.02）であった．「液面形成：L」と相関を示したのが，術前薬剤スコア（係数0.28，p＜0.01）・術後1日目の眼圧（係数0.22，p＝0.04）・術後3カ月目の眼圧下降幅（係数－2.41，p＝0.04：つまりLスコアが高いほど眼圧下降幅が大きかった）であった．術後の「血餅：C」と相関を示したのが年齢（係数－0.30，p＜0.01），等価球面度数（係数－0.29：p＜0.01），術後3カ月目の眼圧（係数0.24，p＜0.02）であった．

TMHとiStentを合わせたすべての症例のSU-RLCを重回帰モデルで解析したところ，「浮遊赤血球：R」と有意に相関する因子は，手術がTMHであること（係数0.81，p＜0.0001），抗血小板薬または抗凝固薬を内服していること（係数0.26，p＝0.03）であった．また，「血餅：C」に関連している因子は術式がTMHであること（係数0.81，p＝0.03），等価球面度数（係数－0.02，p＜0.03）であった．

術後のSU-RLCスコアとさまざまな因子の関係を，術式別に重回帰モデルを用いて解析したところ，TMH群に関しては「血餅：C」と等価球面度数に負の相関があった（係数－0.03，p＜0.02）．そのほかの性別・緑内障病型，抗血小板薬または抗凝固薬の内服，年齢，術前眼圧，術前薬剤スコア，術後1日目，3カ月目の眼圧，術後1日目，3カ月目の薬剤スコアに有意な相関は認めなかった．iStent群に関しては「浮遊赤血球：R」と抗血小板薬または抗凝固薬の内服で正の相関がみられた（係数1.04，p＜0.04）．また，術後1日目の眼圧と「血餅：C」のスコアに正の相関を認めた（係数0.04，p＜0.02）．

●TOPICS●

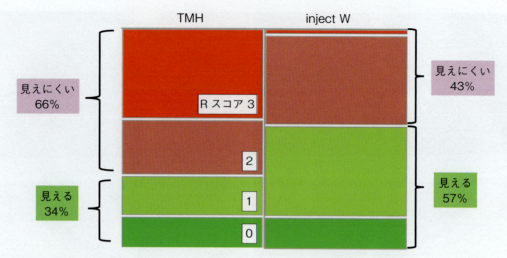

図4 谷戸式 ab interno trabeculotomy (TMH) と iStent inject W の術後浮遊赤血球 (R スコア) の比較
見えにくい：患者の見え方＝見えにくい（細隙灯顕微鏡で虹彩紋理が不明瞭またはまったく見えない）．
見える：患者の見え方＝見える（細隙灯顕微鏡で虹彩紋理がはっきり見える）．TMH は術後の R スコア最高値の 64％を 2 と 3 で占めていた．inject W は R スコア 2 と 3 の割合は 43％であった．TMH のほうが inject W よりも有意に術後 R スコアは高かった（p＜0.01，Fisher の正確検定）．
TMH：谷戸式 ab interno trabeculotomy (TMH)，R：Red blood cells.

この研究では，術後前房出血は術後3日目までTMHのほうがiStentよりも多く，術後眼圧は術後2日間はTMHのほうが高かったが，術後3日目以降差はみられなくなった．このことから術後2～3日の前房出血は術後2～3日の眼圧に影響している可能性があるが，術後3日目以降は出血に差はなくなり眼圧も影響は受けない可能性がある．また，単変量解析において「血餅：C」の値と術後3カ月目の眼圧に正の相関が出たことから，Cスコアは長期的な眼圧上昇に関与する可能性が示唆された．また，Cスコアは単変量解析で年齢と負の相関がみられ，単変量解析とTMHの重回帰モデルともに等価球面度数と負の相関が認められたことから，若年・近視であることが血餅の発生に関与している可能性がある．筆者らは，若年者は線維柱帯を覆っている靱帯であるpectinate ligamentの弾性力が高く，谷戸式 ab internoトラベクロトミーマイクロフック（イナミ）で鈍的に線維柱帯をひっかけると，周囲の組織もひっぱられて毛様体解離が起こる可能性があることを報告している[3]．若年の近視は若年開放隅角緑内障の特徴でもり，近視・若年は解剖学的特徴からも血餅発生（Cスコア）のリスク因子と考えられる．iStentに関しては「浮遊赤血球：R」と抗血小板薬または抗凝固薬の内服で正の相関がみられたが，TMHでは内服の有無では相関はなかった．

TMHではiStentと比べ前房出血が多いため，内服の有無では差が出なかった可能性がある．今回，抗血小板薬・抗凝固薬を内服していた症例は脳梗塞の慢性期や心房細動に対する内服であったため，TMH間で出血に有意な差はみられなかっただけで，多量の抗血小板薬・抗凝固薬を内服している場合は，出血が増える可能性がある．

千原らは，眼内トラベクロトミーにおいて，液面形成が1mmを超える（Lスコア2以上）症例の中で，血餅あり・なし（Cスコア0・Cスコア1）での術後成績を比較した．術後1週間後の眼圧は，血餅がある群のほうは平均29.3mmHg，血餅がない群で16.1mmHgと血餅がある群のほうが有意に高かったことを報告した（p＜0.01）[4]．また，血餅がある群の術後スパイクの眼圧は，血餅がない群よりも有意に高かった．この研究から，術後出血，とくにCスコアは術後眼圧・術後スパイクに関係すること，浮遊赤血球・液面形成・血餅それぞれを評価する重要性が示唆された．

III　iStent inject と TMH の僚眼比較

現在，初代iStentから二代目iStentであるiStent inject W（以下，inject W）が主流になっている．筆者らは同じ患者に対し片眼はTMH，僚眼はinject W

を行った39例78眼を比較検討した．TMHの線維柱帯切開範囲は30眼（77％）で鼻側切開，9眼（23％）で鼻側耳側両切開であった．術前眼圧はTMHとinject Wでそれぞれ19.6mmHg，15.7mmHgとTMHのほうが有意に高かった（p<0.01）．術後1年の眼圧はそれぞれ13.0mmHg，12.9mmHgと有意な差は認めなかった（p=0.88）．また，眼圧下降幅は術後1年でそれぞれ－6.6mmHg，－2.7mmHgとTMHのほうが大きかった（p<0.01）．術後のSU-RLCの「浮遊赤血球：R」の最高値を2群間で比較すると，スコア2と3（虹彩紋理がぼやけて見える〜まったく見えない，術後視力低下に影響する値）の割合はTMHで66％，inject Wで43％となり，inject Wのほうが術後の視力回復は早い可能性が示唆された（図4)[5]．術式が違うため一概にどちらがよいということはできないが，inject Wのほうが術後出血が少なく術後視力回復は早い．しかし，TMHはデバイスを挿入することなく眼圧下降が望めるという利点があり，総合的に判断し術式を選択する必要がある．

IV まとめ

術後早期の前房出血は，眼圧上昇に関係する可能性があること，とくに血餅は若年者の近視眼にできやすく，長期的な眼圧上昇に関係する可能性があることから，できるだけ前房出血は少ないほうがよいと思われる．若年者の線維柱帯を切開する際は，線維柱帯周囲の組織が引っ張られていないか注意しながら行う必要がある．また，iStentやiStent inject WのようなTMHよりも出血が少ない手術であっても，抗血小板薬・抗凝固薬を内服している症例では前房出血が予想以上にでる可能性があるため，術前に説明をしっかりと行っている．SU-RLCシステムなどの客観的な前房出血の指標を用いることで，出血の程度を共有できるため，ぜひお薦めしたい．

【文　献】

1) Edwards WC, Layden WE：Traumatic hyphema. a report of 184 consecutive cases. *Am J Ophthalmol* **75**：110-116, 1973
2) Ishida A, Ichioka S, Takayanagi Y et al：Comparison of postoperative hyphemas between microhook ab interno trabeculotomy and iStent using a new hyphema scoring system. *J Clin Med* **10**：5541, 2021
3) Ishida A, Mochiji M, Manabe K et al：Persistent hypotony and annular ciliochoroidal detachment after microhook ab interno trabeculotomy. *J Glaucoma* **29**：807-812, 2020
4) Chihara E, Chihara T：Consequences of clot formation and hyphema post-internal trabeculotomy for glaucoma. *J Glaucoma* **33**：523-528, 2024
5) Harano A, Shimada A, Ichioka S et al：Fellow-eye comparison between phaco-Tanito microhook trabeculotomy and phaco-iStent inject W. *J Clin Med* **12**：7005, 2023

感染性涙道疾患の臨床

後藤　聡*

　内眼角部の感染＝涙囊炎ではない．感染性涙道疾患はときに生命や視力に影響することがあり，われわれ眼科医にとって留意すべき病態である．今回，比較的遭遇しやすい涙囊炎，涙小管炎，先天鼻涙管閉塞，先天涙道皮膚瘻，涙囊憩室炎について症例を交えて解説する．

はじめに

　内眼角部の感染＝涙囊炎ではない．

　涙道内視鏡の出現によりわが国では涙道手術が独自に進歩してきた．しかし，慢性・急性涙囊炎などの鼻涙管閉塞に対しては，涙道内視鏡併用涙管チューブ挿入術よりも涙囊鼻腔吻合術で治療するほうが効果的である，という意見も多い．

　また，感染性涙道疾患の起炎菌の多くは細菌であるが，抗菌薬が進歩してきた現在でも感染症の脅威は続く．涙小管炎起こす放線菌はペニシリン系薬剤が有効とされているが，現在ペニシリン系点眼薬はない．高齢化が進むわが国では易感染者も多く，さらにステロイド常用者や他の免疫抑制薬，抗癌剤使用者などが感染症にかかると重篤になる．

　今回，感染性涙道疾患の代表例である慢性・急性涙囊炎，涙小管炎，先天鼻涙管閉塞，その他の感染性涙道疾患について診断と治療を症例提示して解説する．

I　涙道診療の進め方

　図1に涙道閉塞診断のフローチャートを示す[1]．このチャートは閉塞の有無と閉塞部位のおおまかな場所がわかるためのものである．このチャートで疾患名は判別できないが，症状と通水の有無で予想ができる．

1．涙囊炎

　鼻涙管閉塞に引き続き涙囊鼻涙管内で感染と炎症が起きると，慢性涙囊炎になる．慢性涙囊炎が急性増悪すると急性涙囊炎に至ると考えられるが，急性鼻炎に引き続き急性涙囊炎になる病態も存在する．典型的な所見は流涙眼脂が主訴で涙液メニスカス高が高く，フルオレセイン残留試験陽性，通水不通である．急性鼻炎に引き続いたものは通水がパスすることもある．

　治療は手術療法で，涙管チューブ挿入術か涙囊鼻腔吻合術（dacryocystorhinostomy：DCR）であるが，再閉塞のリスクからDCRを選択する涙道術者が多い．

　症例1（図2）は60歳，女性．既往に関節リウマチ，統合失調症あり，メトトレキサート，ステロイドの内服中であった．急性涙囊炎の既往が何度かあり紹介受診．経過中に眼窩内膿瘍起こし緊急でDCR鼻外法を行った．術後炎症の鎮静は早期に図られたが治療の甲斐なく術後数日で光覚消失となった[2]．

2．涙小管炎

　涙小管主体におきる感染性疾患で，原因としては放線菌，黄色ブドウ球菌などが多い．ほかに真菌やウイルスによるものも報告されている．

　放線菌は嫌気性菌で涙小管内にコロニーを形成し菌石とよばれる状態になる．菌石は黄色〜茶褐色のものが多いが緑色のものも散見される．

　治療は菌石除去であるが，切開法，圧出法，搔爬法などさまざまな方法がある．涙道閉塞がある場合は開放し，炎症が強い場合は術後癒着を懸念し，涙管チューブ留置する[3]．

　症例2（図3）は55歳，男性．右眼脂にて紹介受診．涙小管内の菌石を圧出し，涙道内視鏡にて菌石取り残しがないことを確認し終了した．

---

*Satoshi Goto：聖マリアンナ医科大学眼科学教室
〔別刷請求先〕　後藤　聡：〒216-8511　神奈川県川崎市宮前区菅生2-16-1　聖マリアンナ医科大学眼科学教室

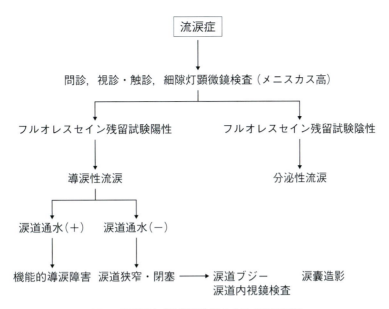

図1 慈恵医大式流涙症診断のための検査手順

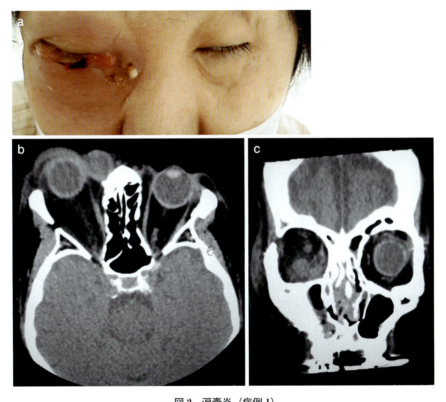

図2 涙囊炎（症例1）
a：内眼角部より自壊し膿が出てきている．眼窩全体に蜂窩織炎を起こしている．b：単純CT．眼球が前方に圧排されている．c：単純CT．右眼窩内下方にisodensity areaの眼窩内膿瘍を認める．

3. 先天鼻涙管閉塞

鼻涙管の開口不全で，出生5～20人に1人の割合で発症するとされている．

自然開通も多く，生後3カ月で80％程度，生後12カ月で90％強だが100％ではない．成長とともに全身麻酔や涙道内視鏡での治療が考慮されていくため，生後

●TOPICS●

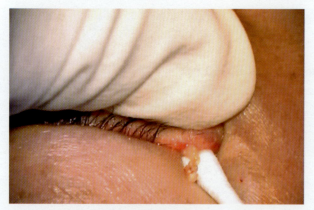

図3 涙小管炎（症例2）
左下涙点より菌石を手と綿棒で圧出しているところ．

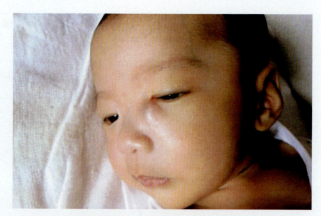

図4 先天涙囊瘤（先天性鼻涙管閉塞の亜型）（症例3）
左内眼角部に青色〜赤色の腫瘤を認める．

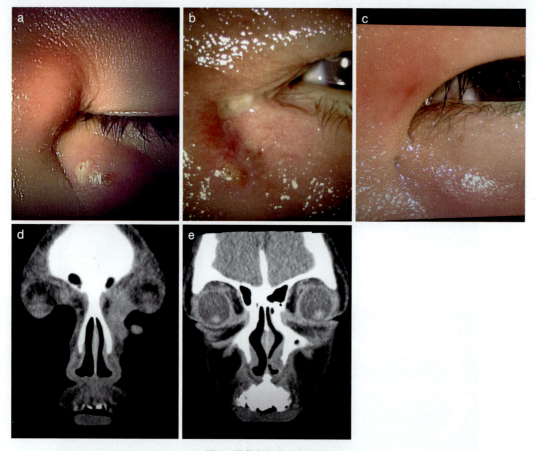

図5 涙道皮膚瘻（症例4）
a：発症5日目初診時．内眼角腱より上方から下眼瞼内側まで腫れて蜂窩織炎を起こしている．b：発症8日目．自壊して腫れは改善．c：発症1カ月．腫れはほぼなく内眼角皮膚に瘻孔を認める．d, e：単純CT．内眼角〜下眼瞼までの蜂窩織炎を認めるが涙囊の腫大はない．

12カ月までの早期ブジーは，Minds方式ガイドラインでは医療経済的にも弱く推奨されている．先天鼻涙管閉塞の亜型に先天涙囊瘤（先天涙囊ヘルニア，涙囊青色腫）があり，鼻腔内にシストを形成し呼吸不全を起こす場合があるため，両側例では生後早期に経鼻的造瘻術や涙道プロービングが必要となる[4]．

症例3（**図4**）は生後5日，男児．生直後から両側内眼角部に青色の腫瘤を認めたが右側は2日目に消失，左側に対しては経鼻的造瘻術を行った．

4. その他

a. 涙道皮膚瘻の瘻孔炎

急性涙囊炎と診断されがちだが，炎症が引いてみると内眼角に瘻孔を認める．急性期には炎症に伴う疼痛があるため何度も繰り返す場合には手術適応になる．手術は瘻孔摘出である．

症例4（**図5**）は12歳，男児．今回初めての左涙囊炎とのことで紹介受診．眼脂はあるものの流涙なく，涙液メニスカス高低く，色素残留試験陰性，通水試験パスであった．眼窩蜂窩織炎も起こしていたため，抗菌薬の点滴，内服，点眼，眼軟膏にて通院したところ，2週間ほどで消炎．活動期には発見されなかった皮膚瘻を鎮静後は内眼角部にて確認することができた．何度か炎症を起こし，本人の希望があれば瘻孔切除を予定しているが，本人の希望もあり経過観察となった．

手術を予定するとすればまず涙道内視鏡下に涙管チューブ挿入を行い，涙道を愛護的に，瘻孔を経皮的に切除していく予定である．

b. 涙囊憩室炎

確定診断は涙道造影で涙囊内の突出を認める所見．消化管にできる憩室とは病態的に違うかもしれない．筆者は涙道皮膚瘻の開通不全が含まれると考える．涙道皮膚瘻と異なり皮膚側に瘻孔や痕跡を認めない．

症例5（**図6**）は86歳，女性．内眼角部の炎症を何度か起こしてきたため，急性涙囊炎と紹介受診．涙液メニスカス高は左に比べ高く，色素残留試験も陽性，通水はパス．細隙灯顕微鏡検査にても内眼角部に発赤と腫瘤を認めるものの皮膚瘻を確認できない．

手術は涙道内視鏡を行い，涙囊鼻涙管移行部狭窄を認めたため，涙管チューブ留置を行い，狭窄をしっかり解除し，その後経皮的に炎症，腫瘤部分を涙囊粘膜まで完

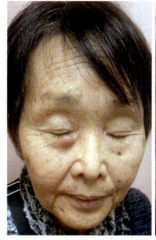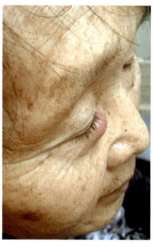

図6　涙囊憩室炎
右下眼瞼内側に発赤・腫瘤を認めるが皮膚に瘻孔を認めない．

全切除した．

おわりに

感染性涙道疾患は感染症がベースにあるが，抗菌薬で保存的に治療するだけではなく外科的療法を要することが少なくない．また，外科的介入を行うタイミングを図るのも悩むときが多々ある．症例1のように感染症の勢いが強ければ失明に至るケースもあり，また症例3の先天涙囊瘤が両側で持続すれば乳幼児突然死の原因となる可能性もある．われわれ眼科医は，涙道疾患は生命や失明にあまり関係ないと軽視しないで真剣に取り組むべきである．

【文　献】

1) 後藤　聡：涙道内視鏡入門．p14-161，メジカルビュー社，2016
2) 後藤　聡：涙道閉塞．耳鼻咽喉科展望 **57**：157-159，2014
3) 後藤　聡：眼科診療マイスターⅡ，診断と治療（飯田知弘，中澤　徹，堀　裕一編）．メジカルビュー社，2017
4) 先天鼻涙管閉塞診療ガイドライン作成委員会：先天性鼻涙管閉塞ガイドライン．日眼会誌 **126**：991-1021，2022

●TOPICS●

眼瞼下垂手術における合併症とその予防

三村真士*　吉村彩野*

　眼瞼下垂は高齢者を中心に頻繁にみられる疾患であり，視機能低下の要因となる．内眼手術の発展に伴い，眼形成再建外科にも関心をもつ眼科医が増加しているが，眼瞼手術は非眼科医によって施行されることも少なくない．本稿では眼瞼下垂手術とその合併症に焦点をあてる．手術には眼瞼挙筋機能改善手術，皮膚弛緩手術，前頭筋吊り上げ術があり，それぞれ病態に応じて選択される．おもな合併症として兎眼症，角膜障害，瘢痕，整容面の問題があり，術前評価と愛護的手技が重要である．眼瞼下垂手術は視機能とQOLを改善するが，機能・整容面の両立と合併症予防のための専門的知識と技術が求められる．

はじめに

　眼瞼下垂の有病率は非常に高く，日常の眼科診療においても，高齢者を中心に多数遭遇する病態の一つである．白内障手術や網膜硝子体手術をはじめとした内眼手術がめざましく進歩し，眼球自体の機能を改善・維持できるようになった一方で，近年では眼瞼下垂などの眼付属器疾患による視機能低下が注目され，眼科医の中でも眼瞼，涙道，眼窩を専門とする眼形成再建外科医を志す眼科医が増えている．

　一方で，眼瞼手術は眼科医のみならず，非眼科医が施術することも少なくない．これは歴史的に，内眼手術を中心に現代日本眼科学を発展させてきた反面，眼瞼手術は非眼科医に依頼する，という慣例があったからというのがおもな原因であろう．しかし，とくに上眼瞼は眼表面に多大な影響を与える部位であり，眼球と密接に関連することを十分理解しなければ，容易に術後眼合併症を起こしえる，ということを肝に命じなければならない．

　本稿では，そのような眼球と密接にかかわる眼瞼下垂を治療する際の，術後合併症に焦点をあてる．

I　眼瞼下垂手術の目的と適応

　眼瞼下垂とは，視軸に上眼瞼の組織がかかってしまい，物理的に視野狭窄を起こす病態である．この視野障害は，第一眼位の場合のみならず，上方視のときにも自覚するため，margin reflex distance-1（MRD-1：第一眼位で，瞳孔中心と上眼瞼縁の距離，正常で3mm以上）のみならず，MRD-3（上方視で，眼球光反射と上眼瞼縁の距離，正常で7mm以上）も評価する必要がある．

　この病態の原因は，眼瞼挙筋やMüller筋の作用不全で眼瞼挙筋機能が低下して視野を狭窄させる場合と，弛緩した眼瞼皮膚が視野を覆う場合の二通りが考えられる．これらの病態を改善するためには，前者であると眼瞼挙筋機能回復手術，後者の場合は眼瞼皮膚切除術が行われる．

　これらの病態に合致しない場合は，病的な眼瞼下垂ではない．しかし，眼瞼下垂手術の副産物である瞼裂の拡大や二重の形成といった整容面の改善を目的とした眼瞼手術が，美容手術で横行している．整容面での改善はもちろん，患者を幸せにすることができるため，すばらしいことであるが，保険診療の目的とは合致しない．保険診療の範疇で手術を行う場合は十分な術前評価に基づいた手術適応を考えるべきである．

II　手術のバリエーション

1．眼瞼挙筋機能改善手術

　眼瞼挙筋機能は，眼瞼挙筋とMüller筋が担っている．眼瞼挙筋は動眼神経支配，Müller筋は交感神経支配で

---

*Masashi Mimura and Ayano Yoshimura：兵庫医科大学眼科学教室
〔別刷請求先〕三村真士：〒663-8131 兵庫県西宮市武庫川1-1　兵庫医科大学眼科学教室

あり，それぞれの役割が若干違う可能性があるが，詳細は未だ議論中である．しかし，両者に上眼瞼を引き上げる能力があることは確実であり，それぞれをターゲットとしたさまざまな手術方法が考案されている．

 1. 眼瞼挙筋短縮／前転術：眼瞼挙筋の腱膜を短縮／前転して瞼板に固定し直す．
 2. Müller筋短縮術：Müller筋を直接短縮する．経皮的，経結膜的の両方のアプローチが可能である．
 3. 眼瞼挙筋＋Müller筋短縮術：両筋肉を同時に強化し，より強力な挙筋能力改善を得る．

手術効果の強弱や手術の煩雑性などに相違があるものの，いずれもよい手術効果を得られるため，術者の慣れ親しんだ手術方法を選択することが重要である．

2．眼瞼皮膚弛緩手術

眉毛-睫毛間の眼瞼皮膚が弛緩して発症するため，弛緩した皮膚を切除するが，切除する方法が二通りある．

 1. 重瞼部：重瞼部に手術創が隠れるため，手術創が目立ちにくいことがメリットであるが，切除量を多くした場合，重瞼が厚ぼったくなってしまうことが難点である．
 2. 眉毛下部：逆に眉毛下部に手術創が作製されるため，手術創が目立ちやすいが，厚い皮膚を切除することができるので，眼瞼全体の軽量化になる．

3．前頭筋釣り上げ術

眼瞼挙筋の低形成や麻痺などに起因して，眼瞼挙筋機能が4mm以下にまで低下してしまっている場合は，眼瞼挙筋短縮術では低矯正になる．その場合，前頭筋と瞼板を連結することで前頭筋の収縮を眼瞼挙上の力に変換する前頭筋つりあげ術が必要になる．かつては大腿筋膜などの自家材料が連結に使用されてきたが，現在ではゴアテックスや糸などの人工材料を使用するのが一般的である．

III 手術合併症とその予防

1．兎 眼 症

眼瞼下垂の合併症でもっとも問題となるのが，術後兎眼症である（図1）．眼瞼挙筋を短縮しすぎた場合や，皮膚および眼輪筋を取りすぎた場合に起こるため，すべての眼瞼下垂手術で注意が必要である．また，眼瞼挙筋とMüller筋は非常に薄い筋組織であり，愛護的な操作をしなければ容易に瘢痕化して，その伸長性を失ってしまうため，これも兎眼症の原因となる．また，前頭筋釣り上げ術において大腿筋膜を使用した場合，術後晩期に筋膜の収縮により重度の兎眼症をきたす場合があるため，注意が必要である．

兎眼症は患者の角膜耐性に非常に左右される．たとえば，角膜知覚の低下した患者では，少しの兎眼症で容易に角膜潰瘍を起こす．また，加齢でも同じように耐性が低下していくため，さまざまな因子を考えて角膜に影響を与えないような手術定量が必要となる．

2．角膜障害，superior limbic keratoconjunctivitis（SLK）

上眼瞼結膜は常に眼球表面との摩擦に晒されている．眼瞼下垂症手術を行うことで，その摩擦が変化して，角膜障害やSLKをきたすことがある（図2）．とくに眼瞼結膜に大きな瘢痕を形成した場合などには，顕著に出る場合がある．さらに，角膜接触面が不整でなくても，瞼板に対する眼瞼挙筋の作用点が変化した結果，眼球と眼瞼結膜の接触面に変化が出てくる場合もあり，屈折に影響が出る可能性も示唆されている．

これらは，すべてが予防できるものではないが，重度のSLKは患者の生活の質（quality of life：QOL）を大きく落とすこともあるため，術前の角膜耐性の評価や愛護的な手術をもって，治療方法を選択する必要がある．

3．瘢　　　痕

ほとんどの眼瞼下垂症手術は経皮的に行われる．重瞼部の切開であれば瘢痕は目立ちにくいが，眉毛下の瘢痕は非常に目立ちやすい．また，前述のように眼瞼挙筋とMüller筋は非常に薄いため，粗雑な扱いをすることによって容易に線維瘢痕化する．その結果，術後の眼瞼挙筋機能の悪化も考えられる．

瘢痕形成を抑制するには，組織侵襲を介した炎症をできるだけ少なくすることに尽きる．切開や把持操作回数の削減，最小限かつ有効な止血操作，炎症を惹起しにくい縫合糸の選択など，ありとあらゆる手を使って愛護的な手術を心がける必要がある．

4．整　　　容

「眼は口ほどに物をいう」といわれるほど，眼部の整容は患者本人の顔の印象を決定づけてしまう．眼瞼下垂の治療で視野が確保されたとしても，明らかな眼瞼の左

●TOPICS●

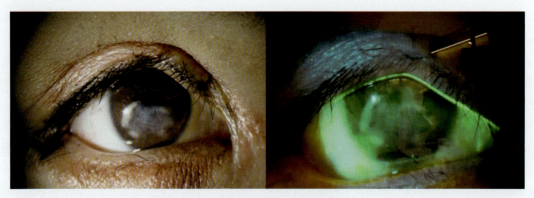

図1 美容外科手術による兎眼症
上下眼瞼の過度な手術と瘢痕形成により高度の兎眼症となり，角膜潰瘍を繰り返した結果，角膜混濁を形成している．

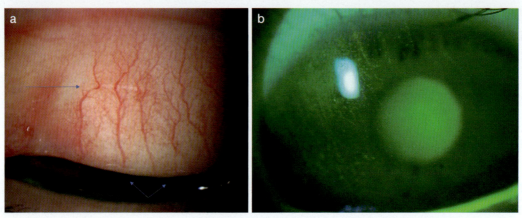

図2 眼瞼手術後の縫合糸に起因した角膜障害
上眼瞼手術後，縫合糸（b：→）が眼瞼結膜に露出しており，線状の角膜上皮障害を来している．

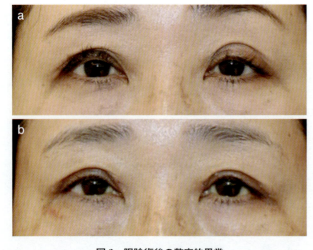

図3 眼瞼術後の整容的異常
他院での眼瞼下垂手術後（a），右眼睫毛外反，左眼瞼下垂低矯正，両眼重瞼の不整（三重形成，幅の左右差）をきたしている．修正手術により左右差の改善を図った（b）．

右差や，不自然な眼瞼縁のカーブ，二重の幅など，整容面の要素で不具合があると，満足な結果が得られない場合が多い（図3）．これらの整容面のみを追求するために手術をすることは，保険診療の概念からはずれるため自費診療となるが，現時点では保険適用の明確な線引が示されていないため，各自治体の判断に依存する形で運用されている．

しかし，保険診療だからといって整容面をおろそかにする理由にはならない．常に整容面をケアしつつ手術に取り組むことはいうまでもなく，術前からどの程度まで手術で達成できる可能性があるのかを患者に理解してもらい，治療に取り組む必要がある．

おわりに

眼瞼下垂症は非常に頻度の高い疾患であり，手術治療

により患者のQOLを大きく改善することができる．一方で，満足の行く結果を得るには，機能的にも整容的にも，そして患者との良好な関係構築にも，ある程度の技術が要求される．

手術には合併症がつきものであるが，できるだけ予防する努力が求められることはいうまでもなく，それには眼科専門医としての知識は最低限必要である．

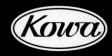

JAPAN Quality
未来に続く透明度

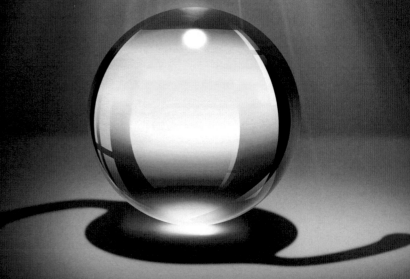

挿入器付後房レンズ
アバンシィ™ プリロード1P トーリック
YP-T3〜T9

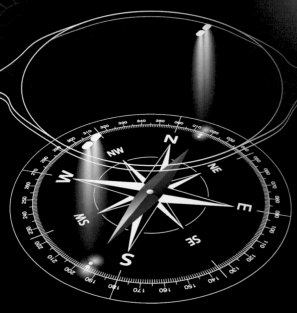

販 売 名	アバンシィ プリロード 1P トーリック
モデル名	YP-T3〜T9
クラス分類	高度管理医療機器（クラスIII）
一般的名称	挿入器付後房レンズ
承認番号	30400BZX00216000

製造販売元
興和株式會社
東京都中央区日本橋本町三丁目4-14　URL：https://www.kowa.co.jp

2024年10月作成

◆手術手技のコツ◆

硝子体手術時のバックル併用の適応と手技

馬場隆之*

はじめに

 裂孔原性網膜剝離の治療の原則は網膜裂孔の閉鎖である．以前は強膜バックルが行われていたが，現在では中高年の後部硝子体剝離に伴う牽引性裂孔を原因とする網膜剝離では，硝子体手術がおもに行われる．一方で難治性の網膜硝子体疾患，たとえば増殖硝子体網膜症，裂孔原性網膜剝離の陳旧例，再剝離症例などでは硝子体手術のみでは裂孔閉鎖が不十分であり，強膜バックルが併用されることがある．本稿では，日頃行われることの少ない強膜バックル手術併用硝子体手術の適応と手技について解説する．

Ⅰ　バックル併用硝子体手術の適応

 一般的な小切開硝子体手術（micro incision vitrectomy surgery：MIVS）とバックル併用硝子体手術の侵襲性の比較を示す（表1）．バックル併用硝子体手術は侵襲度が高く，術後の循環障害にも気を配る必要がある．それでは，なぜこのように大変なバックルを硝子体手術で併施するのか？ バックルにより期待される治療効果としては，大きく分けると，前後方向の硝子体牽引の緩和（図1）[5]，円周方向の硝子体牽引の緩和（図2）[5] があげられる．硝子体手術後には，網膜裂孔周囲に残存した硝子体が収縮することにより，接線方向の牽引が生じる．これは眼球壁のカーブのため，網膜を剝離させる方向に作用し，裂孔の開放につながる．強膜バックルにより，眼球壁は内陥し接線方向の牽引のベクトルは逆転し，裂孔閉鎖および網膜復位へ働く作用が生じる．この効果は部分バックルでも得られる．また，硝子体基底部では硝子体線維の走行から[1]，円周方向への硝子体の収

表1　MIVSとバックル併用硝子体手術の比較

	MIVS	バックル併用PPV
結膜切開	わずか	エンサークリングでは360°結膜切開
手術時間	短い	長い（プラス2～30分）
疼痛	少ない	多い（しっかり麻酔必要）
循環障害	少ない	あり（高齢者，強度近視では注意）

MIVS：micro incision vitrectomy surgery，PPV：pars plana vitrectomy.

縮が生じるため，求心性の硝子体牽引が生じる[2]．結果として，最周辺の網膜が中心に向かって全周性に牽引されて再剝離が生じる．エンサークリングを行うことにより，硝子体基底部は全方向で中心に向かって陥入され，求心性の硝子体牽引が減弱する．これにより最周辺の網膜を復位させる作用がある．ただし，この効果を得るためには全周性にバックルを設置する必要があり，部分バックルではなくエンサークリングが必要である．

 以上から，バックル併用硝子体手術の適応は原発性の増殖硝子体網膜症か，裂孔原性網膜剝離の再剝離[3] であり，いずれも難症例である．また，硝子体剝離が困難と思われるような若年者，未熟児網膜症や家族性滲出性硝子体網膜症なども適応となる．若年者で水晶体温存硝子体手術を行う場合も，最周辺の硝子体切除が不十分になる可能性があり，バックルによりサポートをする適応となる．

Ⅱ　バックル設置の手技

 バックル設置は基本的に手術の後半で行われる．ただし，バックルを固定するためのマットレス縫合はポート作製前に設置しておく．硝子体手術のための3ポートを

---

*Takayuki Baba：千葉大学大学院医学研究科眼科学
〔別刷請求先〕馬場隆之：〒260-8677 千葉市中央区亥鼻1-8-1 千葉大学大学院医学研究科眼科学

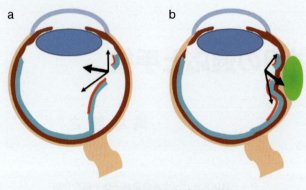

図1 前後方向の硝子体牽引の緩和
a：網膜裂孔周囲の残存硝子体の収縮により，網膜裂孔周囲には網膜を剝離する向きに牽引が生じる．b：バックルによる眼球壁の変形により，網膜裂孔周囲の牽引のベクトルが逆転し，網膜復位に作用する．　　　　　　　　　　　　　（文献5より引用）

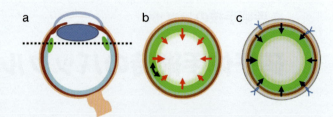

図2 円周方向の硝子体牽引の緩和
a：硝子体基底部の点線のラインでの断面を右に示す．b：硝子体基底部では円周方向の硝子体線維の収縮（➡）により求心性の硝子体牽引が生じる．c：強膜バックル（エンサークリング）にて中心に向かうバックル効果により，求心性の硝子体牽引が緩和される．　　　　　　　　　　　　　　（文献5より引用）

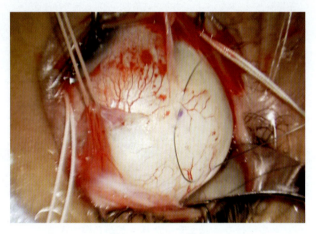

図3 マットレス縫合
直近付着部から幅9mmで5-0ナイロン糸にてマットレス縫合を前置している．　　　　　　　　　　　　　　（文献5より引用）

設置し，インフュージョンを接続してから，あるいは眼内操作が終了してからマットレス縫合のための強膜通糸をしようと思うと，眼球がソフトすぎて操作しづらい．また，トロカールやインフュージョンカニューラが邪魔をして術野の確保が困難であったり，持針器の邪魔になったりする．このことから，トロカール挿入前に結膜切開から直筋確保し，マットレス縫合の前置までは行っておく．縫合糸は硝子体手術中に絡まってしまわないよう，クレンメなどで確保しておくとあとの作業が楽である．

バックルを固定するための前置糸は前方を直筋付着部に，後方をバックル幅に合わせて，たとえば幅7mm（MIRA社）のシリコーンタイヤであれば幅9mmで通糸するのが原則である（図3）[5]．眼底における，バックル隆起と網膜裂孔の正確な位置関係は網膜を復位させてみるまではわからない．パーフルオロカーボン（perfluorocarbon liquid：PFCL）を用いて網膜を復位させるか，液空気置換をするとバックル隆起が明らかになるので，必要があれば前後に通糸しなおして調整する．

ある程度硝子体手術が進んだ段階でバックル設置を決意した場合など，どうしてもあとからマットレス縫合を行わないことがあるかもしれない．この場合には，極力BSSやPFCLなどの液体の状態で通糸を行ったほうがよい．縫合糸の針はよく切れるものを使用することも重要である．また，PFCLが入った状態で通糸やバックル設置を行うときには，急激な眼球形態の変化を避けるように気をつける．灌流液が勢いよくPFCLに当たって魚卵状のバブルが形成されると網膜下迷入することがある．

III バックル設置にかかわるトラブル

1. バックルの位置ずれ

せっかく苦労してバックルを設置したにもかかわらず，網膜裂孔がバックル上から落ちてしまっていることがある．バックル併用硝子体手術でもっともがっかりする瞬間の一つである．気を取り直して，マットレス縫合を後方へ2～3mm程度ずらす．1～2mmずらしてもあまり眼底の変化は得られないので，位置を修正するときにはしっかりずらしたほうがよい．眼軸長の長い強度近視眼では，鋸状縁が後方に位置するため[4]，バックル用の前置糸の位置を通常よりも2～3mm程度後方にはじめから設置しておくとよい．

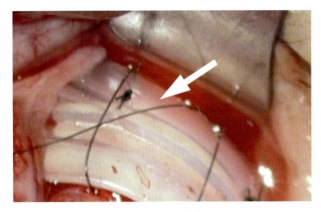

図4 バックル追加
幅7mmのシリコーンタイヤでのエンサークリングの後方に半分の幅にトリミングしたバックル材料（⇦）を円周方向に追加している．
（文献5より引用）

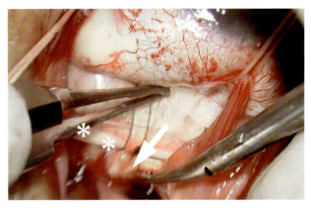

図5 渦静脈の圧迫
バックルを後極へずらすために，通糸を後極側に行っている（⇦）．隣接して渦静脈の強膜貫通部位が2カ所あり（＊）バックルを後極へずらすことにより渦静脈を圧迫してしまう．
（文献5より引用）

　裂孔がある程度後極に位置していても，バックルを短く切って後極側に追加することにより（スリッパとよんだりする），バックル隆起を後極側に出すことができる（図4）．瞼裂の狭い症例では術野が展開しにくい場合もあるが，眼圧を下げると術野が広がるので，後極に縫合を追加する．裂孔が小さければ子午線方向にスポンジを追加することも一つの手である．さらに後極の裂孔であれば，完全にバックルから落とす．バックル後極縁の凹面に裂孔にかかる牽引部分がきてしまうと，裂孔が閉鎖しなくなってしまうため注意が必要である．
　エンサークリングは，前述した理由から硝子体基底部にバックル効果を出す必要がある．極端に後極にバックルが位置すると，肝心の硝子体基底部に隆起が得られず，牽引を弱める効果がなくなる．最悪の場合，硝子体基底部に牽引性の網膜剥離が残存し，長期にわたると前部増殖硝子体網膜症（anterior proliferative vitreoretinopathy：anterior PVR）を発症し，再剥離や低眼圧の原因となる．

2. 脈絡膜剥離

　後極にバックルを置く必要がある場合に，渦静脈を敷きこんで，圧迫してしまうことがある（図5）．術後に脈絡膜循環障害が生じ，高度の脈絡膜剥離を生じることがある（図6）．後極にバックル効果を出したい場合，子午線バックルなどで渦静脈を避けられないか検討する．圧迫してしまう場合も，2象限程度にとどめるようにする．バイト幅が広く，極端に糸を締め込んだ場合の

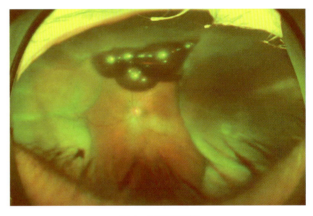

図6 脈絡膜剥離
エンサークリングによる脈絡膜循環障害により，脈絡膜剥離が生じた．術後2週間で脈絡膜剥離は自然軽快した．網膜再剥離は生じなかった．
（文献5より引用）

ハイバックルも脈絡膜循環障害の原因となる．

おわりに

　強膜バックルは難治性の網膜硝子体疾患に対して非常に強力なオプションの一つであり，網膜硝子体術者にはぜひ習得しておいてほしい手技である．裂孔原性網膜剥離に対するバックル手術を行う機会が減少している中，強膜に通糸することも少なくなっていると考えられる．いざというときに，スムーズにバックルが設置できるように日ごろから心構えと知識の整理をしておいていただければ幸いである．エンサークリングを行うことで，網膜切開に伴う低眼圧や視野障害を防げる場合も多い．安

易に網膜切開をする前に，一度バックル併用硝子体手術を行い，網膜復位を試みてほしい．

【文 献】

1) Hogan M, Alvarado JA, Weddell JE：Retina. histology of the human eye. p508-519. WB Saunders, 1971
2) Schepens CL, Hartnett ME, Hirose T：Reoperations. Schepens's retinal detachment and allied diseases. p367-392, Butterworth-Heinemann, Boston, 2000
3) Baba T, Tatsumi T, Oshitari T et al：Four cases of rhegmatogenous retinal detachment that recurred more than 10 years after initial reattachment by pars plana vitrectomy. *Case Rep Ophthalmol* **12**：219-226, 2021
4) Hirono K, Inoue M, Tanaka S et al：Anterior segment optical coherence tomography in determination of entry site for vitrectomy in highly myopic eyes. *Retina* **43**：733-738, 2023
5) 馬場隆之：バックル併用硝子体手術のピットフォール．あたらしい眼科 **41**：933-938, 2024

◆手術手技のコツ◆

低侵襲緑内障手術（MIGS）の使い分け──流出路系 vs 濾過手術系

岩﨑健太郎*

はじめに

現在，わが国においてもっとも行われている緑内障手術の術式は，低侵襲緑内障手術（minimally invasive glaucoma surgery：MIGS）である．MIGSは，眼内から線維柱帯にアプローチすることで結膜への侵襲を抑え，手術時間の短縮や合併症の軽減を実現する．また，追加の緑内障手術の選択肢を残せるという利点もあり，初回手術としての適応が急増している（図1）．2022年2月には，濾過手術系MIGSとしてPRESERFLO Micro-Shunt（以下，プリザーフロ）がわが国で承認された．強膜弁の作製や虹彩切除が不要なため，トラベクレクトミーに比べて低侵襲な濾過手術として位置づけられている．わが国における治療成績などの知見も徐々に増えており，学会などで目にする機会も多くなっている．本稿では，流出路系MIGSと濾過手術系MIGSの特徴を比較し，それぞれの適応と使い分けについて考察する．

I 流出路系MIGS

流出路系MIGSは，とくに初期から中期の緑内障患者において，初回緑内障手術の重要な選択肢となっている．本術式は，眼の自然な房水流出路のなかでも，房水流出抵抗が高いとされている線維柱帯をターゲットとして，Schlemm管への房水流出促進をすることで眼圧を下降させる．現在，わが国でおもに使用される術式を表1にまとめた．

流出路系MIGSの大きな利点は，もちろん低侵襲なことである．眼内からアプローチすることで，結膜を温存しつつ眼圧下降をめざすことができ，来たる濾過手術にも備えることができる．術後合併症としては，おもに前房出血や一過性眼圧上昇があるが，ほとんどのケースで自然軽快する．視機能に影響を及ぼすような重篤な合併症はまれである．これらが濾過手術ともっとも異なり，患者と術者ともに安心して施行できる点である．また，白内障手術と併用することが容易であり，相性もよいので[1]，白内障手術の適応がある緑内障症例はもっともMIGSの併用が推奨される患者である．

1．成　績

流出路系MIGSの効果については，線維柱帯切開（切除）系の術式である，トラベクトーム，Kahook dual blade，マイクロフック，suture trabeculotomyにおいては，同等な眼圧下降効果である[2~5]．術後眼圧はおおむね13～15mmHgとなることが多いが，症例によっては点眼併用でlow teenになることもある[6]．また，線維柱帯の切開範囲での効果の差はなく[7~9,10,11]，切開範囲が広いほど前房出血や一過性眼圧上昇が多くなることから[7,8,10,11]，線維柱帯の切開範囲は90～120°の切開で十分と考えている．また，線維柱帯切開系の術式とiStent inject Wの比較についても，手術成績に差はないとされている[12,13]．Hydrusについては，iStent（2本挿入）との比較にて，術後眼圧に差はなかったが，成功率と術後点眼数減少においてHydrusで優位であったとされている[14]．

II 濾過手術系MIGS

プリザーフロは，冠動脈ステントにも使用される生体反応性が低いpoly styrene-block-isobutylene-block-styrene（SIBS）で形成され，全長8.5mm，外径350μm，内径70μmのチューブ状デバイスである．結膜フラッ

---

*Kentaro Iwasaki：福井大学医学部眼科学教室
〔別刷請求先〕岩﨑健太郎：〒910-1193 福井県吉田郡永平寺町松岡下合月23-3　福井大学医学部眼科学教室

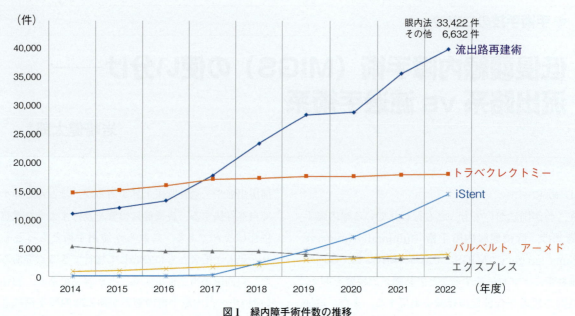

図1 緑内障手術件数の推移
厚生労働省NDBオープンデータより作成.

プを作製したあとに,デバイスを前房内に挿入することで,房水を結膜下に誘導し,円蓋部への濾過胞作製を図る(**図2**).隅角に挿入するデバイスであり,閉塞隅角緑内障には原則使用できず,活動性のある炎症眼や血管新生のある眼にも禁忌とされている.

プリザーフロの大きな利点は,強膜弁の作製,線維柱帯切除,虹彩切除が不要で,トラベクレクトミーと比べると簡単な操作で,かつ低侵襲に濾過胞作製成が可能となることである.このような術式であることから,最近ではminimally invasive bleb surgery(MIBS)ともよばれている.また,術後も強膜弁のレーザー切糸などの処置が必要なく,術後管理も容易であるため,日帰りや短期入院にて手術を施行できる.

1. 成 績

プリザーフロの手術成績に関する報告では,現時点のエビデンスレベルが高い報告として,プリザーフロとトラベクレクトミーの無作為比較試験2年成績がある[15].成功率の評価では,眼圧が眼圧下降率20%以上,追加緑内障手術をしていないことを成功の定義とすると,術後2年成功率はトラベクレクトミーで64.4%,プリザーフロで50.6%であり,トラベクレクトミー群のほうが有意に成績良好であった.術後眼圧と術後点眼数については,トラベクレクトミーで10.7mmHg,0.4剤,プリザーフロで13.9mmHg,0.9剤となり,術後眼圧,点眼数ともトラベクレクトミー群で低くなる傾向にあった.ただし,術後処置(レーザー切糸含む)はトラベクレクトミー群に多く必要となり,術後低眼圧もトラベクレクトミー群に有意に多く生じるなど,プリザーフロの術後管理の容易さや安全性の高さが示されている.

III 使い分け

緑内障手術の中で,もっとも優れた眼圧下降が期待できるのは現在もトラベクレクトミーであるが,術後合併症の重篤性や術後管理の煩雑さとむずかしさから,容易には適応しづらいという課題がある.一方,流出路系MIGSの登場により,安全に眼圧を下降させる選択肢が増え,トラベクレクトミーを回避できる患者も増えている.しかし,流出路系MIGSでは十分な眼圧下降が得られないケースもあり,トラベクレクトミーへの移行が遅れる懸念が指摘されている.このギャップを埋める選択肢として,濾過手術系MIGSであるプリザーフロがあげられる.プリザーフロは,手技の難易度,合併症のリスク,術後管理,眼圧下降効果のすべてにおいて,流出路系MIGSとトラベクレクトミーの中間に位置する.したがって,流出路系MIGS後に眼圧が十分に低下しなかった患者や,中期から後期の緑内障でlow teenをめざす患者(眼圧1桁になることはまれ)に適した選択肢となる.**表2**に基本的な使い分けのポイントについて

表1　各種流出路系MIGSの特徴

術式	特徴
トラベクトーム	線維柱帯を電気焼灼して切除する．現在は本体の販売は終了となっている．
Kahook dual blade	先端の2枚刃で線維柱帯を切除する．
マイクロフック	先端を鈍的に線維柱帯に刺入し，裂くように切開する．リユースでき，コストが安い．
Suture trabeculotomy	Schlemm管内に糸を挿入して線維柱帯を切開する．360°まで切開できる．
iStent inject W	Schlemm管内にステントを留置して，前房内とSchlemm管のバイパスを形成する．国内使用要件がある．前房出血（合併症）が少ない．
Hydrus	Schlemm管内に留置し，前房からの房水流出経路を復元する．術後早期に角膜内皮細胞の減少がある．
STREAMLINE	粘弾性物質をSchlemm管内へ注入し，Schlemm管を拡張する．

筆者の私見より作成．

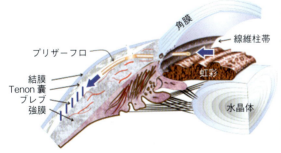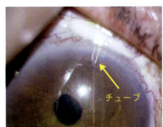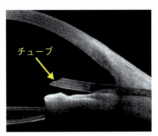

図2　プリザーフロマイクロシャント留置後の図

まとめた．今後，より明確な適応基準が確立されることが期待される．

おわりに

流出路系MIGSは，いずれの術式においても一定の効果が認められ，眼圧下降の強化や点眼数の削減を目的とする患者に対して，安全かつ有効な選択肢となる．とくに，白内障手術と併用することで相乗効果が期待できるため，その適応を積極的に検討すべきである．一方，濾過手術系MIGSとしてプリザーフロが使用可能にな

表2 流出路系MIGSと濾過手術系MIGSの使い分けポイント

術式	流出路系MIGS	プリザーフロ	トラベクレクトミー
適応	初期から中期のOAG	中期から後期のOAG	中期から後期で病型問わない
手技	容易	やや容易	複雑
眼圧下降効果	中程度 (目標眼圧15 mmHg前後)	高い (目標眼圧low teen)	もっとも高い (目標眼圧1桁からlow teen)
合併症	少ない	やや少ない	多い
術後管理	容易	やや容易	煩雑
結膜温存	温存可能 (追加手術の選択肢確保)	1象限使用 (追加手術の制限あり)	1象限使用 (追加手術の制限あり)
白内障手術との併用	相性が良い	相性悪い?(まだ不明)	相性悪い

筆者の私見より作成.

り，その手技や成績に関する知見が日本国内でも蓄積されつつある．トラベクレクトミーと比較すると眼圧下降効果はやや劣るものの，安全性が高く，流出路系MIGSとトラベクレクトミーの中間に位置する術式として，今後の発展が期待される．選択肢が増える中で，個々の患者に対して最適な手術法を慎重に選択することが，緑内障治療の質を向上させる鍵となる．

【文献】

1) Richter GM, Takusagawa HL, Sit AJ et al：Trabecular procedures combined with cataract surgery for open-angle glaucoma：a report by the American Academy of Ophthalmology. *Ophthalmology* **131**：370-382, 2024
2) Aoki R, Hirooka K, Goda E et al：Comparison of surgical outcomes between microhook ab interno trabeculotomy and goniotomy with the Kahook dual blade in combination with phacoemulsification：a retrospective, comparative case series. *Adv Ther* **38**：329-336, 2021
3) Omoto T, Fujishiro T, Asano-Shimizu K et al：Comparison of 12-month surgical outcomes of ab interno trabeculotomy with phacoemulsification between spatula-shaped and dual-blade microhooks. *Jpn J Ophthalmol* **65**：402-408, 2021
4) Mori S, Tanito M, Shoji N et al：TramTrac Study Group；Noninferiority of microhook to trabectome：trabectome versus ab interno microhook trabeculotomy comparative study (Tram Trac Study). *Ophthalmol Glaucoma* **5**：452-461, 2022
5) Yokoyama H, Takata M, Gomi F：One-year outcomes of microhook trabeculotomy versus suture trabeculotomy ab interno. *Graefes Arch Clin Exp Ophthalmol* **260**：215-224, 2022
6) Iwasaki K, Kakimoto H, Orii Y et al：Long-term outcomes of a Kahook dual blade procedure combined with phacoemulsification in Japanese patients with open-angle glaucoma. *J Clin Med* **11**：1354, 2022
7) Sato T, Kawaji T：12-month randomised trial of 360° and 180° Schlemm's canal incisions in suture trabeculotomy ab interno for open-angle glaucoma. *Br J Ophthalmol* **105**：1094-1098, 2021
8) Mori S, Murai Y, Ueda K et al：Comparison of efficacy and early surgery-related complications between one-quadrant and two-quadrant microhook ab interno trabeculotomy：a propensity score matched study. *Acta Ophthalmol* **99**：898-903, 2021
9) Okada N, Hirooka K, Onoe H et al：Comparison of efficacy between 120° and 180° Schlemm's canal incision microhook ab interno trabeculotomy. *J Clin Med* **10**：3181, 2021
10) Zhang Y, Yu P, Zhang Y et al：PVP Study Group：Influence of goniotomy size on treatment safety and efficacy for primary open-angle glaucoma：a multicenter study. *Am J Ophthalmol* **6**：118-125, 2023
11) Sugihara K, Shimada A, Ichioka S et al：Comparison of phaco-Tanito microhook trabeculotomy between propensity-score-matched 120-degree and 240-degree incision groups. *J Clin Med* **12**：7460, 2023
12) Asaoka R, Nakakura S, Mochizuki T et al：Which is more effective and safer? comparison of propensity score-matched microhook ab interno trabeculotomy and iStent inject. *Ophthalmol Ther* **12**：2757-2768, 2023
13) Guedes J, Amaral DC, de Oliveira Caneca K et al：Kahook dual blade goniotomy versus iStent implantation combined with phacoemulsification：a systematic review and meta-analysis. *J Glaucoma* **34**：232-247, 2025
14) Ahmed IIK, Fea A, Au L et al：COMPARE investigators. a prospective randomized trial comparing Hydrus and iStent microinvasive glaucoma surgery implants for stand-alone treatment of open-angle glaucoma：The COMPARE Study. *Ophthalmology* **127**：52-61, 2020
15) Panarelli JF, Moster MR, Garcia-Feijoo J et al；INN005 Study Group：Ab-externo MicroShunt versus trabeculectomy in primary open-angle glaucoma：two-year results from a randomized, multicenter study. *Ophthalmology* **131**：266-276, 2024

◆手術手技のコツ◆

高解像度涙道内視鏡による涙道疾患治療のコツ

鶴丸修士*

はじめに

近年の涙道内視鏡の進歩は著しい.とくにその解像度の進歩はすさまじく,治療のための機器であったものが,機器としての地位も確立した.

解像度が高い内視鏡を使うべき理由は,涙道粘膜の組織性状が克明に描出されることで,より正確な手術手技が可能となるからである.血管の描出,また腫瘍などの疾病の発見に役立ち,今後,さらに正常粘膜と異常粘膜の微妙な違いがわかるようになれば,閉塞部位の推定にも役立つ可能性がある.

I 涙道内視鏡の種類,特徴

わが国で発売されている涙道内視鏡はファイバーテック社製と町田製作所製の2種類がある.まずファイバーテック社からは,EZ Tbが登場している.チャンネルレスであり,15,000画素と解像度が高い組レンズを用いた近方焦点型である(図1).ほかにも,近方焦点型のCK10,遠方焦点型のFK10などがある.

町田製作所の涙道内視鏡は10,000画素で,同社のwipe fiberを使用することで画面上のハニカム構造を消す機能があり,画像をより滑らかに見ることができる.こちらは観察深度が1.5mm〜(近方焦点型)のものと5mm〜(遠方焦点型)のタイプがある.

つまり,両社とも近くが見やすいタイプと遠くまで見える焦点距離が異なるタイプをそろえている.ではいわゆる焦点距離と解像度の関係はどのようなものであろうか.

涙道内視鏡の解像度を上げるためには,岩崎ら[1]によると,①近方焦点>遠方焦点,②組レンズ>単レンズ,③高画素数>低画素数の3要素がある.

近方焦点で組レンズ,高画素数,つまり非常に解像度が高いと,すべての点で有利か,というとそうではなく,近方で解像度が高ければ,いわゆる「焦点深度」が浅くなる.焦点深度は,深いほどピント合わせが容易となり,内視鏡を操作し,いちいちピントを合わせなくても見やすくなる(許容範囲が広い)(図2, 3).よって,鼻涙管閉塞など,連続的に内視鏡を大きく動かして操作する閉塞には有用である.反対に涙小管閉塞や総涙小管閉塞のように,よりシビアで細かな操作が必要な閉塞には,やや不利となる.

このように,高解像度涙道内視鏡を涙道治療に使用する際は,その閉塞,疾患に対して,焦点深度の合うタイプを選ぶべきである.

II 手術手技のコツ

以下,解像度を考えた涙道閉塞に対する手術手技のコツを述べる.

1.涙小管閉塞穿破

矢部・鈴木の分類[2]においてGrade 2〜3,とくにGrade 3の涙小管閉塞は,涙道専門医にとってもむずかしい手技となる.

まず,穿破のためのコツとして,内視鏡的直接穿破法(direct endoscopic probing:DEP),シース誘導内視鏡下穿破法(sheath guided endoscopic probing:SEP)ともに一気に閉塞を穿破せず,少しずつ削るように,繰り返し穿破を進めるようにする.涙道内視鏡としては,解像度が高い(=焦点深度が浅い)タイプを選択すべきである.この操作ではあまり内視鏡を大きく動かす必要

---

*Naoshi Tsurumaru:鶴丸眼科
〔別刷請求先〕鶴丸修士:〒833-0002 福岡県筑後市前津60-1 鶴丸眼科

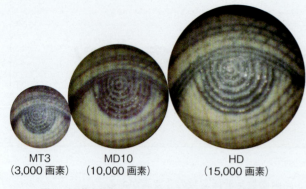

図1 涙道内視鏡 EZ Tb の画素数による画質の違い
近接（2mm）での比較．画角も違うが，画素数が上がるにつれ，画質がよくなっているのがわかる．
（大多喜眼科 岩崎明美先生のご厚意による）

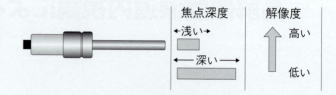

図2 解像度と焦点深度の関係
解像度が高くなると焦点深度は浅くなる．焦点深度が浅くなるとピント合わせがむずかしくなる．

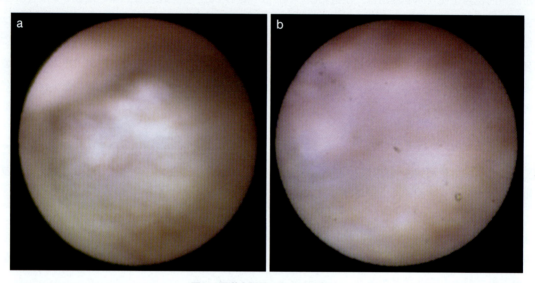

図3 涙道内視鏡の見え方の違い
総涙小管閉塞症例の総涙小管閉塞の閉塞部．a：高解像度型涙道内視鏡．粘膜性状，血管の走行など詳細に把握できる．b：解像度が低い，以前の涙道内視鏡．

がなく，逆に詳細に粘膜を見ながら穿破を行うべきだからである．また，SEP ではあまりシース先端を出しすぎるとピントが合わなくなるため，1～2mm 程度を出すようにすべきである．

　補足：Grade 3 の重症な涙小管閉塞は，涙道内視鏡がどんなに解像度が高くても穿破はむずかしい．ブジーを用いた穿破法，SNEP などの特殊手技もあるが，チューブ留置はある意味「達人の技」である．穿破でき，チューブを挿入しても，再発する可能性も高いため，無理して穿破する必要はない．穿破できない場合は，Jones tube を用いた涙小管形成術や涙囊移動術が適応となる．

　また，涙囊鼻腔吻合術鼻外法を行い，涙囊を直接あけ，涙囊内腔からピッグテールプローブを使用し，retrograde に涙小管穿破を行う方法もある．

2．総涙小管閉塞穿破のコツ

　総涙小管閉塞に対する涙道内視鏡併用チューブ挿入術の成功率は 94％ と報告[3]されており，涙道内視鏡サージャンとして必ずマスターすべきである．涙道内視鏡としては，総涙小管閉塞と同様，解像度が高いタイプが有利である．閉塞が暗い穴，つまり涙囊腔が透けて見えるような膜状のタイプは DEP，SEP いずれも技術的にむずかしくないが，涙囊腔の方向性がまったくわからない

ケースは，走行のバリエーションが多いためむずかしい場合がある．10％強の涙小管は総涙小管を形成せずに涙囊に合流するとの報告[4]もあり，いわゆるanomalyな閉塞もある．涙道内視鏡は，涙小管閉塞の場合と同様に解像度が高いタイプが有利である．穿破のコツはまず，たとえば上涙小管から総涙小管閉塞穿破を試みてうまくいかない場合は，固執せず，下涙小管に切り替えて行うことである．方向性に予測がつかないため，アプローチ角度を変えることは有効な場合がある．次に重要なのは，DEPでなくSEPを用いて先端のシースが変形する方向と逆に，こまめに一定の力で，繰り返し圧を加えるようにすることである．その際，粘膜の性状変化をしっかりと観察し，すこしでも「暗い空間」が見えたら，涙囊腔である可能性があるので，ゆっくりとその方向に進めるようにする．解像度が高い涙道内視鏡だと，このときの視認性がよく，見つけやすくなる可能性が高い．

3．鼻涙管閉塞穿破のコツ

鼻涙管閉塞の穿破は，涙囊から鼻涙管への方向性の決定がもっとも重要である．

鼻涙管が閉塞していない場合は，涙道内視鏡の解像度が高すぎると，前述のようにピント合わせがシビアとなるため，鼻涙管の全体像がわかりにくくなるが，涙囊，鼻涙管移行部から閉塞している場合は，解像度が高い涙道内視鏡を使用したほうが，閉塞の詳細を知るうえでもよい．ただし，穿破の際の内視鏡の動きは比較的大きいため，解像度にこだわる必要は少なくなる．術者の涙道内視鏡操作の慣れでも違うと思われ，いろいろな解像度の内視鏡を試してみて，自分に合うものを探すことも必要である．

4．涙小管炎（菌石）摘出のコツ

涙小管炎は，涙小管に「ポケット」ができ，そこに菌石が貯留し，通水はするが，涙点近傍に眼脂，流涙，結膜充血が続く疾患である．見逃されやすいため，注意が必要である．

涙小管炎の治療の基本は，菌石を除去することである．

涙道内視鏡の解像度にはあまりこだわる必要はない．ただし，以下にのべるが，菌石をトラップすると，先端のシースが少し伸びるため，解像度のよいタイプでは伸ばしすぎないようにするとよい．

手順としては，まず涙点側から菌石をできるだけ圧出除去する．滑車下神経ブロック（2％キシロカイン）を施行ののち，涙小管水平部を涙点側に向けてマイボーム鉗子や鑷子などで圧迫し，菌石をできるだけ排出する．その後，シースを被せた涙道内視鏡を挿入し，菌石を一つずつシース先端でトラップし，鼻内へと運び排出する．このとき，灌流は少量もしくは完全にストップしないと，先端から菌石がはずれてしまうため注意が必要である．

また，逆に小さいサイズの菌石の場合は，シース内に入ったら灌流をやめ，少し吸引した状態でシース内にトラップしたまま，涙点から引き抜き摘出することも有効である．涙小管炎は菌石を完全に除去しないと再発する可能性があるため，徹底的に菌石を摘出するべきである．

おわりに

以前の内視鏡と比較し，組織が見えるという点では，高解像度の涙道内視鏡は遥かに優れている．しかし，涙道内視鏡を手術という点では，内視鏡操作に慣れ，慎重かつ確実に行うという面では，以前となんら変わりはない．急いで涙道内視鏡を操作すると，解像度とは関係なく所見は取りにくくなり，乱暴な操作になりがちで，仮道形成する可能性が高まる．丁寧な操作は「解像度」を上回ることを忘れてはいけない．もう一点，初心者へのおすすめは，まずは涙道内視鏡検査から初めること，である．正常な組織を検査することは，異常をみつけるために必要であり，当然，閉塞よりは操作がしやすい．また，解像度の違いは，やはり正常組織をみたほうが明らかである．ただし，疼痛があると検査しにくくなるため，疼痛，不安に対する対策は，滑車下神経麻酔や笑気麻酔[5]などでしっかりと立てなければいけない．

動画タイトル

動画1：高解像度涙道内視鏡による総涙小管閉塞穿破（SEP）

総涙小管閉塞穿破動画．解像度が高く，総涙小管部の暗い部位（涙囊側）がみえるのがわかる．閉塞の方向がわかり，穿破しやすい．

動画2：高解像度型（近方焦点型）と解像度が低い

《動画閲覧のご案内》

本稿の本文中に青字で動画と書かれている内容は，学会ホームページの「眼科手術」誌 Vol.38, No.2（2025年4月号）に添付されており閲覧することができます．

学会ホームページアドレス http://www.jsos.jp/

（閲覧するためには会員ページへのログインが必要です）

【文　献】

1) 岩崎明美, 真鍋洋一：涙道内視鏡の解像度. 臨眼 **76**：495-500, 2022
2) 加藤　愛, 矢部比呂夫：涙嚢鼻腔吻合術における閉塞部位別の術後成績. 眼科手術 **21**：265-268, 2008
3) 井上　康：確実な涙管チューブ挿入術. 眼科手術 **22**：161-166, 2009
4) Whitnall SE：Anatomy of the human orbit and accessory organ of vision. p228, Krieger, New York, 1979
5) 林　憲吾, 林　和歌子：涙管チューブ挿入術における笑気麻酔の鎮痛効果. 眼科手術 **33**：595-597, 2020

◆手術手技のコツ◆

無水晶体眼・無硝子体眼におけるDMEK graft展開法

五十嵐あみ*

はじめに

Descemet膜角膜内皮移植術（Descemet membrane endothelial keratoplasty：DMEK）は，角膜内皮機能不全に対する外科的治療法であり，他の角膜移植術と比較し視力回復が早く，拒絶反応率が低いという特徴から，近年では欧米を中心に普及が進んでいる[1]。わが国においてもDMEKを施行する施設が増加しているが，依然としてDescemet膜剝離角膜内皮移植術（Descemet stripping automated endothelial keratoplasty：DSAEK）が主流である。その理由の一つに，DSAEKグラフトは厚みが約150 μmであるが，DMEKグラフトは厚みが約20 μmであり，技術的難易度が高い点があげられる。

とくにDMEKグラフトの展開過程は重要であり，グラフト展開に要する時間がprimary graft failureに影響を及ぼすことが報告されている[2]。このため，グラフトを迅速かつ精確に展開する技術が求められる。

さらに，無水晶体眼，無硝子体眼で眼内レンズ（intraocular lens：IOL）が強膜内固定や縫着されている場合，前房と後房，硝子体腔が連続しているため，移植片や前房内の空気がしばしば硝子体腔へ迷入し，グラフト展開の難度はきわめて高くなる。このため，IOLの二次固定（毛様溝縫着や強膜内固定）が行われている場合でも，IOL後面のクッションの役割を果たす硝子体が消失または減少しているため，虹彩-水晶体隔壁（diaphragm）の安定性は高いとはいえない。その結果，手術中に前房が深くなり，グラフト展開がいったん成功しても，容易に丸まることがあるので，さらなる工夫が求められる。

以上の背景を踏まえ，本稿では無水晶体眼，無硝子体眼におけるDMEKグラフトの展開法を紹介する。

I Double-bubble technique assisted by holding forceps

2018年にHayashiらによって報告されたdouble-bubble法[3]は，無水晶体眼に有用であるが，極度に深い前房の場合，グラフトが下方（虹彩側）へ移動し，第一バブルがグラフトから上方へ逃げることがある。そのため，double-bubble法に鑷子把持法[4]を併用した本法を紹介する[5]。

DMEKグラフト挿入後，30ゲージ（G）カニューレ（図1）を用いて，グラフトロールの中に小さな気泡を挿入すると，グラフトの上方に第一バブルがある状態になる。移植片の表裏や展開方向を評価する。第一バブルをグラフト上に保持した状態で，Descemet膜鑷子（図2）を用いてグラフトの端を把持する。グラフトを把持したままグラフトの下方に30Gカニューレを用いて小さな気泡（第二バブル）を挿入する（図3, 4）。第一バブルを除去し鑷子を離す。この際，傾斜をつけると第一バブルが周辺へ移動するので，眼球を傾けるとバブルをコントロールしやすい。グラフトの表裏や中心位置を確認後，グラフトの下にガスまたは空気を挿入して固定する。

本法は，移植片の落下を防ぐだけではなく，移植片の表裏を正しく伸展させたまま保持でき，鑷子でグラフトのセンタリングもできるという利点がある。手技の注意点は，グラフトが丸まらないように第二バブル挿入後に鑷子を離す点と，グラフトからバブルが抜けないよう慎重に鑷子を離す点である。

---

*Ami Igarashi：日本大学医学部視覚科学系眼科学分野
〔別刷請求先〕五十嵐あみ：〒173-8610 東京都板橋区大谷口上町30-1 日本大学医学部視覚科学系眼科学分野

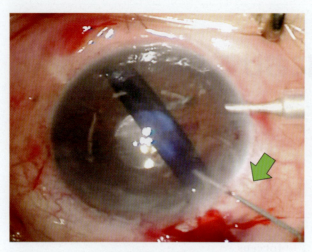

図1　第一バブル挿入
30Gカニューレ（←）を用いて，グラフトロール内に空気を挿入する．

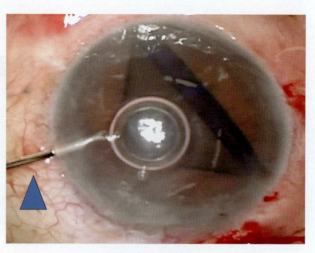

図2　グラフトの把持
Descemet膜鑷子（▲）を用いて，グラフトを把持する．

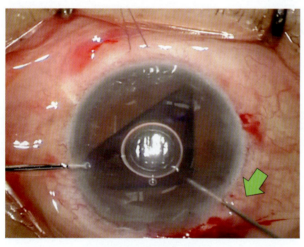

図3　第二バブル挿入
グラフトを鑷子で把持したまま，30Gカニューレ（←）グラフトの下方に挿入する．

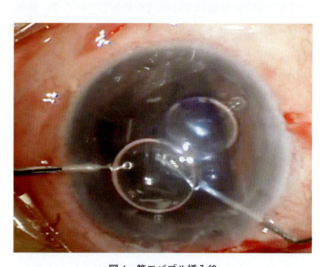

図4　第二バブル挿入後
第二バブルを挿入．グラフトが広がり，第一バブルがグラフト周辺へ移動する．

II　Bubble behind iris technique

　本法は，バブルを使用し虹彩を挙上させることで，前房を浅くする手術手技である[6]．

　まず，術前にピロカルピン2%で十分な縮瞳を得る．30Gカニューレを前房に挿入し，虹彩の後方に向けて少量の空気を挿入する（図5）．この際，十分な縮瞳が得られていないと空気が上方へ逃げてしまう．挿入した空気により虹彩が前房側へ移動し，前房が浅くなる（図6）．これにより，グラフトをコントロールしやすくなる．タッピングによる展開後，緩やかなBSS挿入により，虹彩下のバブルを除去する．

　既報では，トロカールカニューレを設置し，IOLの後方に空気を挿入する方法や，虹彩を縫合する方法があるが，本法は比較的侵襲性が低く，片手で施行できる簡便な手技である．空気量の調整および除去は簡易的である一方，一度に大量の空気を虹彩下に挿入すると，角膜と虹彩の接触や，IOL偏位の可能性があるため，慎重な挿入が必要である．

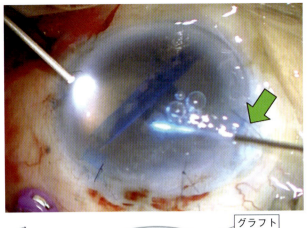

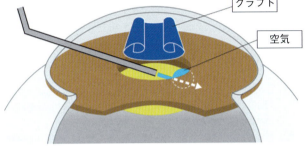

図5 虹彩下方にバブル挿入
30Gカニューレ（⬅）を虹彩下方に向け，空気を挿入する．下段：シェーマ．

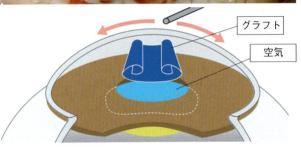

図6 虹彩挙上後，グラフト展開
バブルにより虹彩が挙上（▷）され，前房が浅くなるのでグラフト展開がしやすくなる．下段：シェーマ．

Ⅲ Cornea-press（C-press）technique

Saadらが報告したC-press techniqueも，前房を浅くする手法の一つであり，無水晶体眼のグラフト展開に有用である[7]．

移植片挿入後，術中光干渉断層計にてグラフトの表裏が正しいことを確認し，1本目のカニューレをグラフトロールの中に挿入する．灌流を行いながらカニューレを左右に振ってグラフトを広げる．このままではグラフトが再びロールするため，2本目のカニューレを使用し，角膜上皮側から押し下げる．この操作により前房が浅くなるので，1本目のカニューレを使用してさらにグラフトを広げる．グラフトを展開したのち，1本目のカニューレをグラフト内から抜去し，グラフト下にバブルを挿入し固定する．

本法は，前述した手技とは異なり，カニューレを使用して前房を直接的に浅くする手技である．移植片の操作を最小限にし，展開時間を短縮できる手技である．

Ⅳ Safety-net suture

Bergerらが報告したSafety-net sutureは，無水晶体眼のDMEKグラフト展開時に，グラフトが硝子体腔へ脱落することを防ぐテクニックである[8]．

線維柱帯前方の前房内に，10-0ポリプロピレン縫合糸を水平および垂直方向に通し，Safety-netを作製する．ドナーを挿入し，グラフト展開を完了したのち，Safety-netを除去する．

本法は，Masketら[9]が報告したsafety-basket techniqueをBehshadら[10]がDSAEKに応用し，さらにBergerらがDMEKに発展させた手技である．3〜5回縫合糸を通すことで，safety-basket techniqueよりもさらに密なcat's-cradle pattern（あやとり様の構造）になる．

本法は，特殊な器具を必要としない簡便な手技であり，無水晶体眼や無虹彩眼といった硝子体腔へのグラフト迷入リスクを伴う患者に対して有用な手技である．

おわりに

従来，無硝子体眼や無水晶体眼などの難度が高い症例に対しては，DMEK は適応外と考えられてきた．しかし，本稿で紹介した手技をはじめとして，さまざまな手技を用いることにより，適応の拡大が可能となってきた．これらの手技は，グラフト展開の確実性を高め，手術中および術後の合併症リスクを低減する．また，今回紹介した手技は，簡便な方法であり，術者の技術習熟度や患者の特性に応じた選択が可能である．今後，手術手技のさらなる発展により，無硝子体眼や無水晶体眼を含む多様な症例においても DMEK が確立されることを期待される．

【文 献】

1) Anshu A, Price MO, Price FW：Risk of corneal transplant rejection significantly reduced with Descemet's membrane endothelial kerato-plasty. *Ophthalmology* **119**：536-540, 2021
2) Gundlach E, Spiller N, Pilger D et al：Impact of difficult unfolding and attachment of the graft lamella on the long-term outcome after Descemet membrane endothelial keratoplasty. *Graefes Arch Clin Exp Ophthalmol* **258**：2459-2465, 2020
3) Hayashi T, Kobayashi A：Double-bubble technique in descemet membrane endothelial keratoplasty for vitrectomized eyes：a case series. *Cornea* **37**：1185-1188, 2018
4) Kobayashi A, Yokogawa H, Mori N et al：Development of a donor tissue holding technique for descemet's membrane endothelial keratoplasty using a 25-gauge graft manipulator. *Case Rep Ophthalmol* **9**：431-438, 2018
5) Igarashi A, Yokogawa H, Shimizu T et al：Double-bubble technique assisted by holding forceps：a modified technique in Descemet membrane endothelial keratoplasty for vitrectomized eyes with scleral fixated intraocular lens. *Cornea* **43**：799-803, 2024
6) Igarashi A, Shimizu T, Yokogawa H et al："Bubble Behind Iris" technique in Descemet membrane endothelial keratoplasty for vitrectomized eyes. *Cornea Open* **3**：e0032, 2024
7) Saad A, Awwad ST, El Salloukh NA et al：C-press technique to facilitate Descemet membrane endothelial keratoplasty surgery in vitrectomized patients：a case series. *Cornea* **38**：1198-1201, 2019
8) Berger O, Kriman J, Vasquez-Perez A et al：Safety-net suture for aphakic Descemet membrane endothelial keratoplasty. *Cornea* **41**：789-791, 2022
9) Masket S, Fram NR：Safety-basket suture for management of malposi-tioned posterior chamber intraocular lens. *J Cataract Refract Surg* **39**：1633-1635, 2013
10) Behshad S, Jacobsen BH, Pinney E et al：Endothelial keratoplasty safety-basket suture for management of difficult cases. *Cornea* **35**：908-910, 2016

手術相談室

症例呈示：
眼内レンズ動揺がある唯一眼の眼圧上昇

昭和大学医学部眼科学講座　齋藤雄太

[症例] 61歳, 男性.

主訴：右眼圧上昇および視力低下.

既往歴：アトピー性皮膚炎, 喘息, 金属アレルギー. 約30年前に右眼裂孔原性網膜剝離でバックリング手術（詳細不明）, その後両眼眼内水晶体再建術を施行. 約15年前に左眼失明（原因不明）.

現病歴：近医で右眼緑内障のため点眼加療中, 眼圧25mmHgでコントロール不良となり, 当院へ紹介受診となった.

当院初診時所見：

右眼視力0.1 (0.5×sph−0.5D◯cyl−1.5D Ax75°), 右眼視力光覚弁なし. 右眼眼圧16mmHg, 右眼にラタノプロスト1回/日, アイラミド2回/日, グラナテック2回/日点眼, ダイアモックス2錠分2/日内服.

角膜透明（左眼は角膜混濁・眼球癆）, 中心角膜厚548μm, 角膜内皮細胞密度1,238個/mm²（5方向撮影の平均）. 眼内レンズ（intraocular lens：IOL）の動揺がみられるが瞳孔領にかかるような偏位なし（散瞳は不良）. 眼底には7時〜11時にかけて網膜剝離術後の網膜周辺部変性を認める（図1〜3）. 隅角：Shaffer分類4, 線維柱帯に色素沈着の散在あり（図3）. HFA30-2（図4）, 右眼MD値−12.68dB, 中心窩感度27dB, 光干渉断層計（OCT, 図2）では右眼中心窩のエリプソイドゾーンの一部欠損を認め, 視野検査による中心窩感度低下の原因の一つと考えられた.

その後の経過

右眼：ラタノプロスト1回/日, アイラミド2回/日, グラナテック2回/日点眼, ダイアモックス2錠分2内服を継続していたが, 初診1カ月後の受診時に右眼眼圧41mmHgと眼圧上昇を認めた. しかし, 入院・手術加療の同意が得られず, 右眼選択的レーザー線維柱帯形成術（selective laser trabeculoplasty：SLT）を施行した.

その後も点眼は継続, ダイアモックス内服は1錠分2〜3錠分3の範囲で眼圧コントロールをしていたが, 眼圧コントロールは不良であった（図5）.

初診5カ月後, 入院・手術加療の同意が得られたため, 右眼トラベクロトミー眼内法（マイクロフック）を施行した（鼻側約120°の線維柱帯切開）.

術前と同様の点眼薬・内服の継続で, 術後の眼圧は初診後1年ごろまで20mmHg前後で推移していた. しかしその後, 30mmHgを超える眼圧となり, 濾過手術を勧めた. IOL動揺があるので, 術中の硝子体脱出などの合併症を避けるため, 線維柱帯切除術ではなくエクスプレスも考慮したが, 「金属アレルギーがある」との本人からの申し出があり, 最終的にプリザーフロマイクロシャント手術を初診後1年1カ月に施行した. 以前の網膜剝離術後の結膜瘢痕は耳上側〜耳下側にあったため, 鼻上側にプリザーフロマイクロシャントを挿入した. 術直後より眼圧10mmHg前後の良好なコントロールが得られたが, 術後15日目の外来診察時に, 瞳孔領から前房内に脱出した硝子体がプリザーフロマイクロシャントに嵌頓して右眼眼圧52mmHgとなっていた. 保存的治療での眼圧下降は困難と考えて, 硝子体術者に依頼のうえ, 翌日右眼IOL摘出＋IOL強膜内固定＋硝子体手術を行った. マイクロシャントに嵌頓した硝子体をはずしたのち, 散瞳不良のため虹彩リトラクターで瞳孔を拡張した. 上耳側に約6mmの強膜創を作製してIOLを囊ごと摘出して, 新しいIOLの支持部を3時-9時に強膜内固定した. 術後は右眼眼圧13〜15mmHgと眼圧コントロール良好となった.

最終診察時（術後4カ月）

右眼視力0.2p (0.7×sph+1.0D◯cyl−2.25D Ax90°). 右眼眼圧13mmHg. 右眼にグラナテック2回/日, サンベタゾン2回/日, ブロムフェナック2回/日点眼, 膜

✾手術相談室✾

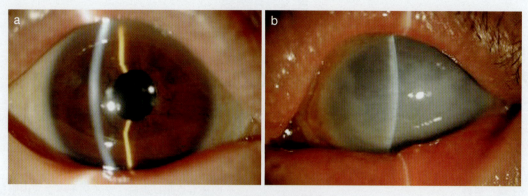

図1　初診時の前眼部写真
a：右眼前眼部（散瞳下）．b：左眼前眼部．

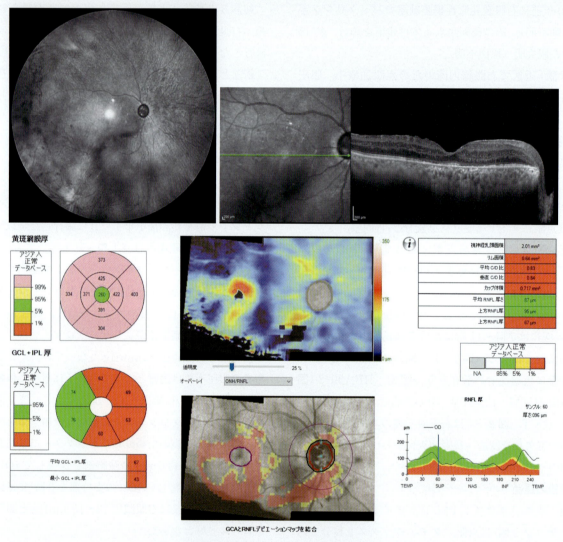

図2　初診時の赤外光による右眼の広角眼底写真とOCT
眼底には7〜11時の周辺網膜に網膜剥離術後の瘢痕を認める．バックルの隆起は明らかではない．OCTでは中心窩付近のエリプソイドゾーン欠損，神経線維層欠損・視神経節細胞複合体の菲薄化を認める．

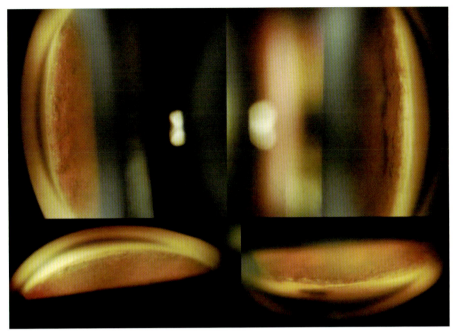

図3 初診時の右眼隅角写真
Shaffer 分類 4，線維柱帯に散在性の色素沈着を認める．

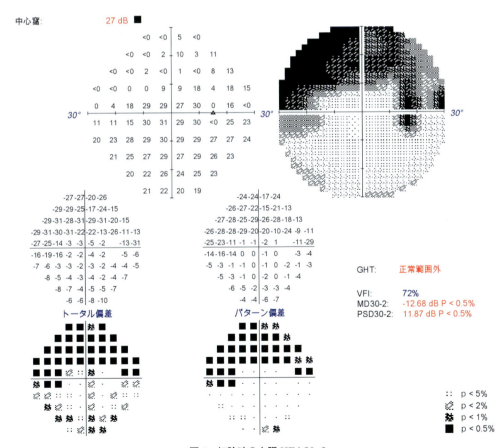

図4 初診時の右眼 HFA30-2
MD 値 −12.68 dB，中心窩感度 27 dB．

手術相談室

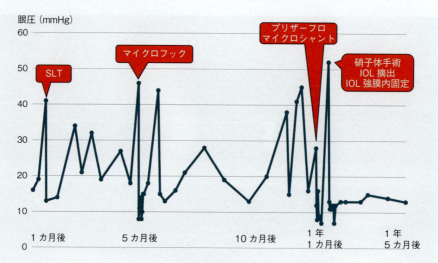

図5 眼圧の推移

内皮細胞密度1,103個/mm²（5方向撮影の平均），鼻上側に濾過胞あり．

反省点

当初は入院・観血的緑内障手術加療の同意が得られず，低侵襲なレーザー治療から開始したが，結果的に多くの治療を要することになった．

● 解説いただきたいポイント

落屑緑内障やアトピー性皮膚炎の患者で，IOLの動揺がみられるがIOL偏位のない高眼圧の緑内障（高眼圧症）の場合，どのような術式を選択しますか？

回答1

日本医科大学眼科学教室　中元兼二

まず，IOLの動揺が眼圧上昇に直接関与しているか否かで方針が変わります．

IOLの動揺や亜脱臼が，隅角閉塞や虹彩の色素散布により眼圧が上昇しているか否かについては，隅角鏡検査で診断できます．IOLが高眼圧に影響している可能性が高い場合は，IOLを摘出し強膜内固定あるいは縫着を行います．術後眼圧が高い場合は，後日，濾過手術を行います．流出路再建術は，前房出血が硝子体側に回る可能性があるので，できるだけ行わないようにしています．

一方，IOLの動揺が眼圧上昇に直接関与している可能性が少なく，動揺が小さく，緑内障単独手術でIOL落下の可能性が少ないと判断される場合は，IOLはいじらず，緑内障手術を単独で行うことが多いです．この場合は，まず，侵襲の少ない流出路再建術を行います．効果が少ない場合はマイトマイシンC併用線維柱帯切除術を選択しています．ただし，アトピー性皮膚炎では結膜炎が強いことが多く，濾過胞が縮小しやすい傾向があります．また，結膜に黄色ブドウ球菌が感染していることが多く，術後に濾過胞関連感染症をきたしやすいとされていることに注意が必要です．IOLが動揺するほどのアトピー性皮膚炎の患者は，掻痒のため眼瞼を擦ることが多いと考えられるので，初回の濾過胞作製部位は少しでも指や手が当たりにくいと思われる鼻上側としています．一方，落屑緑内障では，血管透過性が亢進しているため，術後炎症が遷延しやすく，濾過胞が縮小しやすい傾向があるので，術後早期に十分な消炎を行うように心がけています．

IOLが動揺するケースでは，術中，硝子体の前房脱出をきたしやすいので，線維柱帯切除術に比し術中の前房圧の変化が少ないプリザーフロマイクロシャントやエクスプレスを選択する術者も少なくないと思いますが，チューブ内への硝子体線維の嵌頓で効果が減弱する可能性があるため，筆者は線維柱帯切除術を選択します．MMC併用線維柱帯切除術が不成功のときは，チューブシャント手術を施行します．

緑内障単独手術で，IOLが落下する可能性が高い場合は，IOLの強膜内固定あるいは縫着とチューブシャント手術を選択します．流出路再建術は高率に硝子体側に前房出血が入るため，積極的には行わないようにしています．

【文　献】

1) Arimatsu M, Akagi T, Sakaue Y et al：Intrascleral intraocular lens fixation with ab interno trabeculotomy in patients with exfoliation glaucoma with lens subluxation. *Jpn J Ophthalmol* **68**：200-205, 2024

回答2

八潮まるやま眼科　**丸山勝彦**

緑内障の治療方針は薬物療法でも手術療法でも，病型に応じて，そして続発緑内障であれば眼圧上昇機序に応じて決定するのが原則です．しかし，実臨床では本症例のように，病型や眼圧上昇機序が明確ではない患者も少なくありません．かつ，本症例では唯一眼に高度な眼圧上昇を認めており，即効性のある治療が要求されます．このような患者に直面すると，緑内障サージャンとしては「（どんな方法でもいいから）とりあえず眼圧が下がればよし，何か起こったらそのときに考えよう」という心情になります．また，術式の選択に際しては，術者のスキルが大きく影響します．とくに，硝子体手術（含む強膜内固定）ができるかできないか，できないなら硝子体サージャンと一緒に手術ができるか，できないかで適応が変わってきます．

硝子体手術併施という選択肢がない筆者の場合，同様の患者に適応する術式は，結膜，強膜に瘢痕のない部分に①線維柱帯切除術，②（禁忌事項がなければ）エクスプレス，③プリザーフロマイクロシャント，という選択肢になるかと思います．この中で，エクスプレスは成功例では線維柱帯切除術と同程度の眼圧下降が得られ，プリザーフロマイクロシャントよりはニードリングの効果が期待できるため，筆者は好んで適応しています．反対に，将来の角膜内皮細胞代償不全が予想される眼に対しては前房内へのインプラント挿入は好ましくないと考えており，（ときに苦しまぎれに）線維柱帯切除術を選択します．ただし，ブロック切除，周辺虹彩切除時の硝子体脱出が想定されますので，眼粘弾剤を使用し，強膜弁には前置糸をおき，強膜弁縫合はタイトに行います．また，術後もレーザー強膜弁縫合切糸はゆっくり行い，数週間は眼圧20 mmHg前後を目安に調整し，急な眼圧下降を避けます．結果的には硝子体嵌頓，IOL偏位を生じる可能性はありますが，前房内に異物は残りません．

本症例はもともとバックル術後でIOL動揺を認めており，かつ角膜内皮細胞密度が減少していることから，一期的に硝子体切除，IOL強膜内固定，Ahmed緑内障バルブ（毛様体扁平部から硝子体腔内にチューブ挿入）の同時手術を行う先生もいらっしゃると思います．最終的に本症例はプリザーフロマイクロシャント後，前房内へ脱出した硝子体がチューブに嵌頓して眼圧上昇をきたしましたので，最初から硝子体郭清が必要だったという意見もあるでしょう．ですが，それは後出しジャンケンです．硝子体が脱出しない可能性もありますし，何より，硝子体サージャンに頼らずに早急に眼圧を下げなければならない局面があることは痛いほどわかります．

重篤な合併症発生により唯一眼に対し永続的な視機能低下を生じることなく眼圧下降が得られれば，どのような術式を選択したとしても成功といえるのではないでしょうか．

回答3

かなもり眼科クリニック・神戸大学　**金森章泰**

落屑症候群，アトピー，唯一眼，そこそこの角膜内皮障害と，緑内障手術へのデメリットオンパレードの症例だと思います（といいながら，実際は結構な頻度でそのような患者はいます）．しかもご本人が手術に消極的だと，どうしても低侵襲な術式から選択してしまうのも十分納得できます．

病型としては続発緑内障と病名をつけますが，隅角は開放しており，色素沈着が著明でないことから色素緑内障ではないものと考えます（IOL動揺があり，眼圧変動が大きい場合は常に鑑別にあがりますので，前眼部

❀手術相談室❀

OCTによるIOLと虹彩の位置関係にも注目すべきです）．色素緑内障であれば，SLTやレーザー虹彩切開術も考慮されますが，本症例では通常の原発開放隅角緑内障（primary open angle glaucoma：POAG）に対する手術療法を考えればよいと思います．

　まず，SLTを施行されましたが，眼圧が41mmHgだと，たとえ一時期奏効したとしてもいずれ観血的手術は必ず必要になるので適応はないものと思いますが，手術を拒否されたとのことですので仕方がありません．マイクロフックロトミーにて解決すればよかったですが，そうもいかないことも実際よくあります．IOL動揺眼では前房が後ろへまわり，硝子体出血となり，唯一眼の場合は長期にわたる入院が必要な可能性もあります（ちなみに筆者は硝子体出血後，硝子体手術を拒否され1カ月入院いただいた患者を経験しています．気長で明るいお婆様だったのでよかったですが）．

　ロトミーが奏効しない場合は，濾過手術かロングチューブインプラントになるのが常ですが，筆者はまず濾過手術を選択しています．視野的には線維柱帯切除術が第一選択にはなりますが，下方視野がよいため，まずはプリザーフロマイクロシャントもありとは思います．ただし，本症例のように前房内への硝子体嵌頓は要注意であり，プリザーフロマイクロシャント手術前に前房内に硝子体がみられた場合は，プリザーフロマイクロシャントは適応ではなく，線維柱帯切除術をするしかないと考えます（線維柱帯切除術をしても結局，硝子体嵌頓にて房水流出が妨げられる可能性はありますが）．

　幸い，眼圧上昇後すぐに硝子体嵌頓をはずすことで濾過胞が維持できたので，結果的には手術の流れとしては至適であったと思います．網膜剥離に対する手術が部分バックルではなく，エンサークリングであれば，結膜瘢痕が全周になることでプリザーフロマイクロシャント選択はよくなかった可能性はあります．

　唯一眼の緑内障患者に対する緑内障手術は大変悩みます．たいていこういう患者は何かしらの手術成績を下げうる因子をもっておられ（だから唯一眼ともいえますが），手術によりその患者の一生を左右しかねません．今後，この患者の角膜内皮が維持されることも祈ります．

❀回答4

聖マリアンナ医科大学眼科学教室　徳田直人

　眼科医が手術を担当する際にもっともストレスに感じる条件が「唯一眼」だと思います．また，緑内障治療を行うにあたり，「アトピー性皮膚炎の既往（眼球を擦ることが多いので濾過手術を選択しづらい）」「喘息の既往（交感神経β遮断薬が使用できない）」，そして「網膜硝子体手術後（バックリングではプレートがあるタイプのインプラントが挿入しづらい，硝子体手術後の線維柱帯切除術は眼球虚脱のリスクがある）」は緑内障治療の選択肢を減らす要素であり，本症例はこれらの「緑内障治療の負の要素」を数多く併せもった難治症例であると思います．

　初診時所見から本症例の眼圧上昇のメカニズムについて，「アトピー性皮膚炎で眼を擦る機会が多く，その行為の蓄積がZinn小帯に影響し，IOL動揺を引き起こし，色素や炎症細胞の散布が生じ眼圧上昇につながったのではないか（外傷性緑内障）」と考えました．外傷性緑内障に対してSLTは個人的にはほぼ無力だと思っています．しかし，色素細胞が線維柱帯に詰まって眼圧上昇が引き起こされたと考えると，SLTが奏効する可能性はあるのかもしれません．実際，SLT後4カ月はダイアモックスの併用下とはいえ観血的緑内障手術を行うまでの時間稼ぎはできたとも解釈できます．また，アトピー性皮膚炎の治療としてステロイド軟膏を大量に塗布しているような場合はステロイド緑内障の可能性があり，そのような場合はSLTを試みてもよいかもしれません．

　次に観血的緑内障手術を行うにあたり適切な術式についてですが，本症例のもっとも改善すべき点をあげると「IOL亜脱臼」であり，それを改善することが原因治療といえます．つまりこの時点で「IOL摘出＋前部硝子体切除＋IOL強膜内固定術（＋Ahmed緑内障バルブ挿入）」を行うことが適切だったかもしれません．しかし，術者が硝子体手術を専門としていない場合，「IOLの動揺がみられるが瞳孔領にかかる偏位なし」の状態だと，まず対症療法として緑内障手術を選択してしまった主治医のお気持ちは筆者にはとてもよくわかります．SLT

である程度の効果が得られたのでマイクロフックによる線維柱帯切開術（眼内法）を選択したということも，理屈としては正しいですが，これも時間稼ぎに過ぎません．その後の眼圧上昇に対して，硝子体脱出を懸念して緑内障インプラント手術（プレートのないもの）を選択していますが，IOL亜脱臼に伴う眼圧上昇の場合は，はじめの白内障手術の手術記録がない場合はとくに，線維柱帯切除術でいくべきではないかと考えます．線維柱帯を切除後に硝子体が嵌頓してくるような場合は，スポンジビトレクトミーではなく硝子体カッターによる前部硝子体切除を，房水の流れがしっかりと確認できるまで行います．これにより濾過胞が保てますが，その後本症例の場合，さらにIOL亜脱臼が進行する可能性は高く，その時点で眼圧が上がっているようであれば，結局のところIOL摘出＋IOL強膜内固定手術＋Ahmed緑内障バルブ挿入術を行うことになるかと思います．

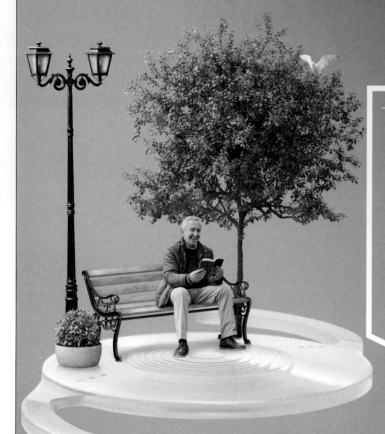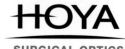

エキスパートに学ぶ：眼科手術の質問箱 ㉝

Q 重症ドライアイに対する涙道系アプローチによる手術療法について教えてください

回答者　廣瀬浩士*

- Sjögren syndrome 症候群など重症の涙液減少型ドライアイ，糸状角膜炎，涙点プラグ不適例は，永続的涙点閉鎖術が適応となる．
- 外科的涙点閉鎖術は，簡便な方法も多く報告されているが，再開通する例も少なくない．
- 涙点リングおよび涙小管垂直部を切除する涙乳頭切除術による涙点閉鎖術は，涙点周囲の線維輪の弾性力を脆弱化させるため，再開通率が低い．
- 涙小管水平部を周囲の Horner 筋を含んで切除する涙小管切除術は，涙小管の連続性と涙液の引き込みの両方を解除することで，眼表面に涙液を貯留させる効果が高い．
- 重症ドライアイでは，涙道粘膜の乾燥化により細菌感染が起こりやすいため，涙小管炎，涙嚢炎併発例が多く，涙小管上皮掻爬，涙嚢摘出なども考慮する．

はじめに

涙液減少型ドライアイの治療は点眼治療が基本となるが，重症例には涙点閉鎖術が適応となる．まず，涙点プラグによる一時的涙点閉鎖術を行うが，プラグの不安定さに加え，涙点の拡大や涙小管内の肉芽腫発生などの合併症により，再挿入が不可能になる例も多い．そのような患者には，涙道を永続的に閉塞させる外科的涙点閉鎖術などが適応となるが，術式によっては再開通率も高い．これまでさまざまな手術法が報告されてきたが，本稿では再開通率が少なく，より涙液貯留を有効に保つ方法について解説する．

I 適応と禁忌

重症の涙液減少型ドライアイ，糸状角膜炎，涙点プラグ不適例などが永続的涙点閉鎖術の適応となる．涙点プラグで一時的涙点閉鎖を行い，自覚症状，眼表面の他覚的所見の改善度が高かった患者で，涙点プラグが脱落しやすく，涙小管内の肉芽腫の発現など再施行が困難な場合，また涙点が拡大した患者などは，外科的涙点閉鎖術が適応となると考える．

涙点プラグ挿入により流涙症が発現した場合は禁忌と考える．重症ドライアイでは，涙道粘膜の乾燥化により細菌感染が起こりやすく，通水があっても涙小管炎，涙嚢炎を併発している場合では涙嚢摘出術も考慮する．

II 涙道系に対する手術療法

1. 涙点に処置を行う方法：涙点焼灼および涙点縫合

簡便法として，涙点，涙小管垂直部を止血器具で凝固する方法が普及している．ただし，この方法は再開通率が高いため，以下の方法が推奨される．

a. 涙乳頭切除術

涙点の閉鎖をより確実にするため，涙点リングおよび涙小管垂直部を切開し，涙点周囲の線維輪の弾性力を脆弱化させる（図1）．切離した涙乳頭を片手で引き上げ，反対の手で，涙乳頭根部を押しながら切除する（図2）．同部を止血器具で凝固し，10-0 ナイロン糸で2〜3カ所

---

*Hiroshi Hirose：名古屋医療センター眼科
〔別刷請求先〕廣瀬浩士：〒460-0001 名古屋市中区三の丸4-1-1　名古屋医療センター眼科

◆エキスパートに学ぶ：眼科手術の質問箱◆

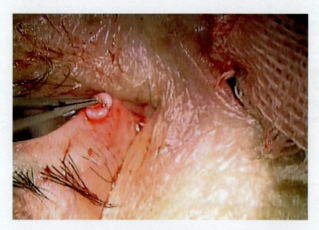

図1　涙乳頭切開
尖刃メスで薄く切除部に輪郭を作り，スプリング剪刃にて切開する．

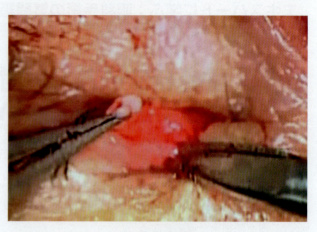

図2　涙乳頭切除
涙小管垂直部を含む涙乳頭を2mm前後まで剖出し，切除する．

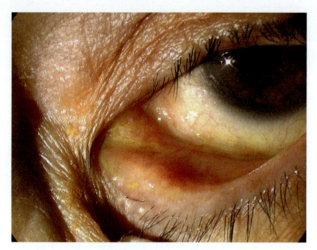

図3　涙乳頭切除により閉鎖した涙点
術後数年経過しているが，切除部位は結膜上皮に覆われている．

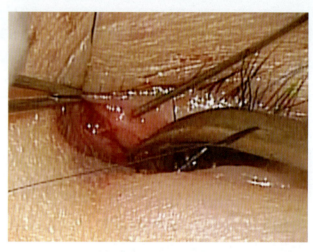

図4　涙小管水平部切除
涙小管水平部にブジーを挿入し，涙丘外側縁でHorner筋を含めて切断したのち，涙小管水平部を一部切除する．

の埋没縫合を行うことで再開通を防ぐ．切除部位が瘢痕化することで十分な涙液が保たれる（図3）．

b．涙点切開・涙小管焼灼法

確実な涙点閉鎖を考慮し，モノポーラにて涙小管上皮を焼灼後，極小ドリルにて涙小管垂直部粘膜を掻爬し，瞼縁に平行な涙点切開を2カ所行い，10-0ナイロン糸もしくは8-0吸収糸で縫合する術式も報告されている[1]．この方法では，涙小管上皮を確実に切除することが可能であり，2カ所の涙点切開を行うことで，涙乳頭切除同様，涙点周囲の線維輪の弾性力を脆弱化させ，より確かな涙点閉鎖が期待される．

2．涙小管水平部の切除を行う方法（図4）

涙道を確実に閉塞させる手段として，涙点，涙小管垂直部には処置を行わず，涙小管水平部にブジーを挿入し，涙丘外側縁でHorner筋を含めて切断したのち，涙小管を切除し，同部を焼灼後，縫合する術式が報告された[2]．Horner筋を切断することで，断裂した筋の特性でそれぞれの断端が切開部から離れ，再開通が起こりにくい．

3．涙嚢摘出を行う方法

重症ドライアイに涙嚢炎が合併した例では，バクテリアプールを完全に除去する目的で，涙嚢摘出とともに涙

小管断端を焼灼する．皮膚切開を行い涙嚢を剖出させる．涙嚢切開を行い，膿をできるだけ吸引後，粘膜組織が存在する涙嚢部を切除し摘出する．この方法では，炎症の首座である涙嚢粘膜を視認しながら確実に摘出することができ，簡便で侵襲の少ないよい方法と思われる[3]．また，涙小管内にも菌が残存し，術後の再発の原因となる場合もあり，涙小管も焼灼を行い，可能な限り閉塞させることが推奨される．

おわりに

涙点閉鎖術は術後の満足度も高く，外来手術として比較的容易に施行できる手術法であるが，再開通率をより低下させるためには，これまでの病態を把握したうえで，涙道系が確実に閉鎖できる方法を選択する必要がある．涙点を含む涙乳頭切除，涙小管水平部切除，涙嚢摘出術はそれぞれ利点，欠点があるが，難易度も異なるため，それぞれの術式に習熟してから行う．

【文 献】

1) 横井則彦，西井正和，小室青ほか：涙液減少型ドライアイの重症例に対する新しい涙点閉鎖術と術後成績．日眼会誌 **108**：560-565, 2004
2) Kakizaki H, Takahashi Y, Iwaki M et al：Punctal and canalicular anatomy：Implications for canalicular occulusion in severe dry eye. *Am J Ophthalmol* **153**：229-237, 2012
3) 廣瀬浩士：涙嚢摘出術の適応と術式について教えてください．エキスパートに学ぶ：眼科手術の質問箱．眼科手術 **36**：296-297, 2023

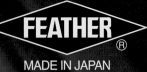

リブ形状とアール刃が穿刺抵抗を軽減

マイクロフェザー スリットナイフ〈リブ&アール〉

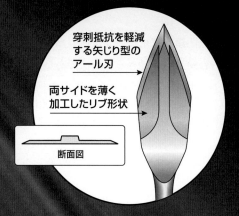

穿刺抵抗を軽減する矢じり型のアール刃

両サイドを薄く加工したリブ形状

断面図

刃先からベント位置までの長さを8mmから6mmに変更することで、ナイフの操作性が向上しました。

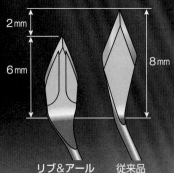

2mm / 6mm — リブ&アール
8mm — 従来品

プラスチックハンドル

販売単位：1箱(5本入)

刃幅	品番
1.4mm	P-0614RC
1.6mm	P-0616RC
1.8mm	P-0618RC
2.0mm	P-0620RC
2.2mm	P-0622RC

刃幅	品番
2.4mm	P-0624RC
2.75mm	P-06275RC
2.8mm	P-0628RC
3.0mm	P-0630RC

■ 滅菌済　■ ベベルアップ
■ シングルユース

製品カタログ・サンプルのお問い合わせは

フェザー安全剃刀株式会社
メディカル商品部

〒103-0007 東京都中央区日本橋浜町1丁目2番2号
TEL.03-3864-0917　FAX.03-3862-8039
www.feather.co.jp/

● 本製品は改良のため予告なく仕様を変更する場合があります。

ISO 13485 認証

〈つ〉〈ぶ〉〈や〉〈き〉コーナー

よ～く考えよう，お金は大事だよ，しかし・・・

獨協医科大学埼玉医療センター眼科　町田繁樹

　昨今，病院経営はきわめて厳しい状況となっており，今年度は多くの病院の収支が赤字と見込まれている．とくに，大病院ほど金額的に大きな赤字となるそうだ．医療収入は増加しているが，それを上回る率で医療経費（つまり医療材料や薬品費）が上昇しているためである．まさに物価高騰のあおりを医療も受けているといえる．われわれの施設では，先月は病棟を90％稼働させて，医療収入が昨年に比較して9％上昇したが，実際の利益はたったの数百万円の黒字であった．これは，いくら頑張っても収益につながらないことを意味しており，少しでも気を抜けば赤字に転じる厳しい状況である．次回の診療報酬改訂は2026年度だが，その時に何らかの対策が講じられることを願うしかない．それまで頑張れるかどうか？

　近隣の市立病院も赤字で悩んでいる．原因は物価の高騰だけではなく，医療費の未払いである．患者が高額な治療を受けた後に支払いをせずに雲隠れし，未払いの状態になっているという．自治体病院なので支払い能力が疑われても治療が必要なら受け入れなければならないというのが，世間の考え方も知れない．このような考え方は赤ひげ的だと思う．山本周五郎の小説の登場人物，赤ひげ先生は，江戸中期の医師で，貧しい人々のために私財を投じて医療に貢献した崇高な人物，という設定になっている．まさに医師の理想像かもしれないが，これはフィクションであり作り話である．小説や映画としては素晴らしいと思うが，現代社会では現実離れしている．飲食店で食い逃げをしようものなら，警察に突き出される．しかし，なぜ医療は違うのか，理解に苦しむ．

　苦しくなる現実を書き綴ってきたが，素晴らしい話もある．兵庫県の市立病院が老朽化のため建て替えが必要となった．当然ながら巨額の費用が必要だが，70歳代の資産家夫婦が200億円以上を寄付してくれたそうだ．まさに，市民のために素晴らしい貢献をされたと思う．

　少し話を変えて個人の収入について思うことを書かせていただく．筆者が若いころは仕事を早く覚えたいとの理由から，忙しく手術件数の多い病院への派遣を希望した．そこでの給与額は関係ない．最近の医師の中には，給与額で出張先を決める者がいることに驚かされる．給与が高額で暇な病院が人気なのである．筆者は新入医局員に必ず話すことがある．評価されるためには報酬以上の仕事をしなければならいと．これは，『思考は現実化する』の著者であり「成功哲学者」ナポレオン・ヒルの成功への金言である．われわれにとってお金は大事だがすべてではない．もっと大事なことがたくさんある．赤ひげ先生は，実現不可能な医師像だが，われわれの心の中の片隅に存在していてほしいと思う．

手術室●拝見⑯ ── Let me see your operating room!

医療法人明陽会 高崎佐藤眼科

佐藤　拓

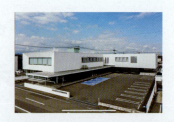

加齢黄斑変性の診断治療と硝子体手術専門クリニックをめざして

　高崎佐藤眼科は2016年に群馬県高崎市に開院しました．私は群馬大学で講師として臨床研究を行ってきましたが，外来の待ち時間が膨大（最大12時間）で，患者中心の臨床をできているかが疑問となり，患者目線で専門的医療を身近に行えるクリニックの必要性を感じて開院しました．交通の便が悪い車社会の群馬県では，ほとんどの患者が車で通院します．そこで高崎駅と大きな幹線道路と高速道路のアクセスを考えて立地場所を検討し，地元大型スーパー（駐車場330台）の横で緊急時対応可能な循環器病院の近くの場所を選定しました．現在は身障者用駐車場3台を含め150台の駐車場を確保しております．

　手術中心クリニックの機能に慢性疾患の加齢黄斑変性の専門治療を加えると，外来検査が膨大になり，待ち時間問題が常に生じます．現在，医師は常勤3名，非常勤11名，看護師8名，視能訓練士10名，受付，検査補助，診療補助スタッフ17名の体制で診療を行い，待ち時間含め診療効率化を日々スタッフと工夫改善を続けております．2024年の診療実績は，外来患者数は午前中に150～200名，1日250～300名程度で，外来診療中に外来処置室で硝子体内注射4,749本（感染症なし），日帰り手術として硝子体手術516件，白内障手術2,069件を施行しました．

手術室の概要と設備

　白と黒を基調として，清潔感と安心感と余裕ある空間をめざし8×6mのサイズとしました（図1）．顕微鏡はルメラ700にCalistoをつけてサージカルガイダンスを用いてトーリックIOL使用のハードルを下げております．白内障手術はセンチュリオン主体で，硝子体手術はコンステレーションを使用し，バックリング手術に対応するため冷凍凝固とジアテルミー凝固，涙道内視鏡と笑気麻酔器を配備しております．硝子体手術時は赤色LEDで写真現像の暗室のような状態を作り，レンズ反射を抑えて，助手含め周囲のスタッフが安全に動ける環境を作りました（図2）．術者の疲労軽減目的に導入したヘッズアップサージャリーのNGENUITYを白内障と硝子体手術ほぼ全症例で使用しております．また，手術室に電子カルテと連動して患者情報をモニターに大きく出せるようにしております（図3）．眼内レンズの情報や白内障の程度や眼底所見などの外来スケッチ，OCT画像や既往症や性格を含めた注意情報を表示して，患者をしっかり把握したうえで手術を行えるように工夫しております．

加齢黄斑変性の診断と治療の外来検査と処置室

　加齢黄斑変性の診断に欠かせない眼底写真とOCTとOCT angiographyと眼底自発蛍光を同時に撮影できるトプコン社のTritonを暗室検査室入口そばに2台配置して検査スピードを上げています（図4a）．広角OCT angiographyのキヤノンS1も並びに設置して検査同線を確保しております．その奥に光線力学的療法（PDT）機器を配置しております．撮影頻度の多い広角眼底撮影と造影検査が可能なオプトスを入口そば設置して，ポリープ状脈絡膜血管症（PCV）はじめパキコロイド関連疾患では，硝子体注射回数を減らすため，HRAによるフルオレセインとインドシアニングリーン蛍光造影をして，硝子体注射併用PDT療法を積極的活用しています（図4b）．

　加齢黄斑変性治療の第一選択になる硝子体注射の治療に対する医療従事者側や患者側のハードルを下げるための工夫を続けております．診察室4室の横に同サイズで手術室と同等の外壁と床と空気清浄機を設置して，診察の合間に硝子体注射を行っております（図5）．診察の合間に同日に硝子体注射を行うことはとくに重要です．再受診する負担を減らし，治療継続をしやすくして長期視力を守る重要なポイントになります．

　以上，当院設備についてご紹介いたしました．ご参考になりましたら幸いです．

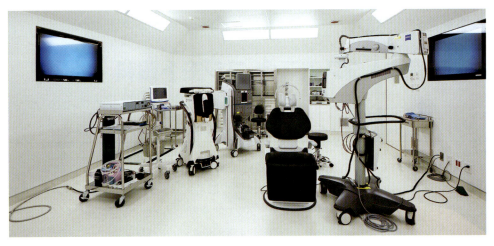

図1　手術室
白と黒を基調として清潔感を強調しています．両側に壁面モニターで術中映像と患者情報を表示しています．白内障，硝子体，バックリング，ICL，緑内障，涙道内視鏡，眼瞼手術を行います．

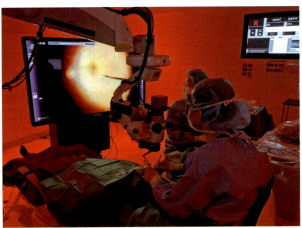

図2　硝子体手術時
赤色LEDにて周囲スタッフの安全を確保してNGENUIT（アルコン社製）にてヘッズアップサージャリーを行っています．

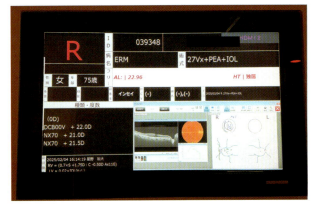

図3　患者情報モニター
術中の患者情報を大きく表示して，患者や左右間違いをなくして，眼内レンズ情報，外来スケッチ，OCTなど必要な情報を常に表示しています．

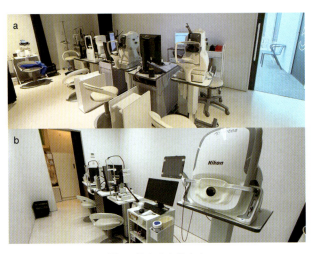

図4　外来暗室検査室
a：入口付近にOCT Toriton（Topcon社製）2台と広角OCT angigography-S1とPDTを並べています．b：黄斑部を詳細に検査できるHRAによる造影とOCT検査，広角眼底写真と造影を並べて同時に撮影可能な配置です．

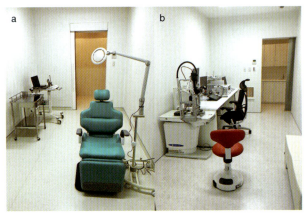

図5　診察室と外来処置室
診察室（a）と同様サイズに外来処置室（b）を配置しており，診察後速やかに硝子体注射をできるよう動線を工夫しています．

手術室●拝見⑰ —— Let me see your operating room!

医療法人コスモス会 フジモト眼科

藤本可芳子

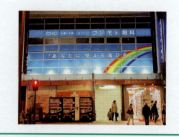

　今まで掲載されましたご高名な先生方の施設とは比べものにならないほどコンパクトな100坪ほどの眼科，2025年1月で開業33年目を迎えました．2024年手術件数は合計2,660件で，選定マルチやICL，LASIKを含む自費手術の割合が57%です．

　私は1987年に関西医科大学眼科に入局し，水晶体全摘出や嚢外法，外眼部オペ，網膜剥離手術の助手などを経験し，1991年大津赤十字病院に勤務していた関係で，全国から集まった20名の医師と清水公也先生（山王病院，当時武蔵野赤十字病院）主催の手術合宿（フェイコマスターコース）に参加し，超音波手術（PEA）を学びました．その後一人医長の出向先病院で，入院患者にPEA（眼内レンズ素材はPMMAなので創口は4～5mm）を行っていました．レンズ素材がPMMAからシリコーンやアクリルに変遷し，小切開手術（創口は3mm）が普及し始める頃，1993年1月，筆者が実家のビルの2階で開業することになりました．手術を続けたかったので，米国では白内障手術は日帰り手術が主流だと聞き，当時珍しかった日帰り白内障手術を勇ましく（？）始めました．当初，25坪と狭く，近所の病院の手術室を半日借り，翌日自宅で診察するスタイルで始め，1999年主人が同じビルで50坪の広さの整形外科クリニックを開業した折，8坪の手術室を作りました．自分が患者だったら身内が手術を見学してくれると安心できると思い，手術見学窓を作り，担当スタッフが家族や付き添いの人に手術の説明をしながら，見学できるようにしました（図1）．

　2000年に厚生労働省が認可したエキシマレーザー（NIDEK，EC-5000）を設置し，レーシック，PRK，PTK手術，2002年からは多焦点レンズを始めました．

徐々に患者も器械も増え，手狭になり転居先を探し2005年，すぐ近所のビルに1フロア100坪の現在の場所が見つかり移転，手術室を10坪（ダイキン工業のヘパフィルターエアコンで，手術室内に陽圧がかかる設定）にしました．移転と同時に，関西医科大学臨床教授の西村哲哉先生が，硝子体手術，レンズ縫着，緑内障濾過手術を担当してくださり，2008～2022年，横浜の岡田眼科の宮田信之先生がCO_2レーザーによるMüllerタッキング手術を指導，手伝ってくださり，その後，美容・形成外科の有年一真先生と筆者が下垂手術（保険と自費）を行っています．

　2023年9月から名古屋アイクリニックの小島隆司先生にレーシックやICL手術を（図2），2024年4月から大矢文香医師が外来や白内障や外眼部手術を手伝ってくださり助かっています．同年5月，手術室を11坪に拡張し，エキシマレーザーを新しく入替え（Alcon Wavelight EX-500），フェムトセカンドレーザー（Alcon LenSx），Nジェニティを設置し，F-LASIK，FLACS，ヘッドアップサージェリー（HUS）を始めました（図3～5）．

　2023年夏，腰椎（L5）ヘルニアになり手術日にとくに痛みが悪化したので，ヘッドアップサージェリー（HUS）だと姿勢がよくなるかもと期待して，Nジェニティを導入しました．導入当初はすべてが大きく見えるので，距離感に慣れるまでラーニングカーブありますが，拡大して見るので，①目が疲れにくくなり，②姿勢も固定せずに伸ばしたり縮めたり動かせるので，首も腰も楽になり大正解でした！　シニアサージャンには必需品だと思います（笑）．

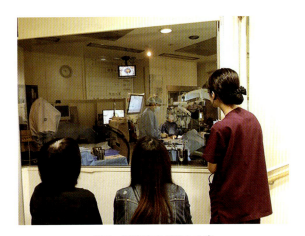

図1 手術室内が見える窓
スタッフが患者のご家族，付添人に説明しながら手術を見学していただきます．

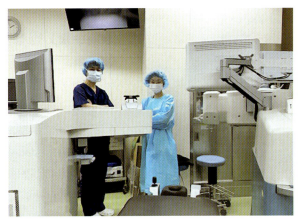

図2 レーシック手術日
名古屋アイクリニックの小島先生と筆者．エキシマレーザー（WaveLight EX-500），フェムトレーザー（LenSxと一緒に）

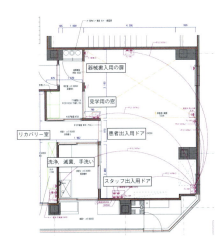

図3 手術室図面
Nジェニティ設置のためにグレーの部分を拡張し，器械の移動，スタッフの導線が改善しました．

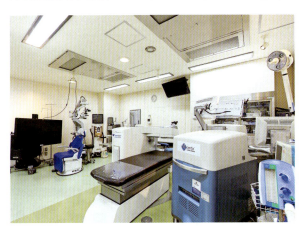

図4 手術室内機器
右側からフェムトレーザー，レーザー用ベッド，エキシマレーザー，CO_2レーザー，フォルタス，センチュリオン，ZEISS顕微鏡，白内障用ベッド，Nジェニティ．

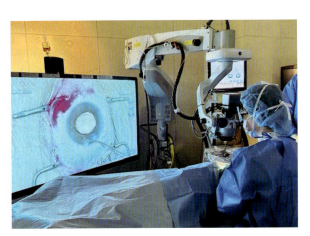

図5 白内障手術中
ゲーム用の3Dゴーグルを装用しNジェニティを見ながら白内障手術をしている筆者．

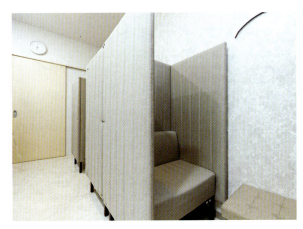

図6 リカバリー室
プライバシーを保つ壁の高いソファーで，携帯の充電も可能．オットマンは中にカバンが収納でき，貴重品は鍵のかかるロッカーで預かります．

「眼科手術」通巻号数についてのお知らせ

　本誌では日本眼科手術学会学術総会の講演抄録集を臨時増刊号として通巻号数を付けておりましたが，2025年1月に開催されました第48回日本眼科手術学会学術総会の講演抄録集が紙媒体から電子媒体に移行しました関係で，本来，通巻号数180号に該当する第48回日本眼科手術学会学術総会の講演抄録集は学会のwebサイトには掲載しておりません．180号を検索しましても内容はありませんことをお知らせいたします．

　学術総会の講演抄録集は，『眼科手術』の臨時増刊号とはしない方針です．

　なお，第48回日本眼科手術学会学術総会の講演抄録集は下記のアドレスにて無料公開しております．

https://confit.atlas.jp/guide/event/jsos2025/top

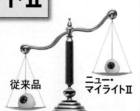

≪原 著≫

トーリックカリキュレーターへの惹起乱視入力値の検討

杉田威一郎　山内裕宣

眼科杉田病院

目的：トーリックカリキュレーターへの惹起乱視（SIA）入力値の違いによる術後乱視予測精度を評価する．**方法**：トーリックカリキュレーターにより挿入モデルを決定し，HOYA Vivinex トーリックを同一術者により同一切開条件で挿入した80例80眼を対象とした．内訳はSIAを0.2Dと入力した41例41眼，0Dと入力した39例39眼である．術後1カ月時の自覚乱視と予測術後乱視の差（以下，術後誤差）が0.25，0.50，0.75，1.00D以内の割合，術後誤差の絶対値平均およびセントロイド値をベクトル解析で算出した．**結果**：術後誤差が0.25D以内の割合は，SIA 0D群が有意に高かった（p＝0.014）．また，術後誤差のセントロイド値をダブルアングルプロット上のX/Y成分に分解して比較すると，X成分において有意差を認め，SIA 0D群のほうが0に近かった（p＜0.01）．**結論**：HOYAトーリックカリキュレーターへ入力するSIAは0.2Dより0Dで術後乱視予測精度が高かった．切開条件や使用するトーリックカリキュレーターなど，さまざまな要素を考慮したうえでSIAを設定する必要がある．

Examination of Input Value of Surgically Induced Astigmatism to Toric Calculator

Iichiro Sugita, Hironobu Yamauchi

Sugita Eye Hospital

　Purpose：To evaluate the accuracy of predicted residual astigmatism using different values of surgically induced astigmatism (SIA) input to a toric calculator. **Methods**：We included 80 eyes of 80 patients a HOYA Toric Calculator (HOYA Surgical Optics) was used to determine the implanted model and a HOYA Vivinex Toric IOL was implanted by the same surgeon under the same incision conditions. Of those, 41 eyes of 41 patients had an SIA of 0.2D, while 39 eyes of 39 patients had an SIA of 0D. With the vector analysis, we calculated the percentage of eyes with prediction error within ±0.25/0.50/±0.75/±1.00D each, mean absolute prediction error, and the centroid error, with the prediction error being the difference between subjective astigmatism at postoperative month 1 and predicted residual astigmatism. **Results**：The SIA 0D group had a significantly higher percentage of postoperative errors within 0.25D (p＝0.014). In addition, when centroid values of postoperative errors were decomposed into X/Y components on a double angle plot, the X component showed a significant difference, closer to 0 in the SIA 0D group (p＜0.01). **Conclusion**：SIA input to the HOYA Toric Calculator was more accurate in predicted residual astigmatism at 0D than at 0.2D. SIA should be set after considering various factors, such as incision conditions and toric calculator.

〔Japanese Journal of Ophthalmic Surgery 38(2)：303-307, 2025〕

I　緒　　言

　トーリック眼内レンズ（intraocular lens：IOL）は，通常の単焦点IOLと比較して術後自覚乱視が軽減し，裸眼視力が向上することから，より高い視覚の質（quality of vision：QOV）の実現に有用である．トーリックIOLには円柱度数の異なる複数のモデルが存在し，一般的にトーリックカリキュレーターを用いてモデルが決定される．トーリックカリキュレーターは，角膜後面乱視補正機能や予測前房深度の考えを取り入れて実効度数の調節を計る2経線方式の導入により，初期の登場から予測精度は向上している[1,2]．また，計算パラメータの一つである惹起乱視（surgically induced astigmatism：SIA）についても，以前は倍角座標ベクトルの平均値が用いられていたが，最近は重心値であるセントロイド値が用いられるようになってきた[3]．しかし，SIAの入力値に関して検討した報告は少ない．本研究では，SIA入力値の違いによるトーリックカリキュレーターの精度の差を，後ろ向きに調べたので報告する．

〔別刷請求先〕杉田威一郎：〒460-0008 愛知県名古屋市中区栄5-1-30　医療法人・社団同潤会　眼科杉田病院
Reprint requests：*Iichiro Sugita, M.D., Sugita Eye Hospital, 5-1-30, Sakae Naka-ku, Nagoya, Aichi 460-0008, JAPAN*

表1 被験者背景

	0.2D	0D	p値
症例数	41例41眼	39例39眼	—
年齢	74.4±9.7歳	71.1±13.7歳	0.485[*1]
男性：女性	20人：21人	16人：23人	0.509[*2]
右眼：左眼	26眼：15眼	20眼：19眼	0.366[*2]
角膜乱視	1.79±0.57D	1.62±0.56D	0.0888[*1]
倒乱視：直乱視：斜乱視	23眼：16眼：2眼	14眼：22眼：3眼	0.255[*2]
眼軸長	24.69±1.67mm	24.68±1.83mm	0.996[*1]
前房深度	3.12±0.37mm	3.12±0.44mm	0.81[*1]
T3：T4：T5：T6：T7	8：20：6：6：1	19：10：7：2：1	0.029[*2]

倒乱視：強主経線が0-30°もしくは151-180°，直乱視：強主経線が61-120°，斜乱視：強主経線が31-60°もしくは121-150°（オートケラトメーターによる強主経線で分類）．平均±標準偏差．
[*1] Mann-Whitney U test，[*2] Fisher's exact test．

II 対象と方法

対象は，眼科杉田病院において，2019年6月～2022年8月にHOYAトーリックカリキュレーター（https://www.hoyatoric.com）により挿入モデルを決定し，HOYA Vivinexトーリック（モデル：XY1AT3～XY1AT7）を同一術者により同一切開条件（2.3mm強角膜切開）で挿入した80例80眼である．内訳はSIAを0.2Dと入力した41例41眼（SIA 0.2D群），0Dと入力した39例39眼（SIA 0D群）であり，切開位置は右眼180°，左眼0°である．それぞれの被験者背景を表1に示す．術前検査において角膜形状異常などからAbulafia-Koch回帰式を適用できないと判断した患者，および術中または術後にトーリックIOLの顕著な偏心，傾斜，軸ずれが生じた症例は除外した．

米国白内障屈折矯正手術学会（ASCRS）のウェブサイト（https://ascrs.org/tools）からダウンロードできるAstigmatism Double Angle Plot ToolおよびCorneal SIA Toolを用い，術後1カ月時の自覚乱視と予測術後乱視との差（以下，術後誤差）が0.25，0.50，0.75，1.00D以内の割合，術後誤差の絶対値平均およびセントロイド値，SIAのセントロイド値をベクトル解析で算出した．なお，術後誤差は角膜面にて算出した．また，解析にあたり左眼では0°が耳側，180°が鼻側となり，右眼ではその反対となるため，左眼の解析では乱視軸について90°を基準に反転させ，耳鼻側と乱視軸角度の位置関係を統一した[4]．

統計解析は，術後誤差の割合の比較にはFisherの正確性検定，術後誤差（絶対値平均およびセントロイド値）の比較にはMann-Whitney U検定を使用し，有意水準は0.05未満とした．なお，Astigmatism Double Angle Plot Toolでは，個々の症例における術後誤差は計算されないため，術後誤差（絶対値平均およびセントロイド値）の統計解析は別途症例別にベクトル計算した術後誤差の値を用いて行った．

III 結　果

1．術後誤差が0.25D，0.50D，0.75D，1.00D以内の割合

SIA 0.2D群およびSIA 0D群の術後誤差が0.25D，0.50D，0.75D，1.00D以内の割合（％）を表2に示す．術後誤差が0.25D以内の割合において，SIA 0D群が有意に高かった（p＝0.014）．

2．術後誤差の絶対値平均およびセントロイド値

SIA 0.2D群，SIA 0D群の術後誤差のダブルアングルプロットを図1に示す．

術後誤差の絶対値平均はSIA 0.2D群で0.37D±0.31D，SIA 0D群で0.29D±0.34Dとなり，両者に統計学的な有意差はなかった．また，術後誤差のセントロイド値はそれぞれ0.19D@11°±0.45D，0.08D@64°±0.44Dであり，ダブルアングルプロット上のX/Y成分に分解して比較すると，X成分において有意差を認め，SIA 0D群のほうが0に近かった（p＜0.01）（図2）．

3．SIAのセントロイド値

SIA 0.2D群およびSIA 0D群のSIAダブルアングルプロットを図3，4に示す．SIAのセントロイド値は，SIA 0.2D群で0.08D@141°±0.30D（右眼），0.21D@160°±0.47D（左眼），SIA 0D群で0.03D@35°±0.37D（右眼），0.15D@163°±0.46D（左眼）であった．

IV 考　按

近年，トーリックカリキュレーターは，2経線方式や角膜後面乱視補正の導入などによって，術後乱視の予測精度は大きく向上しているが，さらなる予測精度向上のため，トーリックカリキュレーターへの入力値について，角膜乱視の測定機種や測定径の比較などが報告されている[5,6]．しかし，

表2 術後誤差が0.25D, 0.50D, 0.75D, 1.0D以内の割合

	0.2D	0D	p値
≦0.25D	44% (18/41)	72% (28/39)	0.014
≦0.50D	73% (30/41)	82% (32/39)	0.426
≦0.75D	88% (36/41)	92% (36/39)	0.713
≦1.00D	93% (38/41)	95% (37/39)	1

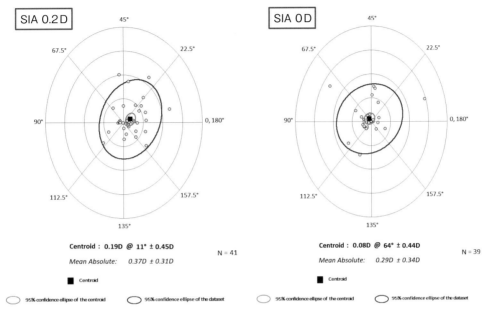

図1 術後誤差のダブルアングルプロット

SIAの入力値に関して調べた報告は少ない．一方，以前，筆者らがHOYAトーリックカリキュレーターとBarrettトーリックカリキュレーターの精度を比較した研究において，SIAを0.2～0.32D（切開位置：0°もしくは180°）と設定したところ，いずれのカリキュレーターにおいても術後誤差のセントロイド値は0.2～0.3D程度X軸正方向に偏る傾向となった[2]．セントロイド値とは，ダブルアングルプロット上で求められた重心値であり，乱視のダブルアングル座標では，倒乱視はX軸正方向，直乱視はX軸負方向，斜乱視はY軸正負両方向にプロットされ，原点から離れるほど乱視量が大きくなることを表しており，SIA入力値の検討が必要であると考えられた．

本研究では，HOYAトーリックカリキュレーターに入力するSIAについて，0.2Dと0Dの2条件で術後乱視予測精度を比較したところ，術後誤差が0.25D以内の割合はSIA 0.2D群で44％，SIA 0D群で72％となり（p＝0.014），また，術後誤差のセントロイド値はSIA 0D群のほうが0に近い結果となった（p＜0.01）．

トーリックカリキュレーターに入力したSIAと実際のSIAの差は，誤差が生じる要因の一つである．HOYAトー

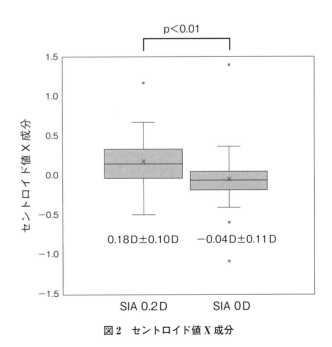

図2 セントロイド値X成分

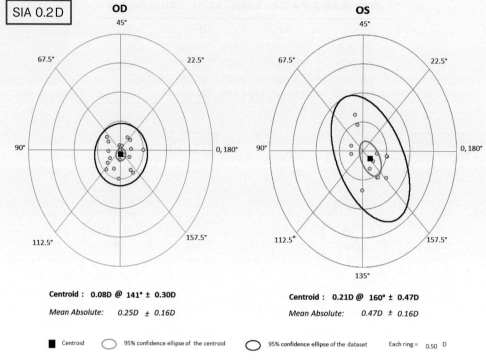

図3　SIA 0.2群のSIAダブルアングルプロット

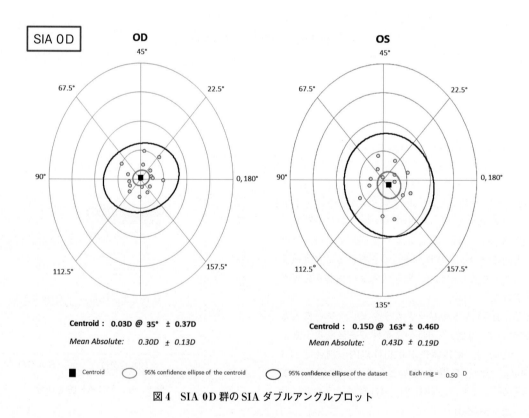

図4　SIA 0D群のSIAダブルアングルプロット

表3　実際のSIAと入力値の差

入力値	切開位置	右/左	カリキュレーター上で合成されるSIA	実際のSIA（セントロイド値）	実際のSIAと入力値の差
0.2D	180°	右	0.2D@90°	0.08D@141°	0.23D@170°
0.2D	0°	左	0.2D@90°	0.21D@160°	0.39D@170°
0D	180°	右	0D	0.03D@35°	0.03D@35°
0D	0°	左	0D	0.15D@163°	0.15D@163°

リックカリキュレーターでは，切開位置の垂直方向にSIAが生じることを想定しており，本研究のように切開位置を0°もしくは180°と入力すると，90°方向にSIAが生じることを想定する．しかし，実際のSIAをダブルアングルプロットすると，必ずしも切開位置の垂直方向にSIAが生じるとはいえなかった（図3, 4）．また，このSIAのセントロイド値と入力値との差をベクトル解析すると，SIA 0.2D群で0.23～0.39D，SIA 0D群で0.03～0.15Dとなり，SIA 0.2D群のほうが入力値と実際のSIAの差異が大きく（表3），術後乱視予測精度に差が出た原因の一つと考えられた．

本研究では同一術者かつ同一の術式として可能な範囲で条件を統一したが，切開に関する条件が大きく異なる場合には，得られる結果が変わる可能性がある．また，トーリックIOLを販売している各社のトーリックカリキュレーターのほか，BarrettトーリックカリキュレーターやKANE FORMULAなどさまざまな計算式がオンライン上で使用可能であり，それぞれの式によって，SIA入力値の影響が異なる可能性も考えられる．

本研究では，HOYAトーリックカリキュレーターへ入力するSIAは0.2Dより0Dで術後乱視予測精度が高かったが，切開条件や使用するトーリックカリキュレーターなどさまざまな要素を考慮したうえでSIAを設定する必要がある．

【文　献】

1) Abulafia A, Koch DD, Wang L et al：New regression formula for toric intraocular lens calculations. *J Cataract Refract Surg* **42**：663-671, 2016
2) 杉田威一郎，山内裕宣，志田葉月ほか：HOYAトーリックカリキュレーターの精度の検討．眼科手術 **35**：667-672, 2022
3) 佐藤正樹，神谷和孝，小島隆司ほか：2022 JSCRS Clinical Survey. *IOL&RS* **36**：386-407, 2022
4) Abulafia A, Koch DD, Holladay JT et al：Pursuing perfection in IOL calculations Ⅳ：astigmatism analysis, SIA and double angle plots. *J Cataract Refract Surg* **44**：1169-1174, 2018
5) Reitblat O, Levy A, Kleinmann G et al：Accuracy of intraocular lens power calculation using three optical biometry measurement devices：the OA-2000, Lenstar-LS900 and IOLMaster-500. *Eye* **32**：1244-1252, 2018
6) Chang YH, Pu C, Lin KK et al：Prediction of residual astigmatism in cataract surgery at different diameter zones using optical biometry measurement. *Sci Rep* **12**：4305, 2022

《原著》

自発性瞬目測定時の瞬目基準の設定

林 憲吾[*1]　林 和歌子[*1]　小久保健一[*2]　水木信久[*3]

[*1] 横浜桜木町眼科　[*2] 横浜市立大学附属市民総合医療センター形成外科　[*3] 横浜市立大学医学部眼科学

目的：アイドラ（SBM Sistemi社）は，ドライアイに対する検査機器で，光干渉を利用した涙液油膜の厚みの測定のほか，瞬目を動的に撮影し瞬目の程度を定量化することも可能である．横浜桜木町眼科では眼瞼下垂の手術前後にアイドラを用いて自発性瞬目を検査している．アイドラの初期設定では，開瞼時からの微動で瞬目とカウントすることが多く，瞬目回数と不完全瞬目の回数が非常に多く算出される例が散見される．今回，瞬目とカウントする基準を開瞼幅の中央の位置に再設定し，初期設定との結果を比較した．**対象と方法**：2022年11月～2023年1月に眼瞼下垂手術前に瞬目を片眼40秒間測定した患者のうち，瞬目の回数が40回以上と判定された患者を対象とした．初期設定群と再設定群で瞬目の回数，不完全瞬目の割合（不完全な瞬目/瞬目回数）を比較した．**結果**：12名17眼，男性4名，女性8名，年齢は65±16（17～78）歳であった．瞬目回数および不完全瞬目の割合は，初期設定群で60.8±15.0回（40～89回），78.8±14.4％（28.0～92.7％）で，再設定群で15.6±8.8回（6～36回），19.4±17.2％（0.0～54.5％）で，ともに有意に低下した（p<0.001，paired t test）．**結論**：アイドラでの瞬目の基準は，開瞼幅の中央に再設定することで，異常な瞬目回数と不完全瞬目と判定される割合が有意に減少する．瞬目基準を再設定することは，臨床的に正しい瞬目の判定に有用であると思われる．

Setting the Standard for Counting Spontaneous Blinks

Kengo Hayashi[1)], Wakako Hayashi[1)], Kenichi Kokubo[2)], Nobuhisa Mizuki[3)]

[1)] *Yokohama Sakuragicho Eye Clinic,* [2)] *Department of Plastic Surgery, Yokohama City University Medical Center,* [3)] *Department of Ophthalmology, Yokohama City University*

Purpose: The IDRA Dry Eye System (IDRA) (SBM Sistemi) is a dry eye testing device that uses optical interference to measure tear-film thickness, dynamically photograph blinks, and quantify the degree of blinks by evaluating lacrimal fluid by layer. At our hospital, we use IDRA before and after ptosis surgery to examine spontaneous blinks. In the original setting of IDRA, subtle movements made since opening the eyelids are often considered as blinks. As a result, IDRA can calculate a high number of blinks, including incomplete blinks. The aim of this present study was to reposition the standard for counting blinks to the center of the eyelid width and compare the results with the initial settings. **Subjects and Methods**: Subjects determined to blink ≥40 times among those whose blinks were measured for 40 seconds per eye before ptosis surgery from November 2022 to January 2023 were included. The number of blinks and rate of incomplete blinks (number of incomplete blinks/number of blinks) were compared between the original setting (OS) and new setting (NS) groups. **Results**: We examined 17 eyes of 12 participants (4 males and 8 females; mean age: 65±16 [range: 17～78] years). In the OS group, the mean number of blinks was 60.8±15.0 (range: 40～89) times, and the rate of incomplete blinks was 78.8%±14.4% (range: 28.0%～92.7%). In the NS group, the mean number of blinks was 15.6±8.8 (range: 6～36) times, and the rate of incomplete blinks was 19.4%±17.2% (range: 0.0%～54.5%). These results indicate that the number of blinks and rate of incomplete blinks were significantly lower in the NS group than in the OS group ($P<0.001$, paired *t*-test). **Conclusions**: The number of abnormal blinks and rate of incomplete blinks significantly decreased when the IDRA blink standard was reset to the center of the eyelid width, thus suggesting that resetting blink standards to accurately determine blinks would be useful in the clinical setting.

〔Japanese Journal of Ophthalmic Surgery 38(2): 308-311, 2025〕

〔別刷請求先〕林 憲吾：〒231-0066 神奈川県横浜市中区日ノ出町1-200 日ノ出サクアス205 横浜桜木町眼科
Reprint requests: *Kengo Hayashi, Yokohama Sakuragicho Eye Clinic, Hinodesakuasu 205, 1-200 Hinodecho, Nakaku, Yokohama city, Kanagawa 231-0066, JAPAN*

I 緒　言

　アイドラ（SI-301 idra, SBM Sistemi 社製）は，ドライアイにかかわる各検査を行うことができる検査機器で，光干渉を利用し涙液の油膜の厚みを計測するオートインターフェロメトリ，涙液メニスカス高（tear meniscus height：TMH）の測定，赤外線撮影でマイボーム腺の評価を行うマイボグラフィーのほか，開閉瞼についての評価として開瞼時の瞳孔中央から上眼瞼縁までの距離（margin reflex distance：MRD-1）や，瞬目を動的に撮影し瞬目の程度を定量化することも可能である．

　眼瞼下垂手術後は，一時的に瞬目が浅くなることや涙液貯留量が減ることが報告されており，しばしば点状表層角膜症がみられることがある[1~3]．横浜桜木町眼科（以下，当院）では眼瞼下垂の手術前後にアイドラを用いて自発性瞬目を測定している．

　アイドラは，瞬目を24フレーム/秒で動画撮影し，1フレームずつ上眼瞼縁を自動検出し，その動きを記録する．眼瞼にマーカーを付着させる必要はない．皮膚弛緩で瞼縁が隠れている場合は不適応となる．経時的なグラフで，最大開瞼状態を約30％の基線とし，完全閉瞼を100％として示す（図1）．最大開瞼を30％とする理由は，イナミから製造元 SBM Sistemi 社へ問い合わせたが不明である．この30~100％の間の70％を開瞼幅としている．初期設定では50％を瞬目としてカウントする基準としている．そのため，最大開瞼状態（30％）からの微動でも瞬目と自動判断され，瞬目回数と不完全瞬目の回数が非常に多く算出される症例が散見された．今回，当院の眼瞼下垂手術前の症例データを用いて瞬目とカウントする基準を再設定し，初期設定との結果を比較した．

II 対象と方法

　2022年11月~2023年1月に当院にて眼瞼下垂手術前に自発性瞬目を片眼ずつ40秒間測定した患者のうち，瞬目の回数が40回以上と判定された患者を対象に後ろ向きに調査した．瞼縁を越えた皮膚弛緩例，眼瞼けいれん，Parkinson 病は除外した．瞬目とカウントする基準を，初期値の50％から，開瞼幅を示す30~100％の中間値である65％に変更した．初期設定時と再設定時とで瞬目回数，不完全瞬目の割合（不完全な瞬目/瞬目回数）を比較した．結果は平均値±標準偏差で記載した．

III 結　果

　症例は12名17眼，両眼5名，片眼7名，男性4名，女性8名，平均年齢は65±16（17~78）歳であった．代表例を図2に示す．初期設定時の瞬目回数は60.8±15.0（40~89）回，不完全瞬目の割合は78.8±14.4（28.0~92.7）％であった．再設定での瞬目回数は15.6±8.8（6~36）回，不完全瞬目の割合は19.4±17.2（0.0~54.5）％で，ともに初期設定時より有意に低下した（p＜0.001，paired t test，図3, 4）．

IV 考　按

　今回の調査で使用したアイドラのメリットとして，以下の点があげられる．比較的廉価な製品でコンパクトなサイズであること，検査は非侵襲性，短時間で簡便であること，検査データは自動解析され，その結果判定がわかりやすいレポートとして表示される．

　アイドラのデメリットとして以下の点があげられる．自発性瞬目は約0.1秒で閉瞼，約0.4秒で開瞼するため，1回の瞬目は約0.5秒と報告されている[4]．通常のビデオカメラは20~30フレーム/秒，スマートフォンのスローモーションビデオ機能で240フレーム/秒，瞬目高速解析装置で1,000フレーム/秒と報告されている[5~7]．自発性瞬目の厳密な判定には，既報の高速装置で，かつ1フレームずつ手動で随意性瞬目かどうかを判断し，除外する必要がある．今回のアイドラは24フレーム/秒であり，通常のカメラの範疇であり，1回の瞬目を約0.5秒と仮定すると，約12フレームで判定し自動解析している．また，下眼瞼が上昇する随意性瞬目も除外していない．そのため，自発性瞬目の厳密な判定には既報の高速装置に劣る．自動解析のため，瞬目判定の基準が不適切な場合，解析結果が臨床にそぐわない数値が算出される．

　瞬目の判定基準として，既報では上眼瞼が開瞼幅の中央まで下降した時点，上眼瞼の下降速度が10mm/秒を超える時点，微細な動きはけいれん（twitch）として区別するなど，基準が統一されていない[4,5,8,9]．今回は，瞬目の基準として，瞼縁の位置のみで自動判定しており，初期設定の位置から開瞼幅の中央の位置へ変更し，再度自動解析した．

　自発性瞬目の回数として，成人では15~20回/分で，成人以降の瞬目回数に有意な変化はないという報告が多い[7,10~13]．今回の検査時間は40秒のため，瞬目回数は12~14回程度が妥当と考えられる．古澤らは，眼瞼下垂術前の瞬目回数は14.5±1.8回/40秒であったと報告している[8]．40秒で40回以上というのは異常なカウント数であると考えられる．このため，今回は40回以上の症例を対象とし基準を再設定し，結果を比較した．瞬目回数は，初期設定の60.8±15.0回から再設定後15.6±8.8回へと有意に低下し，妥当な数値と考えられる．

　不完全瞬目の割合として，健常人でもすべての瞬目が完全閉瞼ではなく，不完全瞬目はある程度，存在することは報告されている[14,15]．Collins らは若い成人では，不完全瞬目は22％と報告しており[6]，Sforza らは不完全瞬目の割合は，高齢者の男性に多いと報告している[7]．今回，瞬目基準を変更した結果，不完全瞬目の割合は，初期設定の78.8±14.4％か

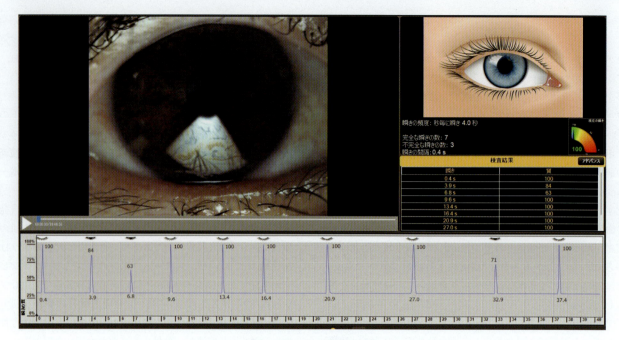

図1 アイドラの瞬目測定時
最大開瞼が30%の基線，完全閉瞼を100%として示す．経時的な閉瞼状態がわかる．

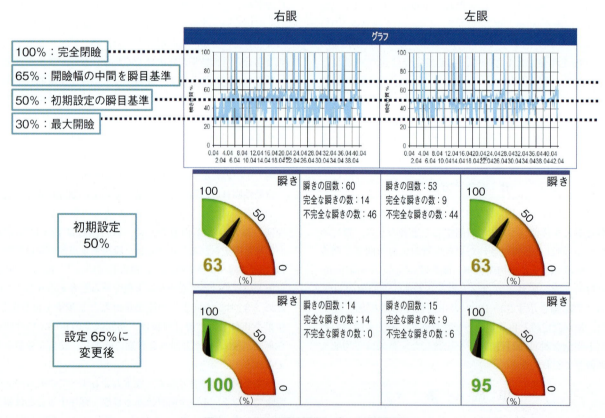

図2 アイドラの瞬目解析レポートの代表例
瞬目とカウントする基準は，初期設定では50%で，瞬目回数，不完全瞬目が異常に多く検出されている．開瞼幅の中央である65%に再設定すると，瞬目回数と不完全瞬目が減少していることがわかる．

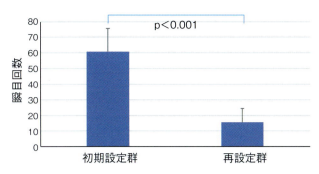

図3 瞬目回数の比較
初期設定群と比較し，再設定群では有意に瞬目回数が減少している（平均値±標準偏差）．

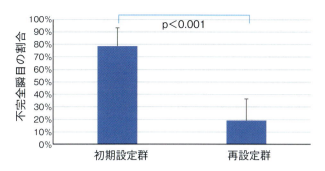

図4 不完全瞬目の割合
初期設定群と比較し，再設定群では有意に不完全瞬目の割合が減少している（平均値±標準偏差）．

ら再設定では19.4±17.2%へ有意に低下した．原因として，けいれん様の微動を不完全瞬目としてカウントしていたことが考えられる．対象者が12名のため，年齢別には，検討していないが，妥当な数値と考えられる．

アイドラでの瞬目の基準は，開瞼幅の中央に再設定することで，異常な瞬目回数と不完全瞬目と判定される割合が有意に減少した．アイドラは瞬目を簡便に検査し自動解析することができ，瞬目基準を再設定すれば，臨床的に瞬目の把握に有用な検査機器であると思われる．

【文献】

1) Watanabe A, Selva D, Kakizaki H et al：Long-term tear volume changes after blepharoptosis surgery and blepharoplasty. *Invest Ophthalmol Vis Sci* **56**：54-58, 2014
2) 渡辺彰英：眼瞼下垂手術とオキュラーサーフェス．形成外科 **62**：247-256, 2019
3) 鍵谷 悠，渡辺彰英，古澤裕貴ほか：プロスタノイドFP受容体作動薬を使用する緑内障患者における眼瞼下垂手術後の涙液貯留量および自発性瞬目の変化．日眼会誌 **127**：483-489, 2023
4) Mak FH, Harker A, Kwon KA et al：Analysis of blink dynamics in patients with blepharoptosis. *J R Soc Interface* **13**：20150932, 2016
5) Fong CS, Rajak SN, Watanabe A et al：Blink assessment with a digital point and shoot camera. *Clin Exp Ophthalmol* **47**：551-553, 2019
6) 中村芳子，松田淳平，鈴木一隆ほか：瞬目高速解析装置を用いた自発性瞬目の測定．日眼会誌 **112**：1059-1067, 2008
7) 木村直子，渡辺彰英，鈴木一隆ほか：瞬目高速解析装置を用いた瞬目の加齢性変化の検討．日眼会誌 **116**：862-868, 2012
8) 古澤裕貴，渡辺彰英，横井則彦ほか：先天性眼瞼下垂に対する前頭筋吊り上げ術のMRD-1，自発性瞬目および涙液貯留量への影響．あたらしい眼科 **36**：115-120, 2019
9) Sforza C, Rango M, Galante D et al：Spontaneous blinking in healthy persons：an optoelectronic study of eyelid motion. *Ophthalmic Physiol Opt* **28**：345-353, 2008
10) 平岡満里：瞬目の生理と分析法．神経眼科 **11**：383-390, 1994
11) 佐藤直樹，山田昌和，坪田一男：VDT作業とドライアイの関係．あたらしい眼科 **9**：2103-2106, 1992
12) Bentivoglio AR, Bressman SB, Cassetta E et al：Analysis of blink rate patterns in normal subjects. *Mov Disord* **12**：1028-1034, 1997
13) Deuschl G, Goddemeier C：Spontaneous and reflex activity of facial muscles in dystonia, Parkinson's disease, and in normal subjects. *J Neurol Neurosurg Psychiatry* **64**：320324, 1998
14) Sun WS, Baker RS, Chuke JC et al：Age-related changes in human blinks. Passive and active changes in eyelid kinematics. *Invest Ophthalmol Vis Sci* **38**：92-99, 1997
15) Doughty MJ, Naase T：Further analysis of the human spontaneous eye blink rate by a cluster analysis-based approach to categorize individuals with 'normal' versus 'frequent' eye blink activity. *Eye Contact Lens* **32**：294-299, 2006
16) Collins M, Seeto R, Campbell L et al：Blinking and corneal sensitivity. *Acta Ophthalmol* **67**：525-531, 1989

＜第44回日本眼科手術学会 原著＞

角膜移植後緑内障に対するAhmed緑内障バルブ挿入術の術後成績

岡　亮太郎　浪口孝治　溝上志朗　白石　敦

愛媛大学医学部附属病院眼科

目的：角膜移植後緑内障に対するAhmed緑内障バルブ（AGV）挿入術の手術成績を報告する．**対象・方法**：2016年4月～2019年4月に愛媛大学医学部附属病院眼科にて同一術者がAGVを施行し，12カ月以上経過観察が可能であった角膜移植後緑内障患者の連続症例12例13眼を対象に，術前・術後の眼圧，生存率，術前・術後の角膜内皮細胞数，術後合併症について検討を行った．**結果**：対象の平均年齢は64.2±20.2歳（12～91歳）（男性8眼，女性5眼），平均経過観察期間は33.7±9.9カ月（18～52カ月）であった．角膜移植の原疾患は偽落屑症候群3眼，アトピー性白内障術後3眼，角膜感染3眼，角膜実質炎1眼，レーザー虹彩切開術後1眼，Peter's anomaly 1眼，先天無虹彩1眼，角膜移植の術式は全層角膜移植10眼，角膜内皮移植3眼，過去の緑内障手術回数は平均1.2±1.2回であった．眼圧は術前29.6±7.6 mmHgに対して，術後1カ月20.6±5.7 mmHg，術後3カ月16.1±5.6 mmHg，術後6カ月15.2±2.5 mmHg，術後12カ月16.7±11.4 mmHgといずれの時点においても術前より有意に眼圧が下降した（p＜0.01）．12カ月生存率は84.6％，術後合併症はチューブへの硝子体嵌頓1眼（7.7％），眼内レンズ偏位1眼（7.7％）であった．術前，術後12カ月の内皮細胞数は術前927.6±595.3 cells/mm^2，術後693.2±442.9 cells/mm^{2}と有意な内皮細胞数の減少を認めた（p＝0.0393）．**結論**：角膜移植後緑内障に対するAhmed緑内障バルブ挿入術は有効である可能性がある．

Surgical Outcomes of Ahmed Glaucoma Valve Implantation for Glaucoma Associated with Corneal Transplantation

Ryotaro Oka, Koji Namiguchi, Shiro Mizoue, Atsushi Shiraishi

Department of Ophthalmology, Graduate School of Medicine, Ehime University

Purpose：To report the clinical outcomes of Ahmed glaucoma valve (AGV) implantation for glaucoma associated with corneal transplantation. **Patients and Methods**：In this retrospective study, we reviewed the medical records of 12 patients (13 eyes) who underwent AGV implantation for glaucoma associated with corneal transplantation by one surgeon at the Department of Ophthalmology, Ehime University from April 2016 to April 2019 and who were observable for more than 12-months postoperative. In all 13 eyes, pre- and postoperative intraocular pressure (IOP) and corneal endothelial cell (CEC) density, survival rate, and postoperative complications were examined. **Results**：The mean patient age and follow-up period was 64.2nts up (range：12-91) years and 33.7bserv (range：18-52) months, respectively. Underlying diseases were pseudoexfoliation syndrome (3 eyes), atopic cataract (3 eyes), corneal infection (3 eyes), deep keratitis (1 eye), laser iridotomy (1 eye), Peter's anomaly (1 eye), and aniridia (1 eye), and corneal transplantation procedures performed were penetrating keratoplasty (10 eyes) and Descemet stripping endothelial keratoplasty (3 eyes). The mean number of previous glaucoma surgeries performed was 1.2r patients IOP before surgery and at 1-, 3-, 6-, and 12-months postoperative was 29.6±7.6 mmHg, 20.6±5.7 mmHg, 16.1±5.6 mmHg, 15.2±2.5 mmHg, and 16.7±11.4 mmHg, respectively, thus showing a significant reduction (p＜0.01). At 12-months postoperative, the survival rate was 84.6％, and complications included vitreous obstruction in the implanted tube (1 eye) and lens decentration (1 eye). CEC density significantly reduced from 927.6 ity signific/mm^2 before surgery to 693.2e surgery to/mm^2 at 12-months postoperative (p＝0.0393). **Conclusion**：Ahmed glaucoma valve implantation might be effective for glaucoma associated with corneal transplantation.

〔Japanese Journal of Ophthalmic Surgery 38(2)：312-316, 2025〕

〔別刷請求先〕岡　亮太郎：〒791-0295 愛媛県東温市志津川454　愛媛大学医学部附属病院眼科
Reprint requests：*Ryotaro Oka, Department of Ophthalmology, Graduate School of Medicine, Ehime University, 454 Shitukawa, Touon-shi, Ehime 791-0295, JAPAN*

I 緒　　言

角膜移植後緑内障は角膜移植全体の9〜35％の症例で発症すると報告されているが，眼圧上昇の起点は多岐にわたり，炎症・ステロイド・虹彩前癒着の進行などが原因と考えられている．線維柱帯切除術の成功率は39〜73％と原発開放隅角緑内障に対する手術成績と比較すると不良との報告があり，とくに角膜感染症に対する角膜移植後は予後不良であると報告されている[1]．

ロングチューブシャント手術は前房，毛様溝もしくは硝子体腔にシリコーンチューブ（内径：0.305mm，外径0.635mm）を挿入し，房水を強膜上に固定された眼球後方のプレート周囲に排出する術式で，房水はプレート周囲の結膜下組織より吸収される．

Molteno によって考案された術式が現在の基本になっている[2]．欧米では Baerveldt 緑内障インプラント（Baerveldt glaucoma implant：BGI）や Ahmed 緑内障バルブ（Ahmed glaucoma valve：AGV）が広く用いられている．Tube Versus Trabeculectomy（TVT）study において白内障や緑内障術後のような結膜瘢痕化のある症例では線維柱帯切除術よりも術後成績が良好であることが報告されている[3]．

わが国でも従来の緑内障手術の実施が困難な角膜や奏効が期待できない症例，重篤な合併症が予測される角膜に対してロングチューブシャント手術が行われるようになってきた．AGV では圧調整弁があり理論上は8mmHg 以上の圧がかかると弁が開放されるようになっている．そのため，術直後からの眼圧下降が得られ，低眼圧や前房消失などの合併症を軽減できる可能性がある．Ahmed Baerveldt comparison（ABC）study や The Ahmed versus Baerveldt（ABV）study では AGV が BGI に比較して低眼圧による合併症が少なかったと報告されている[4,5]．筆者らもこれまで難治性緑内障に対する有効性を報告してきており[6,7]，難治性緑内障のひとつである角膜移植後緑内障においても AGV を選択している．しかし，わが国での角膜移植後緑内障に対する AGV の手術成績や術後合併症などについての報告はほとんどない．

本稿では，角膜移植後緑内障に対する AGV の愛媛大学医学部付属病院眼科（以下，当科）での手術成績を報告する．

II 対象および方法

2016年4月〜2019年4月に当科において角膜移植後緑内障に対して，同一術者が AGV を施行し，12カ月以上経過観察が可能であった角膜移植後緑内障患者の連続症例12例13眼を対象とし，後ろ向きに検討した．

手術方法は，自己強膜弁の症例ではL字型半層強膜弁を自己強膜で作製し使用した．前房挿入の場合は角膜輪部基底に約3×6mmのL字型半層強膜弁を作製し，毛様溝挿入の場合も同様に角膜輪部基底に約3×6mmのL字型半層強膜弁を作製した．保存強膜使用例では保存強膜を約3×6mmにトリミングし使用した．使用デバイスはFP7およびFP8を用い，プレートは角膜輪部より8mmの位置に8-0ナイロン糸（マニー）で固定してチューブ先端は前房挿入の場合は強角膜移行部から挿入，毛様溝挿入では輪部から1.5〜2mmの位置で挿入した．広範な周辺虹彩前癒着を有するものは毛様溝へ挿入し，それ以外は前房挿入を行った．強膜弁および結膜を10-0ナイロン糸（マニー）で縫合した．

術前，術後12カ月までの眼圧，12カ月時点の生存率（生存率については，術後3カ月以降で眼圧が5mmHg以下，21mmHg以上，光覚の喪失，緑内障手術の追加を死亡と定義した），術前，術後12カ月の内皮細胞数の変化，術後合併症の有無について検討した．数値は平均値±標準偏差で記載し，術前術後の比較は，Tukey-Kramer法，Wilcoxon符号付順位和検定を用いて$p<0.05$を有意差ありとした．12カ月生存率はKaplan-Meier法を用いて算出した．

III 結　　果

症例の内訳は男性が7例8眼，女性が5例5眼，手術時年齢は64.2±20.2歳（12〜91歳），角膜移植の原疾患は偽落屑症候群3眼，アトピー性白内障術後3眼，角膜感染3眼，角膜実質炎1眼，レーザー虹彩切開術後1眼，Peter's anomaly 1眼，先天無虹彩1眼，角膜移植の術式は全層角膜移植10眼，角膜内皮移植3眼であった．平均移植回数は1.8±0.0（1〜4回），平均観察期間は33.7±9.9カ月（18〜52カ月），緑内障手術既往歴は1.2±1.2回（0〜3回，内訳は濾過手術7例，Ex-PRESS 7例）であった．チューブは前房9眼，毛様溝4眼に挿入した．白内障手術の既往歴は13眼であった（表1）．

術前 logMAR 視力は1.11±0.74，術後 logMAR 視力は1.25±0.78（p=0.4385），抗緑内障薬物スコアは術前で3.8，術後で1.2（p<0.001）であった．

眼圧は術前平均29.6±7.6mmHgに対し，術後1カ月20.6±5.7mmHg（p<0.001），術後3カ月16.1±5.6mmHg（p<0.001），術後6カ月15/2±2.5mmHg（p=0.0033），術後12カ月16.7±11.4mmHg（p=0.0185）といずれの時点においても術前より有意に下降した（図1）．AGVの12カ月存率は84.6％であった（図2）．

術後合併症はチューブへの硝子体嵌頓1眼（7.7％），眼内レンズ偏位1眼（7.7％）であった．前房出血，浅前房，脈絡膜剥離はなかった．チューブの露出は今回検討した症例では認められなかった（表2）．

術前術後の角膜内皮細胞密度は術前927.6±595.3cells/mm^2，術後1年693.2±442.9cells/mm^2（p=0.0393）と有

表1 症例の内訳

性別	男性 7 例 8 眼
	女性 5 例 5 眼
年齢	64.2±20.2 歳（12～91 歳）
術後平均観察期間	33.7±9.9 カ月（18～52 カ月）
術前平均眼圧	29.6±7.6 mmHg（19～－43 mmHg）
術前平均視力（logMAR）	1.11±0.74（－0.079-2）
術前の緑内障手術回数	1.2±1.2 回（0～3 回）
挿入部位	前房挿入 9 眼
	毛様溝挿入 4 眼
強膜弁	自己強膜 12 眼
	保存強膜 1 眼
角膜移植の原疾患	偽落屑症候群 3 眼
	アトピー性白内障術後 3 眼
	角膜感染 3 眼
	角膜実質炎 1 眼
	レーザー虹彩切開術後 1 眼
	Peter's anomaly 1 眼
	先天無虹彩 1 眼
術前平均角膜内皮細胞密度	927.6±595.3 cells/mm^2
術前の角膜移植回数	1.8±0.9 回（1～4 回）
角膜移植の術式	全層角膜移植 10 眼
	角膜内皮移植 3 眼
白内障手術の既往歴	13 眼
術前抗緑内障薬物スコア	3.8±1.3

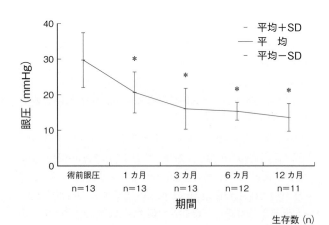

*：p＜0.001（Wilcoxon 符号付順位和検定）

図1 術後眼圧

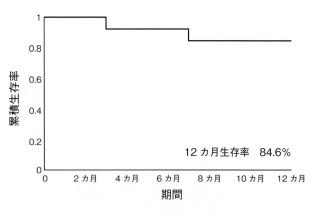

図2 AGV 施行後の生存曲線

術後 3 カ月以降で眼圧が 5 mmHg 以下，21 mmHg 以上，光覚の喪失，緑内障手術の追加を死亡と定義した．

意な角膜内皮細胞密度の減少を認めた（図3）．内皮細胞密度の減少による水泡性角膜症の再発のため，追加の角膜移植が必要になったものが 5 眼（38.5％），移植までの期間は AGV 挿入後 17.8±11.9 カ月（7～35 カ月），そのうち 1 眼は保存角膜で移植していたものに対しての光学的移植であった．

表2 術後合併症（重複あり）

前房出血	0眼
浅前房	0眼
脈絡膜剝離	0眼
チューブへの硝子体嵌頓	1眼（7.7％）
眼内レンズ偏位	1眼（7.7％）
水疱性角膜症	5眼（38.5％）

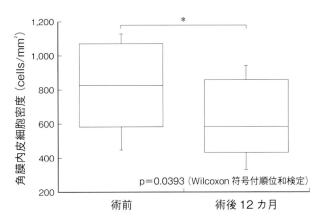

図3　術前術後の角膜内皮細胞密度の変化

IV 考按

既報では角膜移植後緑内障に対する線維柱帯切除術の成功率は3年で39％と，他の緑内障病型に比較して生存率が低いことが報告されている[1]．今回の症例では角膜移植後緑内障に対してAGVを施行し，1年経過時点で平均眼圧は16.7±11.4mmHg，1年生存率84.6％と良好な眼圧コントロールを示した．角膜移植後緑内障を対象としたAGV使用の報告は海外ではいくつかあり，Al-Torbakらは角膜移植後緑内障に対するAVGの3年生存率86.0％，ElhofiらはAVGの2年生存率を80％，線維柱帯切除術の2年生存率50％と報告しており，筆者らの報告とほぼ同様な成績である[8,9]．AGVが線維柱帯切除術に比べて手術成績が良好であった理由として，線維柱帯切除術では輪部付近の結膜下に房水を貯留し濾過胞形成するため，結膜瘢痕化による濾過胞形成不全をきたしやすいのに対して，AGVはTenon嚢組織の結合が弱い赤道部以降に留置したプレート周囲に房水が貯留するため，結膜瘢痕化の影響を受けにくいことや，虹彩切除が不要であるため術後の前房出血が少ないことなどが推測されている．

今回の症例ではチューブの挿入位置は前房挿入9眼，毛様溝挿入4眼で，前房挿入1年の角膜内皮細胞密度の減少率は15.0％，毛様溝挿入では30.7％であった．既報では術後1年の角膜内皮細胞密度の減少率は前房挿入で8.4〜40.6％，毛様溝挿入で8.2〜14.9％，毛様体扁平部挿入で10.2〜14.9％であった[10,11]．既報と比べて本症例では毛様溝挿入において前房挿入より角膜内皮細胞密度の減少率は大きかった．広範囲の周辺虹彩前癒着を有する症例に対して毛様溝挿入を選択しており，前房挿入に比較して内皮減少が大きくなった可能性がある．今回の症例ではチューブ挿入部位での生存率に有意な差を認めなかったが，本研究は後ろ向きの研究であり，挿入部位の選択がランダム化されていないこと，症例数が少ないため選択バイアスの影響を考慮する必要がある．

本研究より角膜移植後緑内障に対するAhmed緑内障バルブ挿入術は有効である可能性が示唆されたが，本研究の限界として1施設により少数例の検討であること，経過観察期間が1年と短期間であること，チューブ挿入がランダム化されてないことがあげられる．今後，より安全・効果的に新生血管緑内障に対するAhmed緑内障バルブ挿入術を施行するためには，大規模な多施設前向き研究が行われることが期待される．

V 結論

角膜移植後緑内障に対するAhmed緑内障バルブ挿入術は有効である可能性が示唆された．

【文献】

1) 荒木やよい，森和彦，成瀬繁太ほか：角膜移植後緑内障に対する緑内障手術成績の検討．眼科手術 19：229-232, 2006
2) Molteno AC：New implant for drainage in glaucoma. clinical trial. Br J Ophthalmol 53：606-615, 1969
3) Saheb H, Gedde SJ, Schiffman J C et al：Outcomes of glaucoma reoperations in the Tube Versus Trabeculectomy (TVT) Study. Am J Ophthalmol 157：1179-1189, e1172, 2014
4) Christakis PG, Zhang D, Budenz D L et al：Five-year pooled data analysis of the Ahmed Baerveldt Comparison Study and the Ahmed Versus Baerveldt Study. Am J Ophthalmol 176：118-126, 2017
5) Christakis PG, Kalenak JW, Tsai JC et al：The Ahmed Versus Baerveldt Study：Five-year treatment outcomes. Ophthalmology 123：2093-2102, 2016
6) 城戸龍樹，浪口孝治，溝上志朗ほか：難治性緑内障に対するアーメドバルブの中期成績．眼臨紀 14：557-561, 2021
7) 鳥飼泰彦，浪口孝治，溝上志朗ほか：血管新生緑内障に対するアーメドバルブ挿入術の成績．眼臨紀 14：819-823, 2021
8) Al-Torbak A：Graft survival and glaucoma outcome after simultaneous penetrating keratoplasty and ahmed glaucoma valve implant. Cornea 22：194-197, 2003
9) Elhofi A, Helaly HA：Outcome of primary nonpenetrating deep sclerectomy in patients with steroid-induced glaucoma. J Ophthalmol 2018：9215650, 2018
10) 河原純一，望月英毅，木内良明ほか：難治性緑内障に対す

るAhmed Glaucoma Valveの手術成績. あたらしい眼科 **27**：971-974, 2010
11) Chihara E, Umemoto M, Tanito M：Preservation of corneal endothelium after pars plana tube insertion of the Ahmed glaucoma valve. *Jpn J Ophthalmol* **56**：119-127, 2012

難治性黄斑円孔に対する内境界膜移動術の成績

廣田吉満　宮原晋介　武市有希也　泉谷祥之　玉垣　瑛　橋本宗典　山川百李子　田邉晶代

田附興風会医学研究所 北野病院眼科

目的：難治性黄斑円孔の治療として内境界膜翻転術（inverted ILM flap technique）が普及しているが，のりしろがちぎれて遊離弁になって難渋することがある．そこで，内境界膜弁をより安定して作製できる内境界膜移動術（ILM translocation）を採用して，その成績を検討した．**方法**：2019年4月～2020年10月に当院でILM translocationを施行した難治性黄斑患者24人24眼を対象とした．硝子体手術にて，黄斑周囲の内境界膜を上方に細長い茎のある「しゃもじ」形の有茎弁としていったん剥離させてから，黄斑円孔を覆うよう再設置した．液空気置換後にSF$_6$ガスを注入して術後は腹臥位安静を行った．**結果**：24人24眼の連続症例．平均年齢66.6±11.9歳．男性14人，女性10人．平均経過観察期間353±220日．難治性黄斑円孔の内訳（重複あり）は，高度近視（眼軸長≧26mm）12眼，大型（最小円孔径≧400μm）7眼，陳旧性5眼，続発性4眼だった．手術時間は硝子体手術単独41.3±6.3分，白内障手術併用55.7±9.5分で，ILM translocationの手技完遂率は100％だった．黄斑円孔の最終閉鎖率は95％で，術中術後に大きな合併症は認めなかった．平均logMAR視力は術前0.50±0.34，術後3カ月0.31±0.33で，有意に改善していた（p＝0.007）．**結論**：難治性黄斑円孔に対する治療として，ILM translocationは黄斑円孔閉鎖率とともに手術成功率も高い有用な術式と考えられた．

Outcome of the Inner Limiting Membrane Translocation for Refractory Macular Holes

Yoshimichi Hirota, Shinsuke Miyahara, Yukiya Takeichi, Yoshiyuki Izutani, You Tamagaki, Munenori Hashimoto, Momoko Yamakawa, Teruyo Tanabe

Department of Ophthalmology, Medical Research Institute, Kitano Hospital

Purpose：To investigate the clinical outcomes of inner limiting membrane (ILM) translocation for refractory macular holes (MHs). **Methods**：This study involved 24 eyes of 24 patients (14 males and 10 females). Each eye had refractory MH. The ILM translocation, replacement of stemmed ILM flap around the macular, was performed with pars plana vitrectomy. **Results**：The mean follow-up period was 353±220 days. The mean patient age was 66.6±11.9 years. The mean operation time was 41.3±6.3 minutes without cataract surgery and 55.7±9.5 minutes with cataract surgery. The success rate of the procedure was 100%. Ultimately, the MHs were fully closed in 23 (95%) of the 24 eyes, and there were no major complications. **Conclusion**：ILM translocation for refractory MHs had a high success rate and was found to be highly effective.

I　緒　言

黄斑円孔は，集団ベースの発生率が年間10万人あたり8.7眼といわれる黄斑疾患であり，その治療としては，もっぱら硝子体手術が行われている[1]．

黄斑円孔に対する硝子体手術は，内境界膜（internal limiting membrane：ILM）の取り扱いを主体に進歩し続けている．Eckardらが1997年に発表したILM除去を併用した硝子体手術は，黄斑円孔の治療における標準的な手技と考えられている[2]．しかし，ILM除去だけでは閉鎖が困難な黄斑円孔症例が存在する．難治性黄斑円孔としては，近視性，陳旧性，巨大，続発性などがあげられる[3,4]．これに対してMichalewskaらは，2010年にinverted ILM flap techniqueを考案した[5]．この方法によって難治性黄斑円孔の治療成績も向上し，最近では閉鎖率100％の報告も増えてきている[6,7]．

Inverted ILM flap techniqueでは，黄斑円孔のエッジなどに付着部分（のりしろ）を残して，黄斑円孔を覆うようにILMを反転させる．そのため，のりしろがちぎれて遊離弁になってしまい術中に難渋することがあり，手技が成功した場合の黄斑円孔閉鎖率は非常に高いのだが，手技そのものの難易度が高いという問題がある．そこで北野病院眼科（以

下，当科）では，ILM flapがより安定する内境界膜移動術（ILM translocation）というアプローチを採用して，黄斑円孔閉鎖率だけでなく，手術成功率の向上もめざしている今回はその成績について検討した．

II 方　法

当科において，2019年4月～2020年10月に，難治性黄斑円孔に対してILM translocationを併用した硝子体手術を施行した連続症例を対象に，後ろ向きに検討した．全例，同一術者によって施行された．

手術手技は以下の通りである．硝子体手術は25ゲージ（G）の標準的なトロッカー3ポートシステムCONSTELLATION（アルコン）で施行した．有水晶体眼には水晶体乳化吸引術を行い，眼内レンズVA70AD（HOYA）を移植した．トリアムシノロンアセトニド（わかもと製薬）を用いて硝子体を可視化し，周辺部硝子体はシャンデリア照明あるいは眼内内視鏡（ファイバーテック）を用いて可能な限り切除した．ついで，メニスカスレンズ（HOYA）にて後極を拡大観察しながらILM translocationを行った．すなわちILM鉗子（HOYA）にて血管アーケード下部からILM剥離を開始し，黄斑円孔周囲のILMを約2～3乳頭径にわたって円形に剥離していった．上方のILMを細長い茎として残すことで，上方から垂れる「しゃもじ」のような形に剥離し，ILMを遊離弁ではなく，有茎弁を作製した．その後，ILM有茎弁の円形の頭部分を黄斑円孔を覆うように被せ，粘弾性物質シェルガン（参天製薬）で固定した状態で液空気置換を行ったのち，SF_6ガスを硝子体注入した（図1）．トロッカー抜去後の術創は8-0バイクリル糸（ETHICON）にて縫合し，術後2，3日で抜糸した．患者は手術後少なくとも1週間は腹臥位を維持することが求められた．

検討項目は，年齢，性別，経過観察期間，手術時間，眼軸長，矯正視力，黄斑の光干渉断層計（optical coherence tomography：OCT）所見（黄斑円孔の有無，最小円孔径，円孔底径，ellipsoid zoneの状態）とした．眼軸長はIOLマスター500（カールツァイス社）で，黄斑のOCT所見はスペクトラリスOCT（ハイデルベルグ エンジニアリング社）で，それぞれ測定した．

OCT所見におけるellipsoid zoneの評価は，術後3カ月時点の中心窩付近における連続性によって，「連続」「不鮮明」「欠失」の3段階に分類した．OCTによって示される中心窩輪郭およびellipsoid zone連続性の評価は，2人の判定担当眼科医師によって行われた．

矯正視力はlogMAR視力に変換してt検定を行い，p<0.05を統計的に有意であるとした．

本研究は北野病院の臨床研究倫理審査委員会にて承認された．後ろ向き研究のため，研究内容を北野病院のホームペー

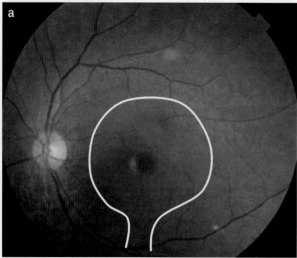
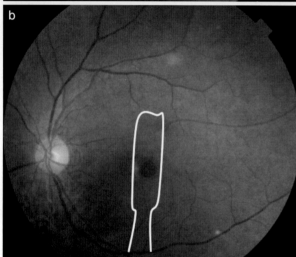
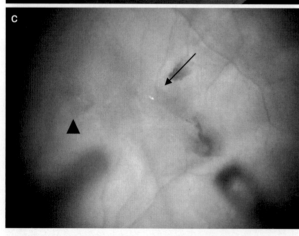

図1　ILM translocationの手技
画面下方が術者側のイメージ．**a**：白線で示すように可能な限り大きく，上方に根があるしゃもじ型のILM有茎弁を作る．**b**：ILMの特性としてやや縮んだ有茎弁を黄斑円孔上に固定してから，液空気置換する．ILM有茎弁の上下面としての極性が維持される．**c**：実際の左眼の術中写真．▲：黄斑．←：縮んだILMの有茎弁．

ジに掲載し，オプトアウトの機会を提供した．

III 結　果

本研究の対象は，24人24眼（男性14人，女性10人）であった．年齢は平均66.6±11.86歳（平均値±標準偏差），黄斑円孔の発症から手術までの平均日数は204±178日（26日～30年）（365日以上が24眼中5眼）だった．眼軸長は25.56±2.367 mmだった．術前OCTでの平均最小円孔径は276.4±181.9 μm，円孔底径は728.4±353.6 μmだった．平均経過観察期間は353±220日だった．

術後3カ月での矯正視力が0.5以上（log MAR 0.3以下）だったのは，24眼中15眼62.5%だった（**図2**）．logMAR視力の経過は，術前0.497±0.344，術後3カ月0.312±0.326（24眼），術後6カ月0.244±0.257（20眼），術後12カ月0.227±0.271（20眼）だった．術前logMAR視力に対して，術後3カ月，6カ月，12カ月の視力はすべて有意に改善していた（それぞれ$p=0.007, 0.007, 0.005$）．

難治性黄斑円孔の原因の内訳としては（重複あり）高度近視つまり眼軸長＞26 mm以上が8眼（28.2±1.88），眼軸長や眼底所見から判断された近視眼が12眼（27.2±2.09），大型（最小円孔径＞400 μm）が7眼（562±109），続発性（網膜剥離，ぶどう膜炎既往）が4眼，陳旧性（発症後1年以上）が5眼であった．

難治性黄斑円孔にILM translocationを施行した場合の，手術完遂率は100%，最終閉鎖率は95%であった（**図3**）．手術時間は硝子体手術単独で平均41.3±6.29分，白内障手術併用で55.7±9.54分だった．

初回手術で黄斑円孔が閉鎖しなかったのは22眼あった．1眼は再手術によって閉鎖した．もう1眼は眼軸長29.50 mmの高度近視眼で，かつ最小円孔径が620 μmと巨大な黄斑円孔であった．血管アーケード内のすべてのILMを使用した大きな内境界膜弁を作製しても，ILM自身の収縮作用によってある程度縮むため，黄斑円孔を覆いきれずに円孔縁の一部が閉鎖しなかった．

術後3カ月でのellipsoid zoneの状態については，「連続」が7眼0.18,「不鮮明」が11眼0.16,「欠失」が6眼0.24であり，各群間で矯正視力の有意差はなかった（$p=0.18$）．

IV 考　察

この研究では，難治性黄斑円孔の連続症例24人24眼に対してILM translocationを用いた硝子体切除術を行った．手術完遂率は100%であり，術中に内境界膜弁がちぎれて遊離弁になるようなトラブルはなく，全症例安定した手術を施行できた．黄斑円孔が巨大すぎてILM flapで覆いきれなかった1眼を除く，23眼95%で黄斑円孔が閉鎖した．

Inverted ILM flap techniqueの場合，ILM flapののりし

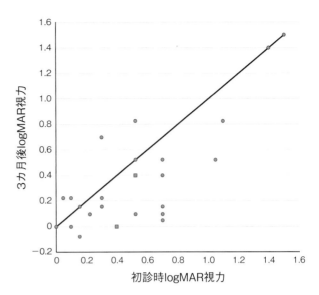

図2　術前と術後3カ月のlogMAR視力（n=24）
■は術前術後視力がともに同一の2症例．

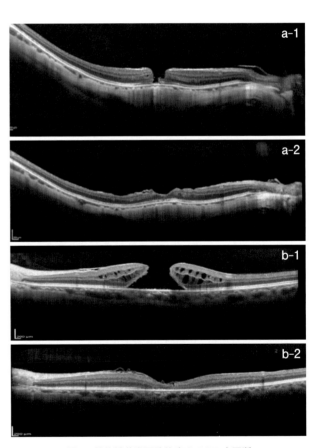

図3　難治性黄斑円孔治療のOCT水平断
a：眼軸長30.92 mmの近視性黄斑円孔の術前（**a1**）と術後3カ月（**a2**）．b：発症後1年が経過した陳旧性黄斑円孔の術前（**b1**）と術後3カ月（**b2**）．

ろ幅が小さいために，ILM flap 作製時や液空気置換中に ILM flap が遊離することがある．そのため手術完遂時の黄斑円孔閉鎖率は高いが[8]，手術そのものの難易度が高い．その点 ILM translocation においては，ILM flap を長く作りすぎても茎が長くなるだけであり，遊離する危険性が低い．今回の連続症例においても手術完遂率は100%であった．手術時間も硝子体手術単独で平均 41.3 ± 6.29 分，白内障手術併用で平均 55.7 ± 9.54 分と安定しており，これも ILM flap が遊離する危険性が少なくなって，手技が安定したためと考えられた．

黄斑円孔の治療時に ILM flap で被覆するメリットとして，黄斑円孔の閉鎖率を向上させるだけでなく，ILM に含まれる神経保護因子による神経保護効果についての報告もある[8,9]．ILM translocation においても，この神経保護効果が期待できるとともに，ILM flap を翻転する場合に比べると，ILM の上下の極性を維持できるため，より本来の機序に近い状態で黄斑機能の維持回復をできる可能性がある．極性を維持することで，逆に術後の網膜前膜の合併などをきたしやすくなる可能性もあるが，今回の経過観察期間中には網膜前膜が問題となることはなかった．

初回手術で閉鎖しなかった例は2眼あった．1眼は再度の硝子体手術をしたところ，初回の内境界膜弁が黄斑円孔の形に元通り固着しており，これを再度剝離して置きなおして術後腹臥位安静をしたところ，無事黄斑円孔が閉鎖した．元通りの位置に戻る原因としては，黄斑円孔の縁につながる ILM の筋が残っていて，それをガイドに戻った可能性が考えられ，ILM translocation においては ILM flap を作製する際に，黄斑円孔の縁を全周しっかりと剝離させることが重要であると考えられた．もう1眼に関しては，眼軸長 29.50 mm の高度近視眼の最小円孔径 620 μm の巨大黄斑円孔だった．血管アーケード内のすべての ILM を使用した大きな内境界膜弁を作製しても，ILM 自身の収縮作用によってある程度縮むため，黄斑円孔を覆いきれずに円孔縁の一部が閉鎖しなかった．網膜片を採取して黄斑円孔に補填する網膜移動術なども検討したが[10]，患者はそれ以上の治療は希望しなかったため，黄斑円孔は閉鎖せず治療終了した．

今回の研究では難治性黄斑円孔の連続症例に対して ILM traslocation を併用した硝子体手術を施行した．再手術例はあったものの，術式が安定していて，難治性黄斑円孔に対して比較的良好な最終閉鎖率を残すことができた．しかし，今回の研究では，症例数が24眼と少なく，術後の平均観察期間も12カ月と比較的短かった．今回は，術後に網膜前膜による視力低下をきたした症例は認められなかったが，網膜前膜も含めて今後さらに多くの症例数とより長い経過観察期間での評価が必要であると考えられた．

【文 献】

1) McCannel CA, Ensminger JL, Diehl NN et al：Population-based incidence of macular holes. *Ophthalmology* **116**：1366-1369, 2009
2) Eckardt C, Eckardt U, Groos S et al：[Removal of the internal limiting membrane in macular holes. Clinical and morphological findings] Entfernung der Membrana limitans interna bei Makulalochern. Klinische und morphologische Befunde. *Ophthalmologe* **94**：545-551, 1997
3) Rizzo S, Tartaro R, Barca F et al：Internal limiting membrane peeling versus inverted flap technique for treatment of full-thickness macular holes：a comparative study in a large series of patients. *Retina* **38**：S73-S78, 2018
4) Ramtohul P, Parrat E, Denis D et al：Inverted internal limiting membrane flap technique versus complete internal limiting membrane peeling in large macular hole surgery：a comparative study. *BMC Ophthalmol* **20**：11, 2020
5) Michalewska Z, Michalewski J, Adelman RA et al：Inverted internal limiting membrane flap technique for large macular holes. *Ophthalmology* **117**：2018-2025, 2010
6) Sborgia G, Niro A, Sborgia A et al：Inverted internal limiting membrane-flap technique for large macular hole：a microperimetric study. *Int J Retina Vitreous* 2019
7) Kuriyama S, Hayashi H, Jingami Y et al：Efficacy of inverted internal limiting membrane flap technique for the treatment of macular hole in high myopia. *Am J Ophthalmol* **156**：125-131, 2013
8) Vogt D, Haritoglou C, Mautone L et al：Premacular cells as source of neurotrophic factors in idiopathic macular holes. *Curr Eye Res* **45**：1395-1402, 2020
9) Shioda Y, Morizane Y, Matoba R et al：The role of inverted internal limiting membrane flap in macular hole closure. *Invest Ophthalmol Vis Sci* **58**：4847-4855, 2017
10) Grewal DS, Charles S, Parolini B et al：Autologous retinal transplant for refractory macular holes. Multicenter International Collaborative Study Group. *Ophthalmology* **126**：1399-1408, 2019

《第46回日本眼科手術学会 原著》

外傷性黄斑円孔の ILM hemi-inverted 法

櫻井寿也

おおしま眼科クリニック

目的：若年者における外傷性巨大黄斑円孔に対して，ILM hemi-inverted flap 法を併用した硝子体手術を施行したので報告する．**対象および方法**：対象は若年性外傷性黄斑円孔により6カ月以上経過してもなお自然円孔閉鎖が得られず，円孔内径700 μm 以上，円孔底径1,200 μm 以上の2例2眼に対し，ILM hemi-inverted flap 法を用いた硝子体手術を施行し，術前後矯正視力，OCT 所見について検討した．**結果**：2例ともに ILM hemi-inverted flap 法を用いた硝子体手術により円孔閉鎖が得られた．最終視力は2症例ともに矯正0.7 の視力が得られたが，OCT では網膜外層構造の再構築は不十分であった．**結論**：若年性外傷性黄斑円孔2例2眼に対する ILM hemi-inverted flap 法を用いた硝子体手術によって円孔閉鎖が得られた．今後さらなる経過観察が必要であるが，大きな外傷性黄斑円孔の場合への ILM hemi-inverted flap 法は有効な方法と考えられる．ただし，若年性外傷性黄斑円孔に対する手術選択の時期や適応には慎重に決定する必要がある．

Two Cases of Giant Traumatic Macular Hole Treated by Vitreous Surgery with the Internal Limiting Membrane Hemi-Inverted Flap Technique

Toshiya Sakurai

Tane Memorial Eye Hospital

Purpose：To report 2 cases of a traumatic giant macular hole (MH) in young patients that were successfully treated by vitrectomy using the internal limiting membrane (ILM) hemi-inverted flap technique. **Subjects and Methods**：This study involved 2 eyes of 2 juvenile traumatic MH cases in which the hole did not spontaneous close even after more than 6 months. In both cases, the MH inner diameter was 700 μm or more and the MH base diameter was 1,200 μm or more, so vitrectomy using the ILM hemi-inverted flap technique was performed and corrected visual acuity (VA) and optical coherence tomography (OCT) findings at before and after surgery were examined. **Result**：In both cases, MH closure was successfully achieved, and corrected VA at final follow-up was 0.7. However, OCT was insufficient for reconstructing an image of the outer retinal structure in both of the treated eyes. **Conclusion**：Two eyes of 2 cases of juvenile traumatic MH were successfully closed by vitrectomy using the ILM hemi-inverted flap technique. Although further follow-up is required, the ILM hemi-inverted flap technique was found to be an effective method for treating large traumatic MH cases. However, the timing and indications for surgery for juvenile traumatic macular holes must be carefully determined.

[Japanese Journal of Ophthalmic Surgery 38(2)：321-324, 2025]

I 緒　　言

外傷性黄斑円孔は若年者に多く，円孔の自然閉鎖率は約40〜60%[1〜3]と高いことから，若年者の小さな円孔では自然閉鎖を期待して受傷後3カ月は経過観察される傾向がある．一方，硝子体手術による外傷性黄斑円孔の円孔閉鎖率は，初回手術で83%であるが[2]，受傷から3カ月以降になるとその閉鎖率は低下する[3]．術式は円孔周囲の内境界膜（internal limiting membrane：ILM）剥離を併用する硝子体手術が施行されるが，最近では難治性の特発性黄斑円孔に用いられる ILM 翻転法も試みられ，その有効性が報告されている[4]．しかし，外傷性黄斑円孔の手術適応，手術時期および手技については，いまだ一定の見解を得られていない．今回，若年者の外傷性黄斑円孔で受傷3カ月以上経過しても自然閉鎖が得られず円孔が巨大化した2症例に対し hemi-inverted ILM flap 法（以下，hemi-inverted 法）[5,6] 併用硝子体手術を施行し，長期にわたり経過観察したので報告する．

II 症　例

〔症例1〕12歳，男性．

現病歴：サッカーの試合中にサッカーボールが右眼を直撃したがそのまま放置．学校検診にて視力低下指摘され受傷8カ月後に近医を受診し，外傷性黄斑円孔と診断され，多根記念眼科病院（以下，当院）紹介となった．当院初診時所見は視力が右眼（0.3），左眼（1.2），眼圧が右眼18 mmHg，左眼20 mmHgであった．前眼部は特記事項なく，図1aに示すように右眼全層黄斑円孔を認めた．光干渉断層計（optical coherence tomography：OCT）上の最小円孔径は1,120 μm，円孔底径は1,590 μmであった（図1b）．

既往歴：特記事項なし．

経過：初診1カ月後に25 G硝子体手術を施行した．術中トリアムシノロンアセトニドで硝子体を可視化し，硝子体カッターにて視神経乳頭近傍から人工的後部硝子体剝離を作製したのち，ブリリアントブルーG（mg/m*l*）を用いてILMを染色しhemi-inverted法を併用し20% SF_6（6フッ化硫黄）ガスタンポナーデにて手術を終了し，術後円孔閉鎖を認めた．この際のILMは円孔内に押し込めるinsertion法を施行した．術後8年の経過観察の結果，視力は0.7に改善したが，OCT上では網膜外層構造の連続性は認められていない（図2）．

〔症例2〕10歳，男性．

現病歴：サッカーの練習中にサッカーボールで右眼を打撲

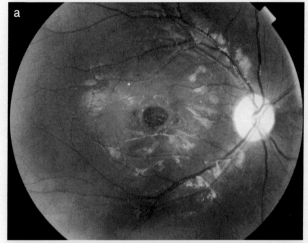
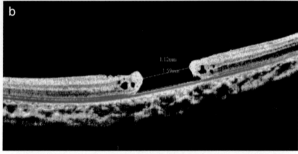

図1　症例1の初診時所見
a：初診時眼底写真．b：初診時OCT画像．最小円孔径1,120 μm，円孔底径1,590 μm．

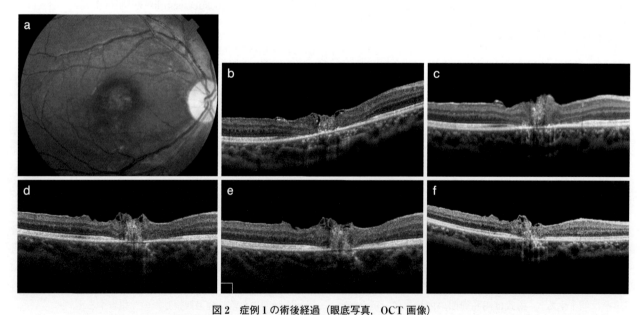

図2　症例1の術後経過（眼底写真，OCT画像）
a：術後1カ月，眼底写真．b：術後1カ月，OCT画像．c：術後1年．d：術後4年．e：術後7年．f：術後8年．

した．近医を受診し外傷性黄斑円孔と診断されしばらく経過観察となっていたが，3カ月経過しても円孔の自然閉鎖が認められないことから当院紹介となった．この時点で受傷後6カ月が経過していた．初診時所見は視力が右眼（0.3），左眼1.0）眼圧が右眼14.5 mmHg，左眼15.5 mmHg，前眼部は特記事項なく，図3aに示すように右眼に全層黄斑円孔を認めた．OCT上の最小円孔径は730 μm，円孔底径は1,964 μmであった（図3b）．

既往歴：特記事項なし．

経過：初診4カ月後に症例1と同様にhemi-inverted法併用硝子体手術を施行し円孔閉鎖を認めた．この際ILMによって円孔を覆うようにcoveringを施行した．術後3年の経過観察の結果，視力は0.7に改善したが，OCT上では網膜外層構造の連続性は認められていない（図4）．

III 考　按

外傷性黄斑円孔は若年者に多く，非開放性眼外傷の1.4%に認められる[7]．発症機序は外傷による眼球の赤道部方向への伸展あるいは衝撃によるcontrecoup injuryによって起きた網膜と硝子体のずれに伴い，中心窩網膜に裂隙が生じるとされる[8]．外傷性黄斑円孔は自然閉鎖することが知られており，自然閉鎖率は39〜64%とされ，特発性黄斑円孔の4.5〜6.2%[9,10]に比べ非常に高率である．その一方で手術加療となった場合は，特発性黄斑円孔に比べ難治性であると報告されている．その理由として，円孔径が大きいことや打撲による網脈絡膜循環障害による網膜の非薄化が生じることから網膜自体の進展性が悪いこと，増殖膜や硝子体の変性により強い遠心性の牽引がかかっていることなどが考えられる．自然閉鎖までの期間は3〜8カ月との報告があり，自然閉鎖の比較的得られやすい条件としては若年者，小さい円孔径および

円孔周囲に網膜内囊胞がないことがあげられる[8]．

一方，自然閉鎖が得られないケースや経過観察中に円孔の拡大が認められた場合は硝子体手術が必要となる．硝子体手術の閉鎖率は45.5%[3]〜96%[11]と幅のある結果が報告され

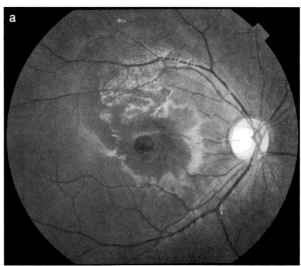

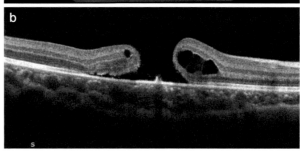

図3　症例2の初診時所見
a：初診時眼底写真．**b**：初診時OCT画像．最小円孔径730 μm，円孔底径1,964 μm．

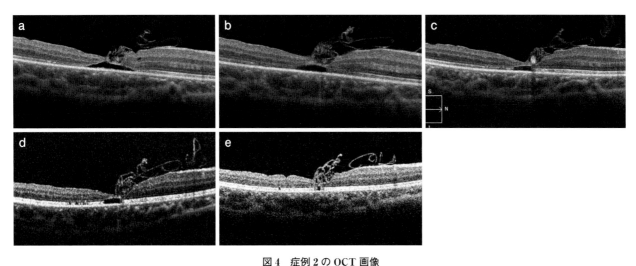

図4　症例2のOCT画像
a：術後1カ月．**b**：術後3カ月．**c**：術後1年．**d**：術後2年．**e**：術後3年．

ている．手術までの期間が受傷後12週以内に硝子体手術を施行した症例では閉鎖率が90％以上であるのに対し，受傷13週以降の症例では閉鎖率の低下が認められることから，受傷3カ月以内が手術を選択する判断基準と考えられている．

外傷性黄斑円孔の場合は，円孔のみではなく外傷による視細胞や網膜色素上皮，脈絡膜の損傷を認めることもあり，解剖学的に円孔閉鎖が得られても視力改善が乏しい患者も存在する．外傷性黄斑円孔に対する手術決定のタイミングには統一された見解はなく，まずは自然閉鎖を期待し頻回の診察を行いながら，1～3カ月程度経過観察することは必要である．経過観察中はOCTで黄斑円孔の形態を評価し，円孔径が大きい，円孔径の拡大傾向がある，網膜内囊胞がある場合は，これらの所見は自然閉鎖の可能性が低いとされていることから，受傷後1～3カ月待たずに手術を施行することもある．3カ月近くたっても自然閉鎖が得られない患者には，その時点で早急に硝子体手術を行うほうが円孔の閉鎖率もよいとされている．

術式は，外傷性黄斑円孔に対しても特発性黄斑円孔と同様にILM剝離を併用した硝子体手術が行われている．さらにMickalewskaらが開発したILM inverted flap technique法（以下，inverted法）が難治性黄斑円孔の閉鎖率を格段に向上させると報告されている．Abou Shoushaらは円孔径の大きな外傷性黄斑円孔にinverted法を選択し12例全例での円孔閉鎖が得られたと報告している[4]．

Inverted法は，翻転するILMが円孔の全周を用いていることで，円孔閉鎖後に円孔内に挿入されたILMが網膜外層構造の再構築の妨げになる可能性がある．筆者らは，翻転するILMの大きさはできるだけ小さいほうが外層構造の再構築には有利と考え，翻転するILMの大きさを円孔の半周としたhemi-inverted法を考案し，難治性黄斑円孔に対し施行し良好な成績を得てきた[5,6]．このhemi-inverted法は，円孔周囲のおもに円孔上方のILMを剝離し残存させ，その他の円孔周囲のILMは切除し，その後円孔上方に残存させたILMを円孔へ翻転挿入もしくは翻転して円孔を覆う方法である．翻転させるILMの周辺側のILMは約2～3乳頭径大切除する．

今回の外傷性黄斑円孔は受傷から手術までの期間が8カ月以上経過していることや，また円孔径が非常に大きいことから難治性と考えられたためhemi-inverted法併用硝子体手術を選択し，2例とも円孔の閉鎖を認めた．また，症例1は8年間，症例2は3年間の長期にわたる経過観察中も円孔の再開，網膜剝離，白内障などの合併症は認めていない．

外傷性黄斑円孔の症例は若年者が多く硝子体手術により将来，白内障の発症，打撲による網膜の脆弱性による網膜剝離の発症の危険も高いことから，術者は円孔径，黄斑部の網脈絡膜委縮の有無，円孔周囲の網膜内囊胞の有無，後部硝子体剝離の有無，患者の生活状況や希望を考慮したうえで手術時期を決定する必要がある．受傷から長期間経過した外傷性巨大黄斑円孔に対しhemi-inverted法により円孔閉鎖が得られ視力の改善も認めた．しかし，hemi-inverted法のinsertion法，covering法のいずれでも，長期の経過観察においても網膜外層構造は再構築されていない．その理由としては受傷から長期間が経過しており，さらに円孔径が大きいことが影響していると考えられる．

今回の検討は症例数も少なく今後さらに症例数を増加させ再検討する必要があるものの，hemi-inverted法はこのような症例に有用な手術方法であると考えられた．

利益相反：利益相反公表基準に該当なし

【文　献】

1) Yamashita T, Uemara A, Uchio E et al：Spontaneous closure of traumatic macular hole. *Am J Ophthalmol* **133**：230-235, 2002
2) Mitamura Y, Saito W, Ishida M et al：Spontaneous closure of traumatic macular hole. *Retina* **21**：385-389, 2001
3) Miller JB, Yonekawa Y, Eliott D et al：Long-term follow-up and outcomes in traumatic macular holes. *Am J Ophthalmol* **160**：1255-1258, 2015
4) Abou Shousha MA：Inverted internal limiting membrane flap for large traumatic macular holes. *Medicine* (Boltimore) **95**：e2523, 2016
5) 櫻井寿也，木下太賀，田野良太郎ほか：Hemi-Inverted ILM flap technique 手術を行った黄斑円孔の1年後経過. 臨床眼科 **68**：1449-1453, 2014
6) 櫻井寿也，木下太賀，福岡佐知子ほか：Inverted Internal Limiting Menbrane Flap Techniqueとその変法. 眼科手術 **28**：423-427, 2015
7) Viestenz, A. Küchle M：Blunt ocular trauma. Part Ⅱ. Blunt posterior segment trauma. *Ophthalmologe* **102**：89-101, 2005
8) Miller JB, Yonekawa Y, Eliott D et al：a review of traumatic macular hole. *Int Ophthalmol Clin* **53**：59-67, 2013
9) Guyer DR, de Bustros S, Diener-West M et al：Observations on patients with idiopathic macular holes and cysts. *Arch Ophthalmol* **110**：1264-1268, 1992
10) Yuzawa M, Watanabe A, Takahashi Y et al：Observation of idiopathic full-thickness macular hole. *Arch Ophthalmol* **112**：1051-1056, 1994
11) Johnson RN, McDonald HR, Lewis H et al：Traumatic-macular hole observations, pathogenesis, and results of vitrectomy surgery. *Ophthalmology* **108**：853-857, 2001

≪第46回日本眼科手術学会 原著≫

巨大黄斑円孔に対する自己網膜移植術

櫻井寿也

おおしま眼科クリニック

目的：難治性黄斑円孔（MH）に対する治療として内境界膜（ILM）翻転法があるが，すでにILM剥離後で円孔底が2,000 μm以上の巨大MHには自己網膜移植術がある．本法施行後2年以上経過観察を行った症例を報告する．**症例**：症例1：76歳，男性．左眼巨大MH．20年前に左眼網膜剝離に対し輪状締結術施行．その後左眼に発症した黄斑上膜に対し，1年前にILM剥離併用硝子体手術を施行したところ，巨大MHを発症した．円孔径1,307 μm，円孔底径2,018 μmであった．症例2：61歳，女性．左眼巨大MH．3年前に，左眼網膜剝離に対する硝子体手術後にMHを発症し，ILM剥離併用硝子体手術を施行されたが円孔閉鎖は得られず，その後巨大MHに進行した．円孔径1,708 μm，円孔底径2,104 μmであった．症例3：85歳，男性．右眼巨大MH．26年前に右眼MHにILM剥離を併用した硝子体手術を施行されたが，円孔閉鎖得られずそのままになっていた．円孔径1,196 μm，円孔底径2,036 μmであった．**結果**：この3例に自己網膜移植を行い，全例で円孔閉鎖と術後視力改善を認めた．2年間の経過観察期間中，合併症はなかった．**結論**：今回，ILM剥離施行後の巨大MH3例に対し自己網膜移植を行い，全例で円孔閉鎖が得られたことから，本法は同様の症例への一つの治療法となる．

Autologous Retinal Transplantation for Massive Macular Hole

Toshiya Sakurai

Oshima Eye Clinic

Background：Internal limiting membrane (ILM) peeling is a surgical method for the treatment of refractory macular holes (MHs), yet in cases in which the MH base is 2000 μm or more post ILM peeling, autologous retinal transplantation (ART) is now an option. Herein we report 3 HM cases that underwent ART and were followed for more than 2-years postoperative. **Case reports**：Case 1 involved a 76-year-old male with a giant MH in his left eye who had undergone cyclopexy for retinal detachment in that eye 20-years previous. At 1 year before presentation, he underwent vitrectomy with ILM detachment for macular epiretinal membrane that developed in that eye, and a giant MH developed with a diameter of 1307 μm and a MH base diameter of 2018 μm. Case 2 involved a 61-year-old female with a giant MH in her left eye that first developed after undergoing vitrectomy for retinal detachment 3-years previous. The MH diameter was 1708 μm and the MH base diameter was 2104 μm. Case 3 involved an 85-year-old male with a giant MH in his right eye. He had undergone vitrectomy with ILM stripping for MH in that eye 26-years previous, but the MH was not closed and remained untreated. The diameter of the MH was 1196 μm and the diameter of the MH base was 2036 μm. **Results**：In all 3 cases, MH closure and improved visual acuity was obtained post ART, and no complications were observed during the 2-year follow-up period. **Conclusion**：The fact that ART was successfully performed in all 3 patients with a giant MH after ILM detachment, and that the MH remained closed in all cases, suggests that it may be an alternative treatment method for similar cases.

〔Japanese Journal of Ophthalmic Surgery 38(2)：325-329, 2025〕

I 緒 言

Michalewskaら[1]が報告した特発性巨大黄斑円孔（macular hole：MH）に対する内境界膜（internal limiting membrane：ILM）を円孔に翻転するinverted internal limiting membrane flap technique（以下，Invert法）は，円孔閉鎖率が98％と報告されて以来，難治性MHの治療として多くの施設で実施されるようになった．しかし，特発性巨大MH，外傷性巨大MH，強度近視眼MH，強度近視眼MH網膜剥離にinvert法を施行しても閉鎖しなかった症例，さらに自家ILM free flap法[2]によっても閉鎖しなかった症例などが存在する．このような難治性MHに対しGrewalら[3,4]

〔別刷請求先〕櫻井寿也：〒581-0869 大阪府八尾市桜ケ丘1-10-2 おおしま眼科クリニック
Reprint requests：Toshiya Sakurai, M.D., Oshima Eye Clinic, 1-10-2 Sakuragaoka, Yao-City, Osaka 581-0869, JAPAN

は自家網膜移植を円孔部に移植することで MH の閉鎖を得られることを報告した. 今回すでに ILM 剝離が行われている 3 例 3 眼の MH に対し自家網膜移植術を施行したので報告する.

II 症　例

〔症例 1〕77 歳, 男性.

現病歴, 既往歴：27 年前, 左眼網膜剝離に対し輪状締結術の既往あり. その後, 左眼黄斑上膜を発症し, 前医にて ILM 剝離併用硝子体手術施行. その 6 カ月後に巨大 MH を発症し当院紹介となった.

初診時所見：視力は右眼 (0.8), 左眼 (0.15) 眼圧は右眼 17 mmHg, 左眼 19 mmHg. 両眼ともに IOL 挿入眼. 眼底は左眼巨大 MH を認めた. 光干渉断層計 (optical coherence tomography：OCT) 上の最小円孔径は 1,307 μm, 円孔底径は 2,018 μm であった (図 1). 左眼軸長 26.58 mm.

経過：初診 6 カ月後自家網膜移植併用 25 ゲージ (G) 硝子体手術を施行. 網膜移植片の作製は鼻下側の網膜とし, 38 G 網膜下カニューレ (Extendable Poly Tip Cannulas, メドワン社) を使用しオキシグルタチオン眼灌流液 (BSS) にて人工的に網膜剝離を作製し硝子体剪刃を用いて移植網膜片を MH よりもやや大きめに切除した. 液体パーフルオロカーボン (perfluorocarbon liquid：PFCL) 下で網膜移植片を円孔に被せたのち, 液空気置換し PFCL を除去した. 移植片切除部はレーザー光凝固を施行した. その後, シリコーンオイルにてタンポナーデを行い術終了とした. 術後移植片の脱落や萎縮は認められず, 円孔閉鎖を認め, 6 カ月後にシリコーンオイルを抜去した. 術後 2 年の経過観察にて合併症は認めず, 矯正視力は 0.3 に改善したが, OCT 上では網膜外層構造の連続性は得られていない (図 2).

〔症例 2〕61 歳, 女性.

現病歴, 既往歴：裂孔原生網膜剝離に対し前医にて白内障手術併用硝子体手術受けたが, 3 カ月後に再剝離のため再手術となり, シリコーンオイル注入にて術終了. 再手術の 2 カ月後のシリコーンオイル抜去後に MH 発症し, ILM 剝離と SF_6 (六フッ化硫黄) ガスタンポナーデを施行されたが, 円孔閉鎖が得られないことから, 再出術の 9 カ月後に当院紹介となった.

初診時所見：視力は右眼 (1.0), 左眼 (0.09) 眼圧は右眼 9 mmHg, 左眼 11 mmHg. 左眼は IOL 眼で, その他特記事項なし. 左眼巨大 MH を認めた. OCT 上の最小円孔径は 1,708 μm, 円孔底径は 2,104 μm であった (図 3). 左眼眼軸長 25.23 mm.

経過：症例 1 と同様に自家網膜移植併用 25 G 硝子体手術を施行. 術後 3 年の経過観察の結果視力は 0.1 であった. OCT 上では網膜外層構造は術 2 年後でも不鮮明, 不連続で

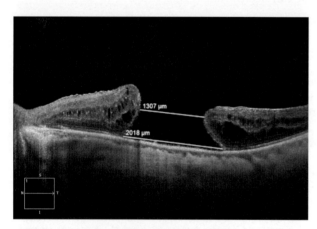

図 1　症例 1 の術前 OCT 画像

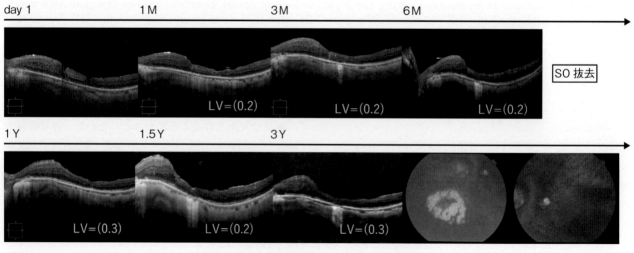

図 2　症例 1 の術後経過 (OCT 画像, 眼底写真)

あるが，移植片内に ellipsoid zone が確認でき，また微小視野検査においてグラフト中央に刺激反応はみられないが，円孔周囲に比較的良好な反応を認めた（図 4～6）．

〔症例 3〕85 歳，男性．

現病歴，既往歴：26 年前に右眼 MH に対し白内障手術併用硝子体手術受けたが，円孔閉鎖は得られず，そのまま放置．今回，左眼の MH を指摘され紹介となった．

初診時所見：視力は右眼（0.15），左眼（0.4）．眼圧は右眼 12 mmHg，左眼 13 mmHg．前眼部は両眼 IOL 眼で，その他特記事項なし．眼底は右眼巨大 MH，左眼にも特発性 MH を認めた．右眼の OCT 上の最小円孔径は 1,196 μm，円孔底径は 2,036 μm であった（図 7）．眼軸長 23.45 mm．

経過：右眼に自家網膜移植併用 25 ゲージ硝子体手術を施行した．左眼の MH には通常の ILM 剝離併用硝子体手術を行った．右眼の術後 2 年の経過観察の結果，視力は 0.2 であった．術 1 年後の OCT にて移植網膜片に網膜内囊胞様変化を認めたが視力低下はなく，微小視野検査においてグラフト中央に刺激反応はみられないが，円孔周囲に比較的良好な反応を認めた（図 8）．

III 考 按

難治性 MH は巨大 MH，強度近視 MH，外傷性 MH，すでに ILM 剝離がなされている MH などがあげられる．Michalewska らが発表した Invert 法は，難治性 MH に対する治療に革新的変化をもたらし巨大円孔の閉鎖に貢献した[1]．その後自家 ILM free flap を移植する方法，自家水晶体囊移植[5] などにより円孔周囲の ILM 剝離後の黄斑円孔への対応がなされた．しかし，これらの方法は手技の難度も高く，また円孔径 1,000 μm 以上を有するいわゆる超巨大円孔には適さない．そこで自家網膜移植が Grewal らによって報告された．彼らの報告では移植片は周囲の網膜との接合は部分的ではあるが網膜外層構造の回復がみられ，術前の ellipsoid zone と external limiting membrane の欠損の長さが短くなっているとしている．また，ILM の invert 法や ILM 移植法，水晶体囊移植に比べ網膜移植片は厚みがあることから術中の操作性にも優れており，手技的にこれまでのものよりも比較的容易であると報告している[3,4]．Tanaka ら[5] は長眼軸長眼ではない大きな MH に対し初回手術にこの方法を用い 7 眼全例で円孔閉鎖し，5 眼において視力の改善，全例で網膜外層構造の欠損部位の長さが短縮されていることを確認し，微小視野検査において 5 例の明確な反応を確認した．Moysidis ら[6] の多施設の報告では，黄斑部に移植された移植片は周辺網膜と接続が形成され，光干渉断層血管撮影（OCT angiography：OCTA）よる移植片への網膜血管新生や血管吻合の可能性が示唆された．Lee ら[7] は，MH に対す

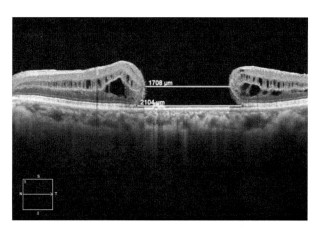

図 3 症例 2 の術前 OCT 画像

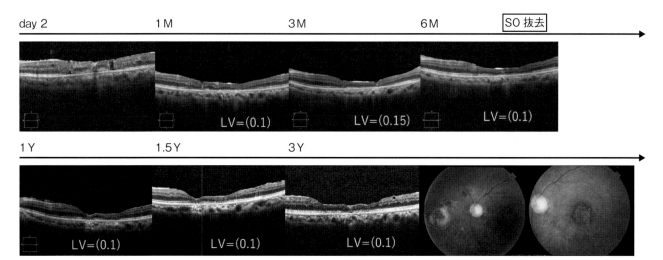

図 4 症例 2 の術後経過（OCT 画像，眼底写真）

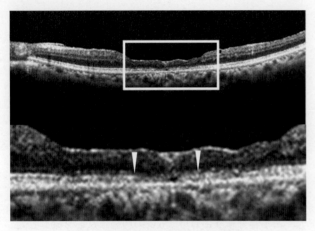

図5 症例2の術2年後のOCT画像
OCTの移植片部分の拡大像において，不鮮明，不連続であるが移植片内にellipsoid zone（▽）が確認できる．

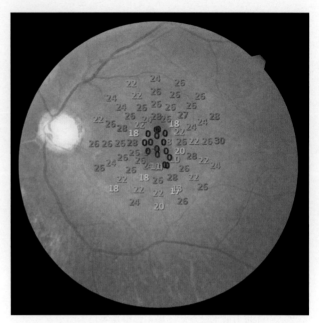

図6 症例2の術2年後の微小視野検査画像
微小視野検査において移植片中央部には刺激反応はみられないが，円孔周囲に比較的良好な反応を認める．

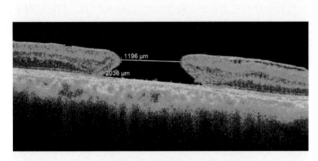

図7 症例3の術前黄斑円孔OCT画像

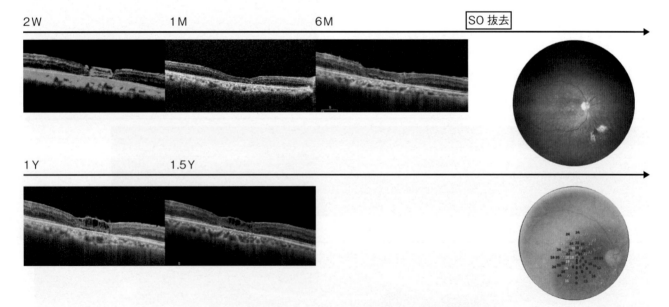

図8 症例3の術後経過（OCT画像，眼底写真，微小視野検査画像）
術後1年以降のOCTの移植片部分に網膜内嚢胞の存在が確認できる．

る自家網膜移植の変化の報告として網膜内の囊胞様変化が観察されたが，これは視力には影響なく，ただし，原因不明で発症を避ける方法はみつかっていないとしている．

今回筆者らは，すでにILM剝離の既往がある巨大MHに対し自家網膜移植による治療を試みた．症例1は網膜剝離術後の黄斑上膜に対しILM剝離併用硝子体手術後にMHを発症した．その後ILM自家移植を試みたが円孔閉鎖が得られなかったことと，水晶体後囊は後発白内障にてレーザー後囊切開術がなされていたため，自家網膜移植法を選択した．症例2は網膜剝離の治療後にMHを発症し，ILM剝離が行われたが円孔閉鎖が得られないことから自家網膜移植法を施行した．症例3は発症より長期間経過したILM剝離後の難治性巨大MHのため自家網膜移植法を施行した．

いずれの症例もこれまでの特殊なMH治療では閉鎖が得られない状態であり，最後の選択肢として自家網膜移植術を選択した．ただし，手術施行に際し，対象者へは移植片の定着は不明であり，また手術方法の歴史は浅く経過観察期間が短いため，長期的な合併症も不明なことを説明する必要があったと考えられる．

手術は局所麻酔で施行したが，その際に鼻側上下2カ所に2％キシロカイン各2mlをTenon囊下注射し，十分眼球運動を抑制したのち手術を施行した．手術手技は網膜移植片の作製には術後視野異常を最小限にすることと，手術手技の観点から移植片の採取場所を網膜下鼻側に選定した．また，円孔部に移植片を移動させる際に移植片の表裏を正しく設置するため，フィネッセフレックスループ（アルコン社）を用いて行った．移植片の大きさは既報にもあるように円孔径より0.5乳頭径大きめとした．実際これは移植片の円孔内への挿入後の生着，円孔内でのセンタリング，シリコーンオイルまたはガス置換後の定着性に優れていると考えられた．

今回の症例は全例2年以上の経過観察期間中においては移植片の脱落，萎縮などはみられず円孔の閉鎖が得られ，視力の改善を認めた．また，症例2では網膜外層構造が不鮮明ながら改善を認め，移植片が既存網膜との間に融合していることが観察された．微小視野検査において移植片中央部には刺激反応は認められないが，円孔周囲に比較的良好な反応を認めたことから，移植片の網膜機能的活動が生じているものと推測された．

これまで筆者らは難治性MHに対し円孔内に翻転されたILMにより網膜外層構造の再構築が妨げられるのではないかと考え，翻転するILMの大きさを少なくしたhemi-invert法[8,9]による治療を多く試みてきた．その結果，多くの患者で早期に円孔閉鎖を得られたが，手術手技に慣れや技術を要することが課題であった．今回，ILM剝離後円孔径1,000μm以上のMHに対して自家網膜移植を行い，良好な経過を得たことから，本術式を難治性MH治療の選択肢に加えることとした．本術式は，少ない手術回数で，確実に，早期に円孔閉鎖が得られる可能性が示唆された．

利益相反：利益相反公表基準に該当なし

【文　献】

1) Michalewska Z, Michalewski J, Adelman RA et al：Inverted internal limiting membrane flap technique for large macular holes. *Ophthalmology* **117**：2018-2025, 2010

2) Morizane Y, Shiraga F, Kimura S et al：Autologous transplantation of the internal limiting membrane for refractory macular holes. *Am J Ophthalmol* **157**：861-869, 2014

3) Grewal DS, Mahmoud TH：Autologous neurosensory retinal free flap for closure of refractory myopic macular holes. *JAMA Ophthalmol* **134**：229-230, 2016

4) Grewal DS, Charles S, Parolini B：Autologous retinal transplant for refractory macularhole：Multicenter international collaborative study group. *Ophthalmology* **126**：1399-1408, 2019

5) Tanaka S, Inoue M, Inoue T et al：Autologous retinal transplantation as a primary treatment for large chronic macular holes *Retina* **40**：1938-1945, 2020

6) Moisidis S, Koulisis N, Adrean S et al：Autologous retinal transplantation for primary and refractory macular holes and macular hole retinal detachments. The Global Consortium. *Ophthalmology* **128**：627-685, 2021

7) Lee P-Y, Chang Y-C, Liu P-K et al：Long-term follow-up refractory large macular hole with autologous neuroseneory retinal free flap transplantation：*J Ophthalmol* **2022**：1717366, 6, 2022

8) 櫻井寿也，木下太賀，田野良太郎ほか：Hemi-Inverted ILM flap technique 手術を行った黄斑円孔の1年後経過．臨眼 **68**：1449-1453, 2014

9) 櫻井寿也，木下太賀，福岡佐知子ほか：Inverted Internal Limiting Menbrane Flap Techniqueとその変法．眼科手術 **28**：423-427, 2015

《第46回日本眼科手術学会 原著》

黄斑下フィブリンを摘出した両眼滲出性網膜剝離の1例

山﨑厚志　田中崇広　山田布沙絵　小泉宇弘　阿部竜三郎　星　太　小幡博人

埼玉医科大学総合医療センター眼科

　背景：中心性漿液性脈絡網膜症や多発性後極部色素上皮症などの滲出性網膜剝離は，重症化すると網膜下にフィブリンを形成することが知られている．今回，長期のステロイド投与中の全身性エリテマトーデスの患者で両眼の広汎な網膜剝離と黄斑下に高度のフィブリン形成を生じ，手術的に除去した症例を経験した．**症例**：43歳，女性．全身性エリテマトーデスを発症し，21歳時よりステロイド内服投与を受けていたが，視力低下を生じ埼玉医科大学総合医療センター眼科を紹介受診した．蛍光眼底撮影で両眼に多発性の漏出点および下方に広汎な網膜剝離を認めたため，多発性後極部色素上皮症と診断し，網膜光凝固術を施行した．網膜剝離は緩解増悪を繰り返したが，両眼黄斑網膜下にフィブリンを生じ急激に増加した．右眼硝子体手術を行い，黄斑近傍に意図的網膜裂孔を作製し，網膜下のフィブリンを鉗子で除去し，シリコーンオイルタンポナーデを行った．1カ月後に左眼も同手術を行った．術後，網膜内に空洞を生じたが徐々に吸収された．術後視力は右眼（0.04）左眼（0.06）で再発を認めていない．**結論**：多発性後極部色素上皮症による網膜剝離が遷延する場合，網膜下に高度のフィブリン形成を生じて不可逆性の視力低下を生じることがあり，注意が必要である．

A Case of Bilateral Exudative Retinal Detachment with Submacular Fibrin Extraction under Vitreous Surgery

Atsushi Yamasaki, Takahiro Tanaka, Fusae Yamada, Takahiro Koizumi, Ryuzaburo Abe, Futoshi Hosi, Hiroto Obata

Department of Ophthalmology, Saitama Medical Center, Saitama Medical University

　Background：Exudative retinal detachments, such as central serous chorioretinopathy and multifocal posterior pigment epitheliopathy, are known to form subretinal fibrin when severe. Herein we report a case of systemic lupus erythematosus (SLE) during long-term administration of steroids that caused bilateral extensive retinal detachment and severe fibrin formation under the macula that was surgically removed. **Case/Findings**：This study involved a 43-year-old female who was referred to our department after SLE developed and oral steroid administration was started, yet visual acuity (VA) decreased. Fundus fluorescence photography revealed multiple leak points and extensive inferior retinal detachment in both eyes. Multifocal posterior pigment epitheliopathy was diagnosed, and retinal photocoagulation was performed on the leak points. The retinal detachment had repeated remissions and exacerbations, but a thick subretinal fibrin appeared under the macula in both eyes and sharply increased. Vitreous surgery was performed on the right eye, an intentional retinal hole was created near the macula, subretinal fibrin was removed with forceps, and silicone oil tamponade was performed. One month later, the same operation was performed on the left eye. An intraretinal cavity was formed after the operation, but it gradually resorbed. Postoperative VA was 0.04 OD and 0.06 OS, and no recurrence was observed. **Conclusion**：Prolonged retinal detachment due to multiple posterior pole pigment epithelium may cause severe subretinal fibrin formation, which may cause irreversible vision loss.

[Japanese Journal of Ophthalmic Surgery 38(2)：330-336, 2025]

I　緒　言

　中心性漿液性脈絡網膜症（central serous chorioretinopathy：CSC）は，中高年男性に好発し，黄斑部に漿液性網膜剝離を生じる疾患である．脈絡膜肥厚や脈絡膜血管透過性亢進などの所見から脈絡膜循環障害が関与していることが知られるようになった．さらに重症型と考えられる多発性後極部色素上皮症（multifocal posterior pigment epitheliopathy：

〔別刷請求先〕山﨑厚志：〒350-8550 埼玉県川越市鴨田1981　埼玉医科大学総合医療センター眼科
Reprint requests：Atsushi Yamasaki, M.D., Department of Ophthalmology, Saitama Medical Center, Saitama Medical University, 1981 Kamoda, Kawagoe, Saitama 350-8550, JAPAN

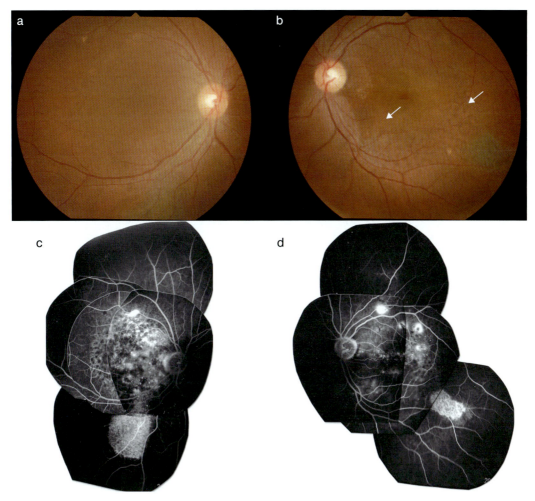

図1 初診時眼底所見
a, b：眼底写真（a：右眼，b：左眼）．両眼の黄斑からアーケード下方にかけて可動性のある網膜剝離を認めた．左眼黄斑部下・耳側に骨棘様色素沈着を認めた（b←）．c, d：フルオレセイン蛍光造影（c：右眼．d：左眼）．両眼に多発性の蛍光漏出点と黄斑部に広汎な window defect を認めた．

MPPE）では，多発性の蛍光色素漏出点を認め，可動性のある広範な胞状網膜剝離を生じ，視力予後が不良となる．これらに伴う滲出性網膜剝離は，慢性化すると網膜下にフィブリンを形成することが知られており，自然吸収がむずかしい場合は非可逆性の変化を生じて予後不良となることもある．

今回筆者らは，ステロイド投与中の全身性エリテマトーデス（systemic lupus erythematosus：SLE）の患者で MPPE を発症し，両眼に広汎な漿液性網膜剝離と黄斑網膜下に高度のフィブリン形成を生じ，手術的に除去した症例を経験したので報告する．

II 症　例

患者：43歳，女性．
主訴：両眼視力低下．
既往歴：高血圧，高尿酸血症，腎機能障害．

現病歴：16歳時，両手足紅斑および発熱にて埼玉医科大学総合医療センター（以下，当院）内科を初診した．21歳時に SLE と診断され，全身的にステロイド投与が開始された．28歳時にループス腎炎（III～IV 型），33歳時に下肢浮腫と高度蛋白尿を指摘されている．以後 SLE の症状は寛解増悪し，薬剤投与量も適宜増減された．25歳より免疫抑制薬投与が開始された．前医にて両眼の網膜剝離を疑われていたが，2カ月前から両眼視力低下を自覚し，当院内科より眼科に紹介となった．血圧 152/80，BUN 43 mg/dl，血清 Cr 2.9 mg/dl，eGFR 15.0 ml/分．紹介時のステロイド投与量はプレドニゾロン（PSL）内服 30 mg/日であった．

初診時，視力は右眼（0.9×sph＋2.50D◯cyl−0.75D35°），左眼（0.8×sph＋1.75D◯cyl−2.0D20°）．眼圧は右眼 20 mmHg，左眼 22 mmHg であった．前眼部は異常なし．中間透光体は，右眼に後囊下白内障を認めた．両眼ともに前房内

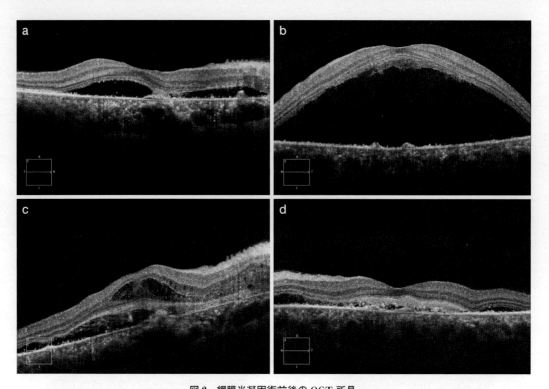

図2 網膜光凝固術前後のOCT所見
a, b：初診時（a：右眼．b：左眼）．視力は右眼（0.9），左眼（0.8）．両眼黄斑部にドーム状の網膜剝離を認め，脈絡膜は肥厚していた．c, d：光凝固術後（c：右眼．d：左眼）．視力：右眼（0.7），左眼（1.0）．

炎症はなかった．眼底は両眼後極部に広範な色素上皮萎縮を認め，黄斑からアーケード下方にかけて可動性のある網膜剝離を認めた．左眼黄斑部下・耳側に骨棘様色素沈着を認めた（図1b矢印）．フルオレセイン蛍光造影（fluorescein angiography：FA）では，両眼に多発性の蛍光漏出点と黄斑部に広汎な網膜色素上皮障害を示唆するwindow defectの所見を認めた（図1c, d）．光干渉断層計（optical coherence tomograph：OCT）では，両眼黄斑部にドーム状の網膜剝離を認めた．脈絡膜は両眼ともに肥厚していた（図2a, b）．

両眼性MPPEと診断し，蛍光漏出点に網膜光凝固を施行した．網膜光凝固術後の視力は右眼（0.7）左眼（1.0）であった．右眼は剝離の改善が乏しく，黄斑障害が強いため視力改善はわずかであったが，左眼はドーム状の網膜剝離は消失し，視力も改善した（図2c, d）．原因としてステロイドに伴う漿液性網膜剝離が強く疑われたため，内科にてPSLを10mg以下に減量したが，網膜剝離は寛解増悪を繰り返した．初診の4カ月後に両眼黄斑網膜下にOCTにてフィブリンと思われる高輝度の沈着物が認められ急激に増加した．視力も右眼（0.3），左眼（0.5）に低下した．網膜光凝固を追加したが両眼の網膜剝離と沈着物は改善せず，初診から6カ月後には右眼（0.02），左眼（0.15）にまで視力低下を生じた（図3）．網膜光凝固ではこれ以上の改善は困難と考え，黄斑下の沈着物を手術的に除去する方針とした．

初診から8カ月後，右眼水晶体再建術（眼内レンズ挿入を含む）＋25ゲージ（G）経毛様体扁平部硝子体切除術＋シリコーンオイルタンポナーデを施行した．術中，黄斑近傍に意図的裂孔を作製し，硝子体鑷子で黄斑下のフィブリンを一塊にして摘出した．摘出した組織は網膜剝離に続発する網膜下増殖組織に類似しており，厚みのある固い円柱状の組織であった．網膜や色素上皮との癒着はなく，抵抗なく摘出できた．術後に網膜剝離の消失と黄斑所見および自覚症状の改善を認めたため，左眼に対しても1カ月後に同手術を施行した（図4）．両眼ともに術後に網膜内囊胞および網膜下物質摘出後の空洞を形成したが，徐々に吸収した．OCTにて両眼ともに脈絡膜は初診時に比べ菲薄化を生じていた（図5）．両眼ともに手術後6カ月目にシリコーンオイルの抜去を行った．シリコーンオイル抜去1年後の現在，視力は右眼（0.04×sph＋2.25D◯cyl－1.25Dx5°），左眼（0.06×sph－1.50D◯cylc－1.0D30°）で，黄斑下フィブリンの再発や網膜剝離は認めてない（図6）．

III 考　按

筆者らは，ステロイド投与中のSLE患者でMPPEに続発した胞状網膜剝離で両眼黄斑部網膜下に高度のフィブリンを

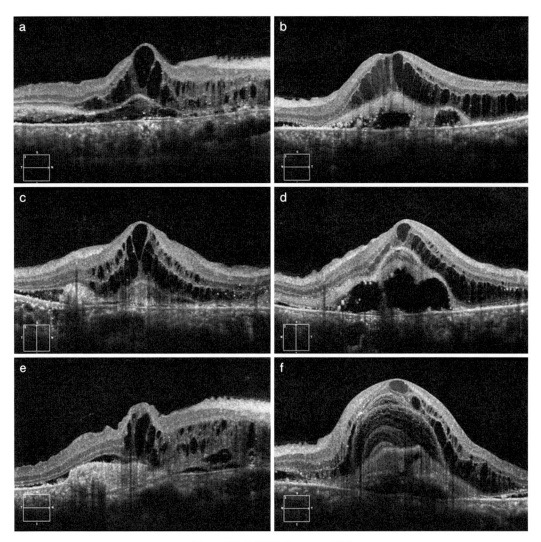

図3　網膜光凝固術後のOCT所見
両眼黄斑網膜下に高輝度の沈着物が認められ増加した．**a**：右眼．**b**：左眼．初診4カ月後．視力：右眼（0.3），左眼（0.5）．**c**：右眼．**d**：左眼．初診5カ月後．視力：右眼（0.2），左眼（0.6）．**e**：右眼．**f**：左眼．初診6カ月後．視力：右眼（0.02），左眼（0.15）．

形成し，高度の視力低下を生じたため，手術的に網膜を復位させるとともに黄斑下のフィブリンを摘出した症例を経験した．

SLEの眼所見としては，綿花様白斑，毛細血管瘤，血管拡張，網膜内出血などの所見が典型的だが，漿液性網膜剥離を生じることもある[1]．SLE患者における漿液性網膜剥離の発症機序としては，傍血管の免疫複合体の影響により血管炎症を生じることにより脈絡膜毛細血管閉塞と虚血を生じ，網膜色素上皮障害を生じるとされており，Bruch膜に炎症細胞やフィブリンが生じているという剖検の報告もある[2,3]．また，SLE本来の炎症性変化に加え，続発性の要因（腎障害，血圧上昇，ステロイド，免疫抑制薬）を伴うことが多いため，さらに重症化しやすいものと思われる．

CSCの重症型とされるMPPEに生じる胞状網膜剥離は，広範な後極部網膜色素上皮障害と下方に可動性のある網膜剥離を生じる疾患である．特発性のものも多いが，ステロイドの長期投与などに続発しやすい．慢性化したCSCにおいては，検眼的に灰白色の網膜下物質が貯留することがあり，網膜下のフィブリンとされている[4]．漿液性網膜剥離のほかに，網膜色素上皮の色素脱出や本症例のような骨棘状の色素沈着も報告されている[5]．網膜下フィブリンは縮小・消失の経過をとることも多いが，なかには線維性組織の瘢痕化を生じて収縮および固定雛襞を生じ，高度の視力低下の原因となりうる．フィブリン形成については，脈絡膜血管の透過性亢進に伴い，フィブリンのもととなるフィブリノーゲンのような大きな分子の成分が漏出し，網膜色素上皮層のバリアの破綻に

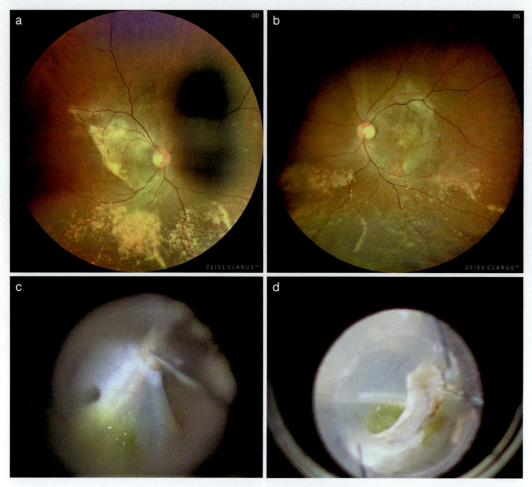

図4 硝子体手術前の眼底写真と左眼の術中写真
a, b：術前の眼底写真（a：右眼．b：左眼）．黄斑から下方にかけて網膜剥離，黄斑下に線維性組織が認められた．c, d：左眼術中写真．黄斑上方に意図的裂孔を作製し，硝子体鑷子で網膜下の線維性組織を摘出した．

より網膜下に漏出し，網膜色素上皮細胞を刺激して線維化を生じると推測されている[4]．本症例で摘出したものは，固く索状で増殖硝子体網膜症などに生じる網膜下増殖組織に類似したものであった．この網膜下増殖組織は，組織的に網膜色素上皮細胞，フィブリン，コラーゲン線維の存在が認められているが，今回は残念ながら摘出標本は得られなかった．

MPPEの症例の一般的な治療としては，全身的にステロイドを長期に使用している場合は，内科と相談のうえで減量を試みる．蛍光色素の漏出点に対しては網膜光凝固を施行することで網膜剥離が消失することが知られているが，ステロイドの減量や網膜光凝固で症状改善が困難な場合は，光線力学療法を行う報告[6,7]や，早期の網膜下液の除去を目的として手術的治療を施行した報告が散見される[5]．強膜下方象限側からの排液を行う方法[5]は，網膜下液が多量に存在することや，体位で移動するため，完全な排液がむずかしいという欠点がある．硝子体手術を併用し，内部排液と眼内光凝固，ガスタンポナーデを施行する報告や，液体パーフルオロカーボンを用いて強膜側から排液する方法の報告がある[5]．ただし，いずれの手術でも，本症例のようにすでに黄斑下にフィブリンを形成している場合は，網膜剥離が復位しても恒久的な視力障害をきたすため，網膜を復位させるだけでなく，黄斑下に生じた線維化組織を摘出することも治療の選択肢として考えられる．ただし，本症例のように短期間で形成される症例もあるため，注意が必要である．Notomiらは，片眼性の患者に対し，硝子体手術による網膜下のフィブリン摘出後にシリコーンオイル下で光線力学療法を施行し，良好な経過を経たことを報告している[8]．本症例では光線力学療法は行っておらず，漿液性網膜剥離の再発予防のために術中光凝固の追加を行った．その後の網膜剥離の再発がないことを考察したが，OCTで脈絡膜の菲薄化がみられたことより，すでに脈絡膜の萎縮を生じて非活動性の時期に至ったものではないかと思われた．網膜剥離の消失で自覚症状は改善したが，黄斑部の障害で視力は不良となった．本症例のような重症なMPPEの場合は，不可逆性の視力低下を生じる前に手術的

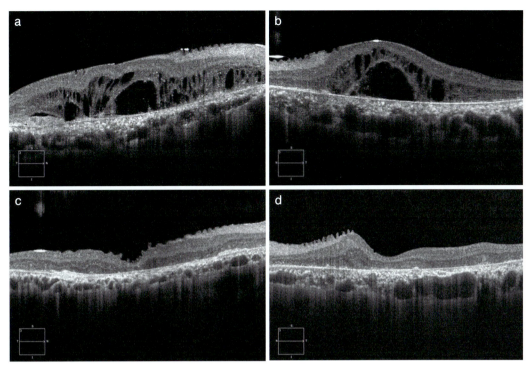

図5 硝子体手術後のOCT所見
a：右眼．b：左眼．それぞれの初回手術1カ月後．視力：右眼（0.03），左眼（0.06）．網膜下フィブリン摘出部に空洞と網膜内浮腫が認められた．c：右眼．d：左眼．それぞれの初回手術3カ月後．視力：右眼（0.05），左眼（0.04）．網膜内の空洞および浮腫は消失した．脈絡膜は初診時に比べ菲薄化している．

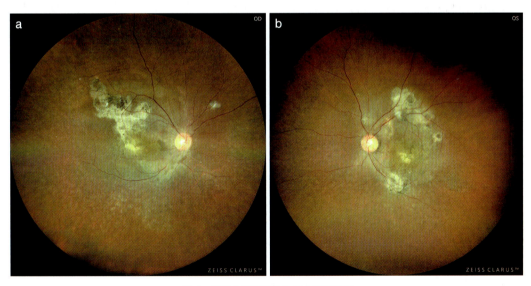

図6 硝子体手術後1年目の眼底写真
a：右眼．b：左眼．網膜剝離は消失したが黄斑部の網膜色調は不良であった．視力：右眼（0.04），左眼（0.06）．

に網膜下フィブリンを除去することが有効と考えられるが，黄斑下手術に伴う網膜色素上皮障害，網膜下出血や増殖硝子体網膜症などの合併症，および術後の視力予後を考慮したうえで，治療方針を検討すべきである．

利益相反：利益相反公表基準に該当なし

【文 献】

1) Cunningham ET Jr, Alfred PR, Irvine AR et al : Central serous chorioretinopathy in patients with systemic lupus erythematosus. *Ophthalmology* **103** : 2081-2090, 1996
2) Karpik AG, Schwarts MM, Dicky LE et al : Ocular immune reactants in patients dying with systemic lupus erythematosus. *Clin Immunol Immunopathol* **35** : 295-312, 1985
3) Furukawa Y, Yokoyama S, Tanaka Y et al : A case of choroidal detachment in both eyes due to systemic lupus erythematosus. *Am. J. Ophthalmol Case reports* **19** : 100829, 2020
4) Schatz H, McDonald H, Johnson R et al : Subretinal fibrosis in central serous chorioretinopathy. *Ophthalmology* **102** : 1077-1088, 1995
5) Kang JE, Kim HJ, Boo HD et al : Surgical management of bilateral exudative retinal detachment associated with central serous chorioretinopathy. *Korean J Ophthalmol* **20** : 131-138, 2006
6) 高 良太, 梅田尚靖, 右田博敬ほか : 高度な胞状網膜剝離を伴う多発性後極部網膜色素上皮症に光線力学療法が奏効した1例. 眼臨紀 **3** : 926-930, 2010
7) 後藤あかね, 平田 憲, 岩切 亮ほか : 遷延性中心性漿液性脈絡網膜症および多発性後極部網膜色素上皮症に対する光線力学的療法の治療成績. 眼臨紀 **5** : 5-8, 2012
8) Notomi S, Shiose S, Kohno R et al : A case of bullous central serous chorioretinopathy treated with surgical removal of submacular fibrin and subsequent photodynamic therapy under silicone oil. *Case Rep Ophthalmol* **13** : 385-392, 2022

≪日本眼科手術学会誌≫ 投稿規定・執筆要領

■投稿規定（原著の場合）
（1）投稿される原稿は，日本眼科手術学会の会員に限らず，次の(2)項に該当するものであれば広く受け付けます．
（2）眼科手術に関する基礎，臨床ならびに関連領域の論文で，他誌に発表されていないものに限ります．
（3）倫理規定について
　ヘルシンキ宣言（世界医師会）の理念を踏まえ，本人の自由意志による同意（Informed Consent）を得て下さい．実験対象が動物の場合にも，愛護精神の観点から十分な配慮をして下さい．必要な場合には所属施設の承認を得て下さい．なお，「ヘルシンキ宣言」，「動物の保護及び管理に関する法律」および「実験動物の飼養及び保管等に関する基準」は，本誌4巻1号に掲載してあります．
（4）原稿の採否は査読者の意見を参考として，編集委員会で決定いたします．また，必要に応じて修正などをお願いする場合もあります．とくに英文要約〔規定(6)〕は雑誌の基準に沿って，大幅な訂正をお願いする場合もあります．
（5）原稿枚数は，4頁以内に収めますので，本文は図・表，文献を含めて6,000字以内にまとめて下さい（図・表・写真は，横8cm×縦6.5cm相当1点を400字程度と換算して下さい）．
　なお，行間は適当な幅にあけて下さい．
（6）上記本文6,000字分とは別に，日本語要約，英文要約を添えて下さい．
（7）原稿はオリジナルのほかに，査読用コピーを2部お送り下さい（コピーは本文のほかに文献，図・表などすべて含めて下さい）．
　モノクロ写真はオリジナルの他に査読用として写真プリントを2枚，カラー写真の場合もオリジナルの他に査読用としてカラープリントを2枚，付けて下さい．
（8）カラー写真などは製版，印刷の実費を頂戴いたします（カラー印刷はその旨明記して下さい）．
（9）原稿は原則として返却いたしません．写真，図などで返却ご希望のものは，その旨原稿に明記して下さい．
（10）著作権
　掲載論文の著作権は，本会に帰属します．
　投稿に際しては，著作権譲渡に同意する旨の書類に，著者全員の署名が必要です．本誌の著作権譲渡同意書を使用（または㈱メディカル葵出版《眼科手術》編集部へ請求）し，添付して下さい．
（11）掲載料（印刷面4頁までは無料）
　印刷面が4頁を超える論文は，超過分を，本誌1頁につき18,000円の計算で，組み上がり頁数で頂戴いたします．尚，非会員からの投稿論文については，全頁有料（18,000円×頁数）となります．

■執筆要領（原著・特集などの場合）
・原著論文は，タイトルページ，日本語要約（500字以内），日本語要旨（80字以内，目次に掲載します），英文要約（300ワード以内），本文，文献，図の説明，図，表の順序で記述して下さい．
・特集などの総説論文も，上記原著論文と同様の順序で記述していただきますが，日本語要旨，英文要約は不要です．

☆タイトルページ
・タイトルは25字以内として下さい．
・別刷請求先を日本語，英語両方で明記して下さい．また，不都合のない場合はE-メールアドレスを併せて記載して下さい．

☆日本語要約
・目的，方法，結果，結論に分けて，500字以内にまとめて下さい．（症例報告の場合は，背景，症例，所見，結論としても結構です．）

☆英文要約
・ワープロを用いて下さい．
・タイトル，著者名，所属を記して下さい．
・日本語要約の内容と一致させて下さい．
・ワード数は300ワード以内とし，行間を2行以上あけて下さい．
・スペリングについては，必ずワープロのスペルチェック機能，Stedman's Medical Dictionary などの医学辞書，英和眼科辞典，日本眼科学会の「眼科用語集」などで確認して下さい．
・できるかぎり，一般的でない略語は使用しないで下さい．略語は，本文と同様に，最初に使用する際，必ず用語をフルスペルで書いた後に括弧でくくって下さい．また，英文要約で1回しか使用しない略語は使わないで下さい．
・記述形式は，structured abstract（目的：purpose，方法：methods，結果：results，結論：conclusion）形式として下さい．（症例報告の場合は，背景：background，症例：case report，所見：findings，結論：conclusion としても結構です．）

☆**本　文**
- **原著の本文**は原則として，I 緒言，II 症例（方法，手術手技），III 結果，IV 考按，の各項目に区分して下さい．
- **特集論文**は各主題について，現時点で大方に承認された，新しい知識を，公平に読者に提供することを第1の目的にします．同時に，論争はあるが未来につながる有望な知識は批評をまじえ，記載して頂きます．文献は，重要なものをもらさず，しかし，あまり過剰にならないよう引用して頂きます．教育的な総説でありますが，時に編集委員会で改変をお願いすることがあります．図・表・写真などを多用し，できるだけ平易でわかりやすい記載をお願いいたします．
- 内容は簡潔明瞭に，また，専門用語以外は常用漢字，新かなづかいに従って横書きで記述して下さい．
- 医学用語は原則として，日本医学会・医学用語委員会編「医学用語辞典」ならびに「眼科用語集」（日本眼科学会編）に準拠して下さい．
- 地名・人名・学名は原則として原語のまま用い，薬品名は一般名を使用し，商品名はカッコ内に入れて（……®）として示して下さい．
- 数量の単位は，cm，ml，mg，g，℃などを，数字はアラビア数字を用いて下さい．
- 〈特集〉の場合，本文は，冒頭に「はじめに」を，最後に「おわりに」を付けて下さい．

☆**図（写真）・表**
- 図（写真）・表にはタイトルを入れて下さい．
- 写真は鮮明なものを印画紙などの光沢のある良質な用紙にプリントし，又，印刷物からの複写は避けて下さい．
  なお，写真は原則として，モノクロ写真で掲載いたします．
- 電顕写真など原寸大をご希望の場合はその旨明記して下さい．
- 図は印刷用にトレースしなおしますので，わかりやすくはっきりと描いて下さい．
- 引用による図・表は出典名を明記して下さい．

☆**文　献**
- 文献は出現順に本文末に一括し，本文中には右肩に当該番号をつけて下さい．
- 著者名は原則として全員を書いて下さい．但し，4名以上の場合は最初の3名を書いたうえで，それ以後は「ほか」または「et al」として下さい．
- なお，文献は次の基準に基づいて引用して下さい．
  ① 印刷中の文献の引用は可．
  ② 投稿中の文献および講演のみの文献の引用は不可．但し，投稿中の文献は掲載証明があれば可．
  ③ 査読のない雑誌に掲載された文献の引用は可．
- 雑誌の略名は，洋誌は"Index Medicus"，和誌は"医学中央雑誌略記表"に準拠して下さい．
- 雑誌の場合──著者名：論文名．誌名，巻：頁-頁，発行年

  1) 山田重徳，田中啓介，小林邦彦ほか：前房潅流および潅流液と血液房水柵．眼紀 **36**：842-845，1984
  2) Watkins AJ Jr, Brubaker RL, Smith O, et al：Comparison of partial-thickness and full-thickness filtration procedures in open-angle glaucoma. *Am J Ophthalmol*, **89**：756-761, 1979

  書籍の場合──著者名：書名．（巻）．発行地，発行所，発行年，頁-頁

  3) Kolker S：Visual prognosis in advanced glaucoma. In：Glaucoma. Ed by Cairns JE. St Louis, CV Mosby, 1989, p121-136
  4) 北島　洋：先天性白内障．眼科診断学．メディカル葵出版，1986，p 3-10
     ただし，和書の場合は発行地は不要です．
  なお，上記の文献例は架空のものです．

■**校　正**
著者校正は原則として1回行いますが，大幅な訂正はご遠慮下さい．共著の場合は校正担当者を明記して下さい．

■**掲載誌と別刷**
掲載論文には，掲載誌を1部（非学会員の場合），別刷を20部贈呈いたします．別刷をそれ以上ご希望の際は，有料となります．

■**原稿送付先**
原稿は書留便にて下記宛にお送り下さい．
（株）メディカル葵出版「眼科手術」編集部
〒113-0033 東京都文京区本郷2-39-5
片岡ビル5階
Tel (03) 3811-0544　　Fax (03) 3811-0637

著作権譲渡同意書

日本眼科手術学会　殿

論文名：_____

表記論文は，下記に署名した全執筆者が共同して書いたものであり，今まで他誌に発表されたことがなく，また他の雑誌に投稿中でないことを認めます．

表記論文が，日本眼科手術学会誌に掲載された場合には，その著作権を日本眼科手術学会に譲渡することに同意します．

全著者の自筆署名を筆頭著者，共著者の順に列記してください．捺印は不要です．

　　　　　　　　　　　　　　　　　　　　　　　　　西暦
筆頭著者署名_____（　　年　　月　　日）

共著者署名_____（　　年　　月　　日）

〃_____（　　年　　月　　日）

〃_____（　　年　　月　　日）

〃_____（　　年　　月　　日）

〃_____（　　年　　月　　日）

なお，共著者の署名が上記の欄に書ききれない場合には，本紙をコピーしたものに全員の署名を受けてお送りください．

公益社団法人日本眼科手術学会 教育的な映像に関する倫理規程

1. 公益社団法人日本眼科手術学会のホームページで教育的な映像を供覧するためには，原則として手術対象の患者から同意を得る必要がある．
2. 患者から直接同意を得ることが難しい場合を含めて，全ての手術画像は公益社団法人日本眼科手術学会映像審査委員会（以下「委員会」という．）において，倫理的な判断を行う．
3. 委員会の規定は別途定める．

〈2015年10月22日　施行〉

公益社団法人日本眼科手術学会 映像審査委員会規程

（目的）
第1条　公益社団法人日本眼科手術学会（以下「当学会」という．）映像審査委員会（以下「委員会」という．）は，当学会会員（以下「会員」という．）が手術画像を当学会のホームページおいて公開するにあたって必要とされる倫理的及び利益相反に関する問題について，これを審議した上で委員会としての見解を示し，眼科手術学の健全な発展に貢献することを目的とする．

（審議事項）
第2条　委員会は，会員から申請された手術画像の次の事項について審議する．
1) 手術画像に倫理的問題がないこと
2) 患者の個人の同定が困難であること
3) その他必要と認めた事項

（組織）
第3条　委員会に5名以上の委員を置き，うち1名の委員長，1名以上の副委員長及び幹事を置く．また，男女両性で構成することとする．
2　委員は，常任理事会の承認を経て理事長が任免する．
3　委員長は理事長が任命し，会務を総括する．副委員長は委員の互選によって定め，委員長を補佐する．幹事は委員長が任命し，委員会の運営に関する事務及び支援を行う．
4　委員会には眼科医以外の外部委員を1名以上含むものとする．
5　外部委員は，医学・医療の専門家等自然科学の有識者，法律学の専門家等人文・社会科学の有識者，及び一般の立場を代表する者とする．
6　委員は委員長が候補者を理事長に推薦し，委員長と理事長とで協議の上決定する．
7　委員の任期は2年とする．ただし，再任を妨げない．
8　理事長は，必要に応じ，オブザーバーとして委員会に出席し意見を述べることができる．
9　委員会は，必要に応じて委員以外の専門家の参加を求め，その意見を参考にすることができる．
10　委員会に必要に応じて小委員会を置くことができる．

（運営）
第4条　委員長は委員会を招集しその議長となる．
2　委員長が欠席する場合は，副委員長が議長となる．
3　委員会は，委員の過半数が出席しなければ開催できないものとする．
4　審議又は採決の際には，自然科学分野だけではなく，人文・社会科学分野又は一般の立場を代表する委員が1名以上出席していなければならない．

- 5　会員の懲罰に関する採決の場合は，委員の3分の2以上が出席していなければならない．
- 6　審議の結論は，原則として出席委員の合意を必要とする．
- 7　審議経過及び内容は記録として保存する．

（審議手続）

第5条　委員会での審議を希望する者は，倫理審議申請書（別紙様式）に必要事項を記載し，理事長に提出しなければならない．
- 2　理事長は，必要に応じて申請事項を委員会に諮問し，委員会は第2条に基づき審議する．
- 3　委員長は，審議の結果を理事長に答申する．
- 4　理事長は，答申を受けた内容を理事会の議決を経て，申請者に通知する．
- 5　倫理委員会での審議結果に対して不服のある場合は，当学会に対して不服の申し立てを行うことができる．当学会では別に設ける審査委員会において審査を行う．

（改正）

第6条　この規程の改正は，委員会の審議を経て，理事会の議決を得なければならない．

（附則）
- 1　委員は2年毎の半数改選，2期までの再任を原則とし，第三者委員等，余人をもって代えがたい場合は3期まで再任することができる．
- 2　最初の委員長及び委員の半数は1期のみとする．
- 3　本規程により定める最初の委員の任期は，2016年3月の当学会定時総会までを第1期とする．

〈2015年10月22日　施行〉

≪眼科手術≫バックナンバー

Vol.13(2000)特集
No.1：白内障・IOL—特殊症例の長期観察　No.2：眼科手術関連薬剤および生体材料の進歩　No.3：黄斑手術—その成績と評価　No.4：レーザー屈折矯正手術—適応と実際

Vol.14(2001)特集
No.1：斜視手術—適応と定量(品切れ)　No.2：眼内レンズ挿入眼の視機能　No.3：緑内障の新しい手術　No.4：LASIKの現状

Vol.15(2002)特集
No.1：眼表面の再生医学と羊膜移植　No.2：眼科手術と医療科学(EBM／倫理／ICなど)　No.3：新しいFoldable IOL　No.4：血管新生緑内障

Vol.16(2003)特集
No.1：網膜静脈閉塞症の治療　No.2：手術補助剤　No.3：角膜移植　No.4：白内障手術とQuality of Vision

Vol.17(2004)特集
No.1：緑内障手術の限界　No.2：ぶどう膜炎の合併症に対する手術療法　No.3：黄斑浮腫に対する最新のアプローチ　No.4：斜視手術の基礎と応用(品切れ)

Vol.18(2005)特集
No.1：結膜手術 スキルアップ　No.2：術後感染症を起こさないために　No.3：加齢黄斑変性に対する新しいレーザー治療の現況　No.4：白内障手術—切開創2mmの時代—

Vol.19(2006)特集
No.1：眼窩疾患の診断と治療アップデート　No.2：屈折矯正手術—術式選択の時代—　No.3：続発緑内障の病態と治療　No.4：網膜剥離に対する硝子体手術

Vol.20(2007)特集
No.1：低侵襲眼手術—Minimally Invasive Eye Surgery—　No.2：最新の角膜移植　No.3：オキュラーサーフェスを考慮した眼瞼へのアプローチ　No.4：白内障難症例

Vol.21(2008)特集
No.1：糖尿病網膜症の最新治療戦略　No.2：緑内障手術による房水流出メカニズム　No.3：眼内レンズ選択　No.4：眼内屈折矯正手術の現状と今後

Vol.22(2009)特集
No.1：硝子体手術におけるタンポナーデ物質　No.2：流涙症—完全制覇への道　No.3：滲出型加齢黄斑変性に対するPDT-薬剤併用療法　No.4：角膜内皮移植の進歩

Vol.23(2010)特集
No.1：最先端画像診断による手術の評価　No.2：結膜の切開と操作　No.3：眼瞼腫瘍の手術　No.4：眼内レンズと眼底視認性

Vol.24(2011)特集
No.1：加齢黄斑変性の最新の治療戦略　No.2：緑内障術後管理／涙道手術の標準化　No.3：トーリック眼内レンズの現状／小児の外眼部手術　No.4：角膜内皮移植(DSAEK)／次世代の硝子体手術

Vol.25(2012)特集
No.1：緑内障手術のEBM／有水晶体眼内レンズの現状　No.2：眼内レンズ脱臼の現状と対処法／ぶどう膜炎外科療法—私はこうしている—　No.3：強度近視と網脈絡膜疾患／眼科手術におけるハイビジョンと3D画像の利用　No.4：円錐角膜の新たな治療／外来における眼表面の手術

Vol.26(2013)特集
No.1：視機能を重視した白内障手術／難症例に対する極小切開硝子体手術　No.2：緑内障のインプラント手術の成績／眼科手術における術後感染　No.3：甲状腺眼症に対する手術治療／加齢黄斑変性に対する治療の選択　No.4：白内障手術のトラブルシューティング／再生医療を使った眼科手術

Vol.27(2014)特集
No.1：緑内障の手術選択／小児眼科手術—成人と異なる手技とコツ　No.2：切開と縫合の基本／網膜硝子体手術の特殊なデバイスの使い方　No.3：新しい白内障手術教育／眼瞼腫瘍の診断と手術　No.4：濾過手術後眼を科学する／流涙症—完全制覇への道 2014年バージョン

Vol.28(2015)特集
No.1：網膜静脈閉塞症の最新治療／フェムトセカンドレーザー白内障手術　No.2：最近の眼科手術顕微鏡とその効果的な使い方／眼疾患と斜視手術　No.3：網膜剥離手術の考え方と実際／手術を要する眼科救急疾患の初期対応　No.4：緑内障手術の合併症とその対策／ぶどう膜眼に対する手術戦略

Vol.29(2016)特集
No.1：眼内レンズ縫着と強膜内固定法／角膜移植手術の客観的評価　No.2：緑内障同時手術のアップデート／網膜硝子体界面疾患の新しい治療　No.3：角膜移植のアップデート／切らずに治す眼腫瘍—主役に迫る補助療法—　No.4：流出路再建術のアップデート／近視性黄斑合併症に対する治療

Vol.30(2017)特集
No.1：抗VEGF薬の使い方／涙道内視鏡手術の基本と応用　No.2：各種パラメータからみたフェイコマシンの特徴／小児外眼部手術の病診連携—手術適応と術後診察のポイント　No.3：わが国における羊膜移植の現状／網膜硝子体手術の合併症に対するトラブルシューティング　No.4：緑内障手術の長期成績／白内障手術の術中合併症に対する系統的トラブルシューティング

Vol.31(2018)特集
No.1：屈折矯正手術を再考する／3Dデジタル眼科手術　No.2：新しい時代のインフォームド・コンセント／眼瞼形成手術の教育とトレーニング　No.3：眼内レンズの脱臼・偏位・落下に対する対処法／他疾患合併眼での緑内障手術戦略　No.4：円錐角膜の新しい治療／眼科手術後の視機能を考える

Vol.32(2019)特集
No.1：網膜疾患のOCT angiography／緑内障術式別適応総まとめ　No.2：眼科の手術教育／再考！翼状片手術　No.3：眼内内視鏡の現状と未来／Negative Dysphotopsia　No.4：糖尿病黄斑浮腫の治療／血管新生緑内障

Vol.33(2020)特集
No.1：落屑症候群に対する手術戦略／白内障同時手術　No.2：低侵襲眼形成再建外科／円錐角膜治療の術後評価　No.3：白内障手術の術中・術後合併症への対処／眼外傷に対する手術と治療　No.4：硝子体手術の侵襲評価と網膜生理／眼科手術における可視化技術

Vol.34(2021)特集
No.1：眼表面上皮再建術アップデート／術中OCTを使いこなす　No.2：眼科手術に役立つ解剖学／眼科手術トレーニング　No.3：乱視矯正をきわめる／トーリック眼内レンズアップデート　No.4：エスタブリッシュドサージェリーの手技／強度近視眼における手術戦略

Vol.35(2022)特集
No.1：眼科の人工知能／超高齢者の眼科手術戦略　No.2：小児の涙道閉塞症／涙小管閉塞症の外科的治療　No.3：視力だけじゃない！ 治療導入に重要な自覚症状・検査所見／増殖糖尿病網膜症に対する手術戦略　No.4：眼科再手術／角膜異常眼における屈折矯正手術

Vol.36(2023)特集
No.1：濾過手術の現状と今後の展望／斜視手術の進歩　No.2：再考！ 網膜剥離手術／瞳孔と白内障手術　No.3：眼科手術における麻酔／術後管理・処置をきわめる　No.4：濾過手術の現状と今後の展望／斜視手術の進歩

Vol.37(2024)特集
No.1：眼外傷の手術手技／眼科インプラントの管理　No.2：小児の網膜硝子体手術／ぶどう膜炎症例に対する内眼手術　No.3：眼科臨床研究実践／強度近視眼手術のコツと注意点　No.4：白内障術後眼内炎の予防と治療戦略／屈折矯正術後眼の眼科治療(手術)の注意点

Vol.38(2025)特集
No.1：令和の眼科術式・手術手技・デバイスの総まとめ／甲状腺眼症に対する集学的外科治療

編集責任者	次●号●予●告（7月号）

編集責任者

太田 俊彦　　豊川 紀子

編集委員

飯田 嘉彦	五十嵐 章史	今井 尚徳
蕪城 俊克	齋藤 雄太	谷戸 正樹
永田 万由美	林 孝彦	林 英之
廣瀬 浩士	町田 繁樹	丸山 和一
三村 真士	山口 剛史	渡邉 朗

（五十音順）

日本眼科手術学会役員

理事長

北岡 隆

理事

秋元 正行	天野 史郎	石井 清
稲冨 勉	大内 雅之	大島 佑介
太田 俊彦	加賀 達志	金子 博行
川瀬 和秀	北澤 世志博	栗山 晶治
小早川 信一郎	小堀 朗	櫻井 寿也
鈴木 久晴	妹尾 正	髙橋 浩
徳田 芳浩	豊川 紀子	中倉 俊祐
西村 栄一	野口 三太朗	塙本 宰
平田 憲	松島 博之	宮﨑 千歌
村上 正洋	山上 聡	渡邉 朗

監事

宮田 和典　　樽本 哲

特集● 3D 網膜硝子体手術を使いこなす！
顕微鏡とのコンビネーションを使いこなす！ …… 大澤俊介
（MIE眼科四日市）
組織強調，色強調を使いこなす！ …………… 坂西良仁
（順天堂大学医学部附属浦安病院）
色調補正のメリットを使いこなす！ ………… 今井尚徳
（関西医科大学）
美しい術野を得るための最適設定を使いこなす！
……………………………………………… 岡野内俊雄
（倉敷成人病センターアイセンター）

特集●緑内障合併眼の白内障手術戦略
閉塞隅角緑内障眼・PAC の白内障手術戦略 …… 藤原雅史
（神戸アイセンター病院）
線維柱帯切除術・プリザーフロマイクロシャント
（PFM）と白内障手術 …………………………… 井上俊洋
（熊本大学）
iStent＋眼内法（MIGS）併用白内障手術 ……… 杉原一暢
（島根大学）
緑内障眼に対するIOL 選択 ……… 川守田拓志・庄司信行
（北里大学）

［トピックス］
［手術手技のコツ］
［手術相談室］
［エキスパートに学ぶ：眼科手術の質問箱］
［つぶやきコーナー］
［手術室拝見］
［原著］………… 第46 ～47 回日本眼科手術学会より

眼科手術

Japanese Journal of Ophthalmic Surgery
(Jpn. J. Ophthalm. Surg.)
— The Official Journal of the Japanese
Society of Ophthalmic Surgery —
（2025 年 4 月号／第 38 巻第 2 号）
定価 2,860 円（本体 2,600 円＋税）
〔年間購読の場合は送料無料〕
Ⓒ 2025 年 4 月 30 日発行

編集・発行――公益社団法人日本眼科手術学会
　　　　　〒113-0033 東京都文京区本郷 2-25-1
　　　　　　　　　　ムトウビル 701
　　　　　電話 (03) 6721-8686　FAX (03) 5840-8214
発　売――株式会社メディカル葵出版
　　　　　〒113-0033 東京都文京区本郷 2-39-5
　　　　　　　　　　片岡ビル 5F
　　　　　電話 (03) 3811-0544（代）　FAX (03) 3811-0637
　　　　　振替口座 00100-5-69315
印　刷――(株)教文堂

広告取扱＝(株)メディカルブレーン　電話 (03) 3814-5980

・本書に掲載された著作物の複写・複製・転載・翻訳・データベースへの取り込みおよび送信（送信可能化権を含む）に関する許諾権は株式会社メディカル葵出版が保有しています．
・JCOPY ＜出版者著作権管理機構 委託出版物＞
本書の無断複写は，著作権法上での例外を除き禁じられています．複写される場合は，その都度事前に出版者著作権管理機構 (TEL：03-5244-5088, FAX：03-5244-5089, e-mail：info@jcopy.or.jp) の許諾を得てください．